Tinnitus

Tinnitus

Herausgegeben von

Harald Feldmann

Unter Mitarbeit von
T. Lenarz und H. von Wedel

51 Abbildungen in 60 Einzeldarstellungen
15 Tabellen

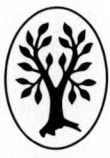
Georg Thieme Verlag Stuttgart · New York 1992

Prof. Dr. Harald Feldmann
HNO-Klinik der Universität Münster

Priv. Doz. Dr. Thomas Lenarz
HNO-Klinik der Universität Tübingen

Prof. Dr. Hasso von Wedel
HNO-Klinik der Universität Köln

CIP-Titelaufnahme der Deutschen Bibliothek

Tinnitus: 15 Tabellen / hrsg. von H. Feldmann.
Unter Mitarb.
von T. Lenarz und H. v. Wedel. – Stuttgart;
New York:
Thieme, 1992
NE: Feldmann, Harald [Hrsg.]; Lenarz, Thomas

© 1992 Georg Thieme Verlag
Rüdigerstraße 14
D-7000 Stuttgart 30
Printed in Germany
Gesamtherstellung:
Druckhaus „Thomas Müntzer" GmbH,
Bad Langensalza/Thüringen

ISBN 3-13-770001-9   1 2 3 4 5 6

Vorwort

Die Funktion des Gehörsinnes kann auf zweierlei Weise gestört werden:

1. Das Gehörorgan wird seiner Aufgabe als schallaufnehmendes und -verarbeitendes System nicht gerecht. Dies ist der Fall bei allen Formen und Graden von Schwerhörigkeit und hat zur Folge, daß Schallsignale zu leise, verzerrt oder auch gar nicht aufgenommen und analysiert werden.

2. Im Gehörsystem selbst werden Störsignale generiert, die wie echte Schallsignale weiterverarbeitet und bewußt wahrgenommen werden. Das wird als Ohrensausen, Ohrgeräusche oder Tinnitus bezeichnet.

Beide Symptome einer Funktionsstörung des Gehörsinnes, Schwerhörigkeit und Ohrensausen, können gemeinsam oder unabhängig voneinander auftreten. Beide sind seit den Anfängen der wissenschaftlichen Medizin bekannt, haben aber sehr unterschiedliche Beachtung gefunden.

Die stürmischen Fortschritte besonders der letzten 40 Jahre sind fast ausschließlich dem Symptom der Schwerhörigkeit zugute gekommen. Es gibt heute praktisch für alle Arten und Grade der Schwerhörigkeit Therapiekonzepte oder wenigstens Lösungsansätze, die weitere Fortschritte verheißen. Schalleitungsstörungen im Mittelohr können durch subtile Operationen behoben oder gebessert werden; für Innenohrschwerhörigkeiten stehen immer perfektere Hörgeräte zur Verfügung; selbst die vollständige Taubheit kann heute mit Cochlea-Implantaten und hochentwickelter Elektronik überwunden werden. Man weiß bei all diesen Störungen, daß man mit dem Therapieansatz auf dem richtigen Wege ist, dem man beharrlich weiter folgen kann.

Das andere Symptom der gestörten Gehörfunktion, Ohrensausen oder Tinnitus, hat oft einen gleichen oder gar größeren Krankheitswert als eine Schwerhörigkeit. Dennoch ist es von diesen Fortschritten fast unberührt geblieben. So stellt denn Tinnitus heute die eigentliche Herausforderung für die zukünftige Entwicklung einer funktionellen Ohrenheilkunde dar.

In den letzten 15 Jahren haben fünf internationale Symposien stattgefunden, die sich ausschließlich mit Tinnitus befaßten: 1979 und 1983 in New York, 1981 in London, 1987 in Münster und 1991 in Bordeaux. Weitere werden folgen und sind schon geplant. Sie zeigen, daß das Problem weltweit gesehen wird und in Angriff genommen worden ist. Nur ist es schwieriger zu lösen und auch von anderer Art als die meisten Formen der Schwerhörigkeit. Die Instrumente der herkömmlichen somatisch orientierten Medizin scheinen nicht recht zu greifen, weder in der Diagnostik noch in der Therapie. Neue Strategien müssen gefunden und entwickelt werden.

Dieses ist das erste wissenschaftlich ausgerichtete Buch in deutscher Sprache über Tinnitus. Es versucht, eine Bestandsaufnahme der bisher gewonnenen wissenschaftlichen Erkenntnisse zu geben, insbesondere zur Pathophysiologie, zur Differentialdiagnose und zu therapeutischen Ansätzen. Vieles davon mußte noch Hypothese bleiben. In einem Buch, das einen Anfang machen möchte, ist ein historischer Rückblick unerläßlich zur Orientierung und eigenen Standortbestimmung. Darum wurde den medizin- und kulturgeschichtlichen Aspekten des Tinnitus ein breiter Raum gewidmet.

Wenn dieses Buch dazu beiträgt, daß dem so häufigen Symptom Tinnitus und den zahlreichen Patienten, die unter diesem Symptom zu leiden haben, mehr Verständnis entgegengebracht wird, so hat es seinen Zweck erfüllt. Verständnis bedeutet hier zugleich Voraussetzung und Weg zur Hilfe, aber auch Ausgangspunkt für neue Forschungen und Erkenntnisse.

Münster, Herbst 1991

Für die Verfasser
Harald Feldmann

Inhaltsverzeichnis

1. Medizinhistorisches und Kulturhistorisches zum Tinnitus

H. Feldmann

1.1 Einleitung

In einem Gang durch die Medizingeschichte von den Anfängen der großen Kulturen in Ägypten und Mesopotamien bis zur Mitte des 19. Jahrhunderts soll aufgezeigt werden, wie Tinnitus in den einzelnen Epochen in das jeweils zeitgenössische Gedankengebäude der Medizin eingefügt war. In besonderen Kapiteln werden dann noch einmal spezielle, auch heute noch klinisch relevante Aspekte des Tinnitus, etwa der Nomenklatur und Klassifizierung, der Symptomatologie, Diagnostik und Therapie in ihrer historischen Entwicklung aufgezeigt, wobei die Linie bis in die neuere Zeit fortgesetzt wird. Mit einem Kapitel über Kulturgeschichtliches zum Tinnitus und über Tinnitus in der Biographie bedeutender Menschen soll dieser erste Abschnitt des Buches beendet werden.

1.2 Das Alte Ägypten

Die ältesten überlieferten schriftlichen Dokumente, die Zeugnis von medizinischer Behandlung geben, sind 19 Papyri und 4 Ostraca aus dem Alten Ägypten (Deines et al. 1958). In allen diesen Dokumenten spielen Erkrankungen des Ohres nur eine geringe Rolle. Während Augenkrankheiten mit 120 Rezepten und Anmerkungen versehen sind, wird das Ohr nur 19mal erwähnt, 7mal im Papyrus Ebers, 5mal im Papyrus Smith in Zusammenhang mit Verletzungen und 7mal in den anderen Papyri und Ostraca.

Der *Papyrus Ebers* stammt aus der 17. Dynastie (1650–1532 v. Chr.), geht aber wahrscheinlich auf noch ältere Quellen zurück. In den Zeilen 91–92 (Eb 764–770) werden die Ohrenkrankheiten am ausführlichsten behandelt. Es heißt dort, gewissermaßen als Einleitung: „Anfang von den Heilmitteln für das Ohr, wenn sein Hören (= Hörfähigkeit) gering ist." Die Verordnung ist, eine Mixtur von rotem Ocker, mit Blättern eines nicht zu identifizierenden Baumes in frischem

Behen-Öl zerrieben, in das Ohr zu geben. Ähnliche ebenfalls lokal anzuwendende Behandlungen werden empfohlen für das Ohr, welches „fauliges Wasser" abgibt (= läuft). Das absondernde Ohr ist Gegenstand weiterer Paragraphen sowohl des Papyrus Ebers als auch des Papyrus Berlin. Der Papyrus Smith, der sich hauptsächlich mit chirurgischen Fällen befaßt, gibt genaue Beschreibungen von Verletzungen der Ohrmuschel und des Schädels, einschließlich der Blutung aus Ohr und Nase, der Nackensteifigkeit, aber weder Schwerhörigkeit noch Ohrensausen werden in diesem Zusammenhang erwähnt. Zusammenfassend kann man sagen, daß sich in keinem der bekannten Zeugnisse der Heilkunde im Alten Ägypten ein Hinweis auf Tinnitus oder eine Behandlungsvorschrift gegen Tinnitus findet.

Dies wird hier so ausführlich dokumentiert, weil Stephens (1984) das Dictionary of Pharaonic Medicine von Kamal (1968) zitiert, in dem Bezug genommen wird auf Paragraph 678 des Papyrus Ebers. Dieser Paragraph soll die Behandlung für ein „verhextes" oder „verzaubertes Ohr" (bewitched ear) beschreiben, und Stephens vermutet, daß damit Tinnitus gemeint sei. Diese Annahme ist jedoch nicht haltbar. Der Paragraph 678 hat nichts mit Ohrenkrankheiten zu tun, sondern handelt von Verhärtungen in verschiedenen Körperregionen. Gemeint ist wahrscheinlich Paragraph 768. Er lautet; „Heilmittel für ein Ohr, das fremdartig ist, indem es Eiter zusammengeballt hat." Und es folgt eine Verordnung mit Behen-Öl und Terebinthenharz. Das Wort „fremdartig" ist wohl interpretationsbedürftig. Joachim (1880), der die erste Übersetzung des Papyrus Ebers schuf, schreibt hier: „Mittel für ein geweihtes Ohr, das von Eiter angegriffen ist." Die oben angegebene Version mit „fremdartig" stammt von Wreszinski (1913), dessen Übersetzung allgemein als verbindlich angesehen wird. Vielleicht bedeutet dieser unklare Begriff nur ein Ohr, welches dadurch auffällt, daß es Eiter angesammelt hat. Gleichgültig, wie die richtige Übersetzung lauten müßte, der Zusammenhang mit der Eiteransammlung macht es höchst unwahrscheinlich, daß Tinnitus gemeint sein könnte.

In einem anderen Dokument aus dem Alten Ägypten, jedoch aus einer viel späteren Periode stammend, scheint Tinnitus aber tatsächlich erwähnt zu sein. Es ist im *Medical Book from*

Crocodilopolis", einer Sammlung von Papyri aus den Suchos Tempeln im Fajûm (Reymond 1976). In dieser westlichen Region Mittelägyptens verschmolzen in den Ptolemäischen Zeiten die Einflüsse der griechischen Zivilisation mit den ägyptischen Traditionen. Das erhaltene Exemplar des Fajûm-Medizin-Buches geht wahrscheinlich auf die 2. Hälfte des 2. Jahrhunderts v. Chr. zurück (Reymond 1976). In seinem Aufbau weist es große Ähnlichkeit mit dem Papyrus Ebers auf, kann aber nicht als ein Duplikat angesehen werden.

Es gibt darin Verordnungen zur Heilung verschiedener Ohrenkrankheiten, wie akuter Schmerz, Vereiterung, Verhärtung des Ohres (Schwerhörigkeit?), Würmer im Ohr usw. Ein Abschnitt betrifft die „Behandlung für Summen im Ohr" (Treatment for humming in the ear. Übers. Reymond 1976). Das verwendete Wort bedeutet eigentlich „Sturm im Ohr". Als Behandlung wird vorgeschlagen, einen Schilfhalm an das Hörorgan anzulegen und damit eine Mixtur aus verschiedenen Kräutern, Säften und Ölen einzufüllen (Book D, Col. x + ix, Reymond S. 104).

Die allgemeine Zielsetzung dieser ägyptischen Papyri war, dem Arzt Anweisungen zu geben, welche Behandlungen bei den einzelnen Krankheitszuständen anzuwenden und wie die Heilmittel herzustellen waren. Erörterungen über die Differentialdiagnose oder die Ätiologie der Krankheitszustände waren ihnen fremd. Es blieb den Alten Griechen vorbehalten, diesen wichtigen Schritt zu tun und eine theoretische Grundlage für die Therapie zu schaffen.

1.3 Die Babylonische Medizin

Unabhängig von der ägyptischen Kultur hatte sich in Mesopotamien, dem Land zwischen Euphrat und Tigris, ein anderer Kulturkreis entwickelt. Der große Einfluß der Assyrer und Babylonier auf die europäischen Kulturen und über das Judentum auf die Christenheit wird deutlich in solchen Überlieferungen, wie Sintflut, dem Turm zu Babel, der babylonischen Gefangenschaft, die alle ihren Ursprung in dieser Region haben. König Hammurabi (1728–1686 v. Chr.) schuf als erster die rechtlichen Grundlagen des Ärztestandes in einer Gesellschaft.

Die zentrale medizinische oder vielmehr mystische Vorstellung in diesen Kulturen war, daß Krankheiten durch Geister hervorgerufen würden. Das therapeutische Konzept schloß deshalb neben der lokalen oder oralen Gabe von Medikamenten meistens auch die Anrufung und Beschwörung von Geistern ein.

Zeugnisse der babylonischen Medizin sind hauptsächlich in Form der Tontäfelchen überliefert, die für die Keilschrift verwendet wurden. Die Bibliothek des Königs Assurbanipal (668–626 v. Chr.) in Niniveh umfaßte viele Tausende derartiger Tontäfelchen. Unter diesen sind mehr als 600 mit medizinischen Texten gefunden worden. Campbell Thomsen (1931) vom British Museum in London hat die meisten von ihnen übersetzt.

Es gibt 4 Tafeln, die sich mit Ohrenkrankheiten befassen: Entzündung, Schmerz, Eiter usw. Um einen Eindruck von einem typischen derartigen Text zu vermitteln, sei hier ein solcher zitiert: „Wenn Feuer (Entzündung?) sich ausdehnt in das Innere der Ohren und es das Hören trübt, so sollst du mischen einen Schekel von Granatapfelwasser ... zwei ..., träufele das auf Wolle, tue es in seine Ohren: für drei Tage dies ... Am vierten Tag sollst du den Eiter, der herauskommt, entfernen und das Ohr reinigen. Wenn der Eiter heraustritt und abgelagert wird, sollst du Alaun zerreiben und durch ein Schilfrohr in seine Ohren blasen, und er wird genesen." In anderen Zusammenhängen soll ein Rohr aus Kupferbronze verwendet werden.

Es hat den Anschein, als würde sich eine verhältnismäßig große Zahl von Verordnungen (mehr als 20) auf Tinnitus beziehen, wenn die Interpretation richtig ist. Eine solche Verordnung lautet z. B. (AM. 97, 6/20, Thomson S. 3); „Wenn die Hand des Geistes einen Mann ergreift, und seine Ohren singen, sollst Du Myrrhe zerreiben, in Wolle einrollen, mit Zedernblut besprenkeln; zitiere darauf den Zauberspruch, der genannt wird A KIR.GAB hat EA gemacht" ...

Einer der Zaubersprüche, die empfohlen werden, „wenn eines Mannes Ohren singen", ist der folgende (Thomson S. 23):

O Du, der Du ausspähest,
O Du, der Du ausspähest,
O Du, der Du verfolgest,
Was auch immer Dein Name,
Du auf Erden bist Saat der Himmel.
Seiner Gestalt vom Himmel,
Komme nicht nahe:
Wie ein Berg halte ein,
Seine Gestalt hast Du getrübt,
O Ihr vier Teufel der Straßen
O Ihr vier Teufel der Wege ...

Macht Euch auf zu vier Himmelsrichtungen
Macht Euch auf zu vier Himmelsrichtungen ...
Möge Niturta, Herr des Schwertes
Euch abwenden.
O ... beim Himmel, seid ausgetrieben
Bei der Erde, seid ausgetrieben!

Das „Singen im Ohr" wird in den Texten mehr als 10mal erwähnt, und jedesmal folgt eine medikamentöse Verordnung und ein Zauber. Zwei Zeilen beziehen sich jedoch auf Anrufungen, die anzuwenden sind, „wenn sein rechtes Ohr flüstert" und „wenn sein linkes Ohr flüstert." Bei dieser „Symptomatik" wird nur der Zauberspruch und kein lokales Heilmittel empfohlen.

Zwei andere Zeilen beziehen sich auf das „sprechende Ohr": „Wenn eines Mannes rechtes Ohr spricht, und ein Riegel (Verschluß) (Schwerhörigkeit?) ihn bereinträchtigt, soll er Senf in Bier trinken: er soll es sieben Tage lang wiederholen, und er wird genesen." „Wenn eines Mannes linkes Ohr spricht", wird eine andere Diät mit Datteln empfohlen (Thomson S. 20).

Wenn die Übersetzungen und Interpretationen richtig sind, kann man über die Behandlung des Ohrensausens in der babylonischen Medizin zusammenfassend feststellen: Das „singende Ohr" wird behandelt durch Instillationen bestimmter Mixturen in das Ohr und das Zitieren bestimmter Zaubersprüche; das „flüsternde Ohr" wird nur mit Zaubersprüchen behandelt, das „sprechende Ohr" mit gewissen Diätformen. Man könnte daraus ableiten, daß die babylonischen Ärzte verschiedene Arten von Ohrensausen mit verschiedenem Klangcharakter kannten, aber es wäre reine Spekulation, diese Arten von Ohrensausen bestimmten Krankheiten zuordnen zu wollen.

1.4 Die alte indische Medizin

Etwa ebenso alt wie die mesopotamischen Texte ist die *Ayur-Veda;* das Buch des mythischen *Susruta,* in welchem das Wissen der alten indischen Medizin zusammengefaßt ist. Es ist, beginnend etwa um 1500 v. Chr. Jahrhunderte hindurch zusammengetragen worden. Die heute verfügbare Version, in Sanskrit geschrieben, stammt vermutlich aus dem 1. Jahrhundert v. Chr. In der Schrift werden u. a. 28 Ohrenkrankheiten abgehandelt, darunter verschiedene Tumoren, Entzündungen, Ohrenschmerzen, das laufende Ohr, Schwerhörigkeit. Ohrgeräusche

werden unterschieden in Ohrensausen und Ohrenklingen (Heßler 1844/45). Beide sollen prognostisch ungünstige Zeichen sein. Es heißt: „Wenn einer nicht-existierende Töne hört, dagegen den wirklichen Schall nicht oder andersartig wahrnimmt, durch Mißtöne erfreut, durch angenehme Klänge aber aufgeregt wird etc., so kann er nach ärztlicher Voraussicht plötzlich dahingerafft werden." Hier wird Tinnitus in Verbindung mit Schwerhörigkeit dargestellt, aber auch als Symptom sensorischer Störungen und Zeichen bevorstehender Verwirrung oder Halluzination. Das entspricht weitgehend der Bedeutung, die auch Hippokrates dem Ohrensausen beimißt.

1.5 Die Alten Griechen: Hippokrates

Der erste Gipfel einer als wissenschaftlich zu bezeichnenden Medizin wurde im alten Griechenland mit *Hippokrates* erreicht. Sein Verdienst war es, das ärztliche Handeln auf exakte Beobachtungen und Fallstudien zu gründen.

Hippokrates wurde um 460 v. Chr. auf der Insel Kos geboren, und er starb 377 v. Chr. in Larissa in Thessalien. Die als Corpus Hippocraticum überlieferten Werke sind wahrscheinlich im 2. Jahrhundert v. Chr. zusammengestellt worden. Von der Mehrzahl der Schriften, etwas über 60 Bücher, nimmt man an, daß sie aus der Zeit des Hippokrates stammen. Es ist jedoch nicht sicher bekannt, ob Hippokrates selbst Autor einiger, und wenn überhaupt, welcher Bücher war.

Tinnitus wird im Corpus Hippocraticum 6mal erwähnt. Obwohl die Ohrenkrankheiten nicht systematisch abgehandelt werden, gibt es doch zahlreiche ausgezeichnete Anmerkungen zu Ohrenkrankheiten in verschiedenen Zusammenhängen. Tinnitus und Schwerhörigkeit werden nicht als eigenständige Symptome dargestellt, sondern erscheinen immer nur als Teile von Symptomkomplexen.

Im griechischen Originaltext wird Tinnitus mit drei verschiedenen Wörtern bezeichnet. Das am häufigsten gebrauchte ist $\eta\chi o\sigma$ (échos = Klang); je einmal werden die Wörter $\beta\acute{o}\mu\beta o\sigma$ (bómbos = Summen, Brummen) und $\psi\acute{o}\varphi o\sigma$ (psóphos = feines Geräusch) verwendet. Manchmal erscheinen zwei dieser Wörter im selben Satz so als sollten sie einander ergänzen. Man hat aber nicht den Eindruck, daß Hippokrates versuchte, mit diesen Ausdrücken verschiedene Typen von Tinnitus mit diagnostischer Bedeutung zu unterscheiden.

Tinnitus wird genannt als eines der Symptome, die den alarmierenden präkollaptischen oder präfinalen Zustand charakterisieren, mit der „facies Hippocratica", spitzer Nase, kalten Ohrmuscheln, beeinträchtigtem Sehvermögen, forcierter Atmung (Littré V, 625), kalten Gliedern, glasigen Augen (Littré II, 313). Bei Frauen soll die Menstruation mit Ohrenklingen verbunden sein (Littré V, 563). In anderem Zusammenhang wird Tinnitus aufgezählt als eines derjenigen Zeichen, die ein Purgieren verbieten, weil Purgieren in diesen Fällen gefährlich sein könnte (Littré II, 507).

Zwei Beobachtungen sind besonders eindrucksvoll, weil in ihnen Tinnitus in Verbindung mit Schwerhörigkeit und heftigen Kopfschmerzen geschildert wird und der Autor versucht, eine Vorstellung über den pathogenetischen Prozeß zu entwickeln. Vielleicht lag der Beobachtung eine otogene Meningitis zugrunde.

Im II. Buch „Über die Krankheiten" (Littré VII, 11) heißt es: „Aber die Venen scheinen wieder auszubrechen, wenn Galle oder Schleim in sie eindringt, sie schwellen, sie schlagen; Schmerz nimmt den ganzen Kopf ein; die Ohren summen, und der Patient hört nichts. Das Summen kommt vom Schlagen und Pulsieren der Venen; das ist es in der Tat, warum die Ohren summen. Die Schwerhörigkeit kommt teilweise von dem inneren Lärm und Sausen, teilweise von der Schwellung des Gehirns und der Hirnvenen; das Übermaß an Wärme führt dazu, daß das Gehirn den leeren Raum ausfüllt, der sich zu den Ohren hin findet; infolgedessen ist die Luft dort nicht mehr in derselben Menge vorhanden wie zuvor und gibt nicht mehr denselben Klang; die Wörter sind auch nicht mehr so deutlich, das kommt von der Harthörigkeit. In diesem Fall, wenn Wasser oder Schleim durch die Nasenlöcher oder durch den Mund hervorbrechen, wird der Patient genesen, wenn nicht, wird er im allgemeinen so um den 7. Tag herum sterben."

Im III. Buch „Über die Krankheiten" heißt es (Littré VII, 119): „Ich habe von all den Fiebern gesprochen; jetzt werde ich von dem übrigen sprechen. Schwellung des Gehirns: Wenn das Gehirn durch Schleimansammlung schwillt, nimmt der Schmerz den ganzen Kopf ein, vor allem dort, wo die Schleimansammlung sich festsetzt; also, sie setzt sich in der Schläfe fest; die Ohren sind voller Klingen; das Hören ist stumpf, die Venen sind gespannt und schlagen;

manchmal tritt Fieber und Schüttelfrost auf. Der Schmerz hört nie auf; aber bald läßt er nach, bald ist er stärker; der Patient schreit und springt vor Schmerz auf; kaum ist er auf, beeilt er sich, wieder auf sein Bett zurückzufallen, und er wird von Zuckungen ergriffen. Ein solcher Fall ist moribund; aber in wie vielen Tagen wird die tödliche Krise eintreten? Das kann man nicht beurteilen, die einen erliegen auf die eine Weise, die anderen auf die andere. Jedenfalls tritt der Tod im allgemeinen innerhalb von 7 Tagen ein; sind 21 Tage verstrichen, wird der Patient genesen."

Hippokrates meint also, der Tinnitus würde durch das Schlagen und Pulsieren der Venen verursacht. Die begleitende Schwerhörigkeit hat nach seiner Vorstellung zwei Ursachen: die eine ist der maskierende Effekt der inneren Geräusche, die andere ist die Schwellung des Gehirns und der Venen. Es ist in der Tat eine bewundernswerte wissenschaftliche Erklärung, frei von jedem mystischen Beiwerk.

1.6 Die Alten Griechen: Aristoteles

Aristoteles (384 – 322 v. Chr.) in Athen war kein praktizierender Arzt wie Hippokrates; aber als Philosoph und Wissenschaftler befaßte er sich mit vielen Fragen der Anatomie und Physiologie. Er ist der Vater der biologischen Wissenschaften, und im Altertum und Mittelalter galt er als die unbestrittene Autorität in allen Fragen, zu denen er sich geäußert hatte. Die Schriften, die als die Aristotelischen überliefert sind, gehen bei weitem nicht alle auf ihn selbst zurück. Es hat zahlreiche Ergänzungen gegeben, und manche Autoren, die ihren eigenen Ideen Nachdruck verleihen wollten, haben ihre Schriften unter seinem berühmten Namen verbreitet. Die Historiker unterscheiden deshalb zwischen dem echten Aristoteles und „Pseudo-Aristoteles".

Eine berühmte Sammlung von Schriften, die hier besonders interessiert, sind die „Problemata physica". Alle modernen Forscher stimmen darin überein, daß sie nicht Aristoteles selbst zugeschrieben werden können. Es ist aber doch sehr wahrscheinlich, daß sie aus dem 3. Jahrhundert v. Chr. stammen (Flashar 1962).

Stephens (1984) bestreitet, daß die Problemata auf das klassische griechische Altertum zurückgehen und beruft sich auf B. Lawn (1963), der nachgewiesen habe, daß die Sammlung aus der Schule von Salerno stamme, also aus dem 12. und 13. Jahrhundert. Er übersieht, daß die Aristotelischen Probleme schon im Alten Rom bekannt waren und als klassisches Werk galten (vergl. Apuleius, S. 24).

Die Problemata physica sind nach Sachgebieten geordnet und gliedern sich jeweils in die Formulierung des Problems und die zugehörige Antwort. Kapitel 32 der Problemata ist den Ohren gewidmet. Das Problem 9 daraus lautet: „Warum hört das Summen in den Ohren auf, wenn jemand ein Geräusch macht? Doch wohl deshalb, weil das größere Geräusch das kleinere vertreibt."

Hier wird die Maskierung von Tinnitus durch einen äußeren Schallreiz erstmals klar beschrieben und vernünftig erklärt. Allerdings ist Ohrensausen bei (Pseudo-)Aristoteles nicht ein Krankheitssymptom sondern eine physiologische Erscheinung, die unter geeigneten Bedingungen für jedermann erfahrbar ist.

1.7 Die griechisch-römische Medizin: Celsus, Plinius, Galen, Archigenes

Der erste Autor, der über den Stand der medizinischen Kunst im Alten Rom zusammenfassend berichtete, war *Aulus Cornelius Celsus* (um 30 n. Chr.). Celsus, der selbst kein Arzt war, trug mit bemerkenswertem Verständnis alles zusammen, was in seiner Zeit über medizinische Fragen bekannt war. Wegen seines glänzenden Lateins wurde er auch der „Cicero" unter den Medizinschriftstellern genannt, und seine klare Sprache war sicherlich nicht der geringste Grund, warum seine Schriften bis in das Mittelalter hinein viel gelesen und beachtet wurden.

Kapitel 7 des Buches VI handelt von den Ohrenkrankheiten. Der Abschnitt über Ohrensausen beginnt mit dem Satz: „Eine andere Art von Störung ist, wenn die Ohren in sich selbst klingen, und dies macht auch, daß sie äußeren Schall nicht wahrnehmen." („Aliud vitis genus est, ubi aures intra se ipsas sonant; atque hoc quoque fit, ne externum sonum accipiant.") Das Verbum „sonare" und das Substantiv „sonitus" stehen bei Celsus für Ohrensausen.

Celsus unterscheidet drei Zustände, bei denen Tinnitus auftreten kann, und diese signalisieren

eine unterschiedliche Prognose. „Es ist am harmlosesten, wenn es auf eine Erkältung im Kopf zurückgeht, schlimmer, wenn es durch Erkrankungen oder andauernden Schmerz im Kopf verursacht wird, am schlimmsten, wenn es dem Ausbruch von ernsten Krankheiten und besonders der Epilepsie vorausgeht." Der Bezug zu Hippokrates ist offensichtlich, nicht nur in der prognostischen Bewertung sondern auch in der Vorstellung, daß das innere Sausen Ursache der Schwerhörigkeit sei. Auch heute noch haben viele Patienten mit Tinnitus die Überzeugung: wenn nur das Sausen aufhören würde, könnten sie auch wieder besser hören.

Zur Behandlung macht Celsus folgende Vorschläge: Bei Ohrensausen infolge einer Erkältung sollte das Ohr gereinigt und der Atem angehalten werden, bis Saft aus ihm hervorschäumt. Bei Ohrensausen infolge allgemeiner Krankheit und Kopfschmerz seien körperliche Bewegung, Einreibungen, Aufgüsse und Gurgeln ratsam, sowie eine Diät zum Abnehmen („Cibis non utendum nisi extenuantibus."). Außerdem empfiehlt er verschiedene Ohrentropfen u. a. mit Rettichsaft, Rosenöl, dem Wurzelsaft der wilden Gurke, Kastoröl mit Essig, Lorbeeröl usw. Wenn das Ohrensausen ohne erkennbaren Grund beginne und weitere Gefahr zu befürchten sei, wäre mehr Nutzen von einer Regulierung der Diät zu erwarten, und außerdem solle sich der Patient des Weines enthalten, bis das Sausen aufgehört habe („... et praeterea, donec is sonus finiatur, a vino abstinendum").

Plinius der Ältere (23–79 n. Chr.) war wie Celsus kein praktizierender Arzt sondern ein Naturwissenschaftler und Kompilator des Wissens seiner Zeit. Er starb bekanntlich, während er den Ausbruch des Vesuvs 79 n. Chr. beobachtete, aber offensichtlich nicht durch direkte Einwirkungen, sondern vermutlich an einem Herzanfall.

Das Werk des Plinius „Naturalis Historia" ist eine Enzyklopädie von 37 Bänden, die alle Zweige der Naturwissenschaften umfaßt: Geographie, Zoologie, Botanik, Mineralogie, Landwirtschaft, Medizin usw. Stephens meint, daß bei Plinius Tinnitus nicht erwähnt werde. Das trifft zu für die Kapitel, die der Behandlung der Ohrenkrankheiten gewidmet sind. Darin gibt es in der Tat keine Beschreibung der Symptome oder eine Diskussion ätiologischer Faktoren, sondern nur eine groteske Auswahl ekelerregender „Heilmittel".

Im Kapitel 39 des Buches 29 werden seitenweise „Rezepte" mitgeteilt vornehmlich von Zubereitungen, die als Flüssigkeit oder Salbe in die Ohren gegeben werden sollen. Sie enthalten z. B. gehäutete und ausgeweidete Haselmäuse in Honig gekocht, Regenwürmer in Gänseschmalz, rote Würmer, die von den Bäumen gesammelt werden, in Öl verrieben, konservierte Blindschleichen, Tausendfüßler mit der Rinde vom Granatapfelbaum gekocht usw. In anderem Zusammenhang diskutiert Plinius den Wert des wilden Kreuzkümmels (Kap. 57, Buch 20) und des Mandelöls (Kap. 42, Buch 23), und in diesen Kapiteln nimmt er speziell Bezug auf „Tinnitus" und „Sonitus". Zum Kreuzkümmel gibt er eine ganze Reihe von „nützlichen Anwendungen", darunter die folgenden: „In Wein genommen, öffnet es die Stauungen der Gebärmutter, wobei die Dosis 3 Drachmen in 3 Bechern Wein ist. Es wird zusammen mit Kalbsfett oder Honig in die Ohren instilliert gegen Sonitus und Tinnitus." („... auribus instillatur ad sonitus atque tinnitus cum sebo vitulino vel melle.")

In Kap. 42, Buch 23 heißt es: „Mandelöl reinigt, macht den Körper geschmeidig, glättet die Haut, verbessert das Aussehen, und mit Honig beseitigt es Flecken im Gesicht. Ein Sud mit Rosenöl oder Honig und Granatapfelrinde ist auch gut für die Ohren, tötet die kleinen Würmer in ihnen, beseitigt Schwerhörigkeit, unbestimmte Geräusche und Klingen („... sonos incertos et tinnitus ..."), nebenbei erleichtert es Kopfschmerzen und Augenschmerzen." Ähnliche Empfehlungen zur Behandlung von Tinnitus und Sonitus beziehen sich auf den Saft von Mangold (Kap. 27, Buch 20) und Styrax (Kap. 15, Buch 24).

Die Beiträge, die Plinius zur medizinischen Wissenschaft und speziell zur Otologie geleistet hat, sind sicher gering; aber er scheint der erste gewesen zu sein, der die Ausdrücke „Tinnitus" und „Sonitus" für abnorme Gehörswahrnehmungen eingeführt hat. Sie wurden später in der mittelalterlichen medizinischen Literatur die bevorzugten Termini technici für das Ohrensausen.

Die griechisch-römische Medizin erreichte ihren Höhepunkt in *Claudius Galenus* (129 – 199 n. Chr.). Galen war gebürtig aus Kleinasien (Pergamon), lebte und arbeitete später aber in Athen, Alexandria und Rom. In Rom war er der Arzt der Gladiatoren und später Leibarzt des Kaisers Marc Aurel. Seine umfangreichen Schriften beherrschten das medizinische Denken für nahezu 1400 Jahre bis zum Ausgang des Mittelalters. Seine Beiträge zu den Ohrenkrankheiten sind jedoch eher dürftig und beschränken sich im wesentlichen auf eine Reihe von Rezepten für Mixturen, die in die Gehörgänge instilliert werden sollen. Dabei referiert er meistens die Empfehlungen anderer Ärzte, so des Apollonius und des Archigenes.

Tinnitus wird insgesamt 10mal in verschiedenen Kapiteln erwähnt. In dem originalen griechischen Text verwendet Galen einheitlich den Ausdruck „échos", der auch bei Hippokrates schon vorherrschte, und er macht keinen Versuch, zwischen verschiedenen Arten von Tinnitus zu unterscheiden. In der lateinischen Version der Galenschen Texte, die viel später entstanden ist, wird „échos" immer durch „sonitus" wiedergegeben. In einigen Abschnitten, Ergänzungen und Kommentaren der späteren Herausgeber findet man auch den griechischen Ausdruck „bómbos" und in der lateinischen Übersetzung an korrespondierender Stelle „susurrus" und „tinnitus".

Nur in einem Kapitel (Tom XII, Kap. 404) widmet sich Galen dem Tinnitus etwas eingehender. Er erörtert die Ursachen des „échos" und meint, daß er durch Dämpfe verursacht würde, die vom Magen aufsteigen und das Hörorgan sensibilisieren, geradeso wie sie in den Augen eingebildete Sehstörungen hervorrufen könnten („... in oculis imaginariae suffusiones ..." [suffusio oculorum = grauer Star]). Zustände, die solche Reaktionen begünstigen, seien Erkältung, Wärme, Unfälle, ein verdorbener Magen entweder nach zu viel Weingenuß oder nach heftigem Erbrechen und manchmal auch nach Anwendung von Medikamenten in den Ohren („... aliquando et ob medicamentorum auricularium usum sonitus quidam fiunt.") Dies ist ein bemerkenswertes Eingeständnis, daß ein „Heilmittel" auch einmal Schaden anrichten kann, hier speziell Tinnitus als Folge „ototoxischer" lokal angewendeter Mixturen.

Als Beispiel der Galenschen Rezepturen sei wiedergegeben, was er, gestützt auf Überlieferungen von Apollonius bei Ohrensausen empfiehlt (Tom. XII, 646 – 647): „Quae Apollonius ad sonitus et susurros, fibilosque ac inflationes aurium conscripsit.

Acetum acre tepidum instilla.
Oleum et acetum tepidum instilla.
Mel Atticum calidum instilla.
Laurinum oleum eodem modo.
Porri succum cum lacte muliebri aut rosaceo infunde."

In dieser Art werden etwa 20 Rezepturen gegen Ohrensausen aufgeführt. Diese Anwendungen haben sich über mehr als eineinhalb Jahrtausende erhalten. Zeuge dafür ist z. B. Beethoven, der auf ärztliche Empfehlung seine Ohren mit Mandelöl behandelte.

Galen zitiert dann noch *Archigenenes*, einen berühmten Arzt in Rom zur Zeit des Kaisers Trajan (98 – 117) (Tom XII, 408), der auch die üblichen Mixturen von Ohrentropfen und Salben zur Behandlung von Ohrenleiden empfahl. Half alles dieses nicht, so setzte Archigenes bei Schwerhörigkeit – Ohrensausen wird in diesem Zusammenhang nicht erwähnt, darf aber wohl mit in das Spektrum der Indikationen eingeschlossen werden – etwas anderes ein: Hörtraining, vielleicht auch Maskierung: „Sodann jedoch schreien wir unaufhörlich abwechselnd mit schrillen und dann wieder mit tiefen Stimmen und versuchen über eine Röhre durch den eingeführten Schall das Übel auszutreiben." („Postea vero acutis vocibus assiduis et vicissim gravibus inclamamus et per tubam sonitu immisso malum depellere conamur.")

1.8 Byzantinische, arabische und persische Medizin

Nach der glänzenden Epoche eines Celsus, Plinius, Galen und Archigenes verlagerte sich das Zentrum der medizinischen Wissenschaft nach Osten, nach Byzanz, Arabien und Persien.

Alexander von Tralles (525 – 605) war einer der herausragenden Ärzte seiner Zeit. Sein Bruder Anthemius von Tralles war der Architekt der Hagia Sophia, der berühmten Kathedrale in Konstantinopel. Alexander beschäftigte sich in seinem Werk eingehend mit den Ohrenkrankheiten und widmete zum ersten Mal in der Medizingeschichte ein ganzes Kapitel (Nr. 3) dem Tinnitus: „Peri Échon". Nach seiner Vorstellung wird Tinnitus zum Teil durch blähungsartige dicke Luft, zum Teil durch Stauung der Säfte verursacht, manchmal auch durch Schwäche, wie nach einer allgemeinen Krankheit. Darüber hinaus könnte die Ursache des Tinnitus in einer gesteigerten Erregbarkeit des Hörsinnes liegen oder einer Krise folgen. In diesen Fällen empfiehlt er keine Therapie. Wenn der Tinnitus fluktuierend ist, manchmal vorhanden, manchmal fehlend, kommend und gehend mit freien Intervallen, dann könne man annehmen, daß er durch eingeschlossene Luft

verursacht würde, die keinen Auslaß finde. Diese Hypothese, so argumentiert Alexander, sei umso mehr gerechtfertigt, wenn dem Auftreten des Tinnitus der Genuß blähender Speisen oder eine Verdauungsstörung vorausgegangen sei. Aus der Tatsache, daß der Tinnitus nicht plötzlich beginnt, sondern allmählich anwächst, könne man schließen, daß visköse und dicke Säfte Ursache dieser Situation seien. Unter den therapeutischen Empfehlungen nennt Alexander Instillationen von Essig, Honig und Natron oder eine erhitzte Mixtur aus Essig, Castoreum (Bibergeil) und Schierlingssamen.

Der letzte bedeutende Vertreter der Alexandrinischen und griechischen Traditon der Medizin war *Paul von Ägina* (625 – 690). Er schrieb 7 Bücher, die den gesamten Bereich der Medizin umfaßten. In Buch III, Kap. 23 behandelt er ausführlich den Tinnitus. Er unterscheidet drei Arten von Ohrgeräuschen und empfiehlt für jede eine spezifische Therapie. Wenn der Tinnitus (im griechischen Text „échos" im lateinischen „sonitus") durch Fieber oder eine fieberhafte Krise bedingt sei, sollte man nichts tun, es sei denn der Tinnitus persistiere lange nach Abklingen der Krankheit. Dann sollte eine Mixtur mit Rosenöl oder Essig in den Gehörgang gefüllt werden. Bei lange bestehendem Tinnitus, der durch dicke Säfte verursacht wird, empfiehlt er eine andere Mixtur mit Essig, Salpeter und Honig, auch Wolfsmilch in Ligusteröl erhitzt. Wenn aber gesteigerte Empfindlichkeit gegen aufsteigende Dämpfe vorliegt, sollte Castoreumöl (Bibergeil) und Schierlingssamen instilliert werden. Im ganzen folgt Paul von Ägina in seinen Ausführungen zum Tinnitus seinem Vorbild Alexander von Tralles.

Die arabischen und persischen Gelehrten und Ärzte begannen zunächst, die Standardwerke von Hippokrates, Aristoteles, Galen u. a. zu übersetzen, aber bald gründeten sie ihre eigenen Schulen und Medizinsysteme. Erwähnt seien Rhazes (Abu Bekr Muhamed ibn Zakariya ar-Razi, 865 – 925) aus Rai in Korasan, Persien, und Avicenna (Ali ibn Sina, 980 – 1038) aus Buchara, Persien. Avicenna führte in seinem „Canon Medicinae" eine klare Systematik aller bekannten Krankheiten ein, wobei er in gesonderten Kapiteln jeweils die Ätiologie, die Symptome und die Therapie abhandelte. Dies war ein völlig neues Vorgehen und hatte großen Einfluß auf alle medizinischen Lehrbücher, letztlich bis in die heutige Zeit.

In *Rhazes'* Werk werden zwei Arten von Ohrgeräuschen aufgezählt (lat. „sonitus" und „tinnitus"), Avicenna unterscheidet sogar drei Arten (lat. „sonitus", „tinnitus" und „sibilus"). Es scheint, als sei hier eine lautmalende Charakterisierung der Ohrgeräuche versucht worden, so wie auch heute noch Patienten von „Brummen", „Rauschen", „Klingeln" u. dergl. sprechen, um ihre Wahrnehmungen zu verdeutlichen.

sonitus, us, m.	= Ton, Schall, Klang, Getöse, Krachen, Lärm;
tinnitus, us, m.	= Klingeln, Geklingel, Wortgeklingel;
sibilus, i. m.	= Zischen, Pfeifen, Säuseln, Auszischen.

Diese drei Ausdrücke bilden bei *Avicenna* auch die Überschriften zu den einschlägigen Kapiteln in seinem „Canon". Im Text selbst werden sie jedoch nicht so streng unterschieden sondern häufig auch gekoppelt: sonitus et tinnitus usw. In der Diskussion der Ätiologie verschmilzt Avicenna die Gedanken von Hippokrates, Galen und Alexander von Tralles miteinander. Er hebt die Analogie zu eingebildeten Wahrnehmungen der Augen hervor, die wie der Tinnitus ohne einen äußeren Reiz aufträten. Er meint, Tinnitus würde durch Dämpfe verursacht, die, wenn sie in Hohlräumen eingeschlossen seien, je nach ihrer verschiedenen Beschaffenheit verschiedene Geräusche erzeugten. Sie könnten nur zu bestimmten Stunden vorhanden sein, abhängig von der Schärfe der Sinne bei einigen Individuen. Als Ursachen, die zu solchen Zuständen führten, zählt Avicenna auf und lehnt sich hier wohl hauptsächlich an Galen: Fieber, Völle des Körpers besonders des Kopfes nach Trunkenheit, Aufregung, Anstrengung, Sturz oder Schlag. Manchmal würde Tinnitus auch durch Medikamente verursacht, die zur Verhaltung von Säften oder Winden in Teilen des Gehirns führten. Hier geht Avicenna weiter als Galen, der nur für lokal angewandte Arzneimittel diese mögliche Nebenwirkung erwähnte. Die therapeutischen Empfehlungen Avicennas umfassen, in etwa den vermuteten Ursachen entsprechend, Bäder, Erbrechen, Abführen, Instillation von Mandelöl in die Ohren und die Medikation von Tranquilizern, wie Opium, Bilsenkraut und Bibergeil. Im ganzen sind Avicennas Ansichten zum Tinnitus bewundernswert wegen ihrer logischen Entsprechung von Theorie und Therapie.

1.9 Die Schulen von Salerno und Montpellier

Mit dem 12. und 13. Jahrhundert endete eine lange Periode der Stagnation wissenschaftlicher Aktivitäten in Europa, und es bildeten sich neue Zentren der Medizin heraus, zunächst in *Salerno*, Italien, und *Montpellier*, Frankreich. Im Hinblick auf Ohrenkrankheiten wurden jedoch in diesen medizinischen Schulen keine neuen Ideen vermittelt. Tinnitus rangierte vorwiegend unter den typischen Symptomen allgemeiner Krankheitszustände und der Ohrenkrankheiten und war auch Gegenstand des „Lernzielkataloges." Im allgemeinen wurden zwei Typen von Ohrgeräuschen unterschieden, „Sonitus" und „Tinnitus". Zwei Autoren mögen dafür als Beispiel herangezogen werden.

Arnoldus de Villanova (1235 – 1312) diskutiert in seinem „Breviarium", einem kurzgefaßten Lehrbuch der Medizin, unter den Ohrenkrankheiten an erster Stelle Schwerhörigkeit und Tinnitus (Kap. 33): De passione aurium, primo de surditate, tinnitu et sonitu. Damit verbindet er diese Symptome miteinander und interpretiert sie primär als Auswirkungen lokaler Krankheiten. Gulielmo Saliceto (geb. 1210) behandelt die Ohrgeräusche sogar in einem eigenen Kapitel: De sonitu et tinnitu aurium.

In den mittelalterlichen Medizinschulen war es üblich, Lerninhalte zur Gedächtnisstütze in Versform zu kleiden. In dem berühmten Lehrgedicht **„Flos Medicinae Scolae Salerni"** aus dem Ende des 11. und Anfang des 12. Jahrhunderts werden die Ursachen des Tinnitus in einem Hexameter folgendermaßen zusammengefaßt, wobei die alten Autoritäten von Galen bis Avicenna Pate gestanden haben dürften (Art. 5):

„Motus, longa fames, vomitus, percussio, casus,
   Ebrietas, frigus tinnitum causat in aure."

Übersetzt:

„Bewegung, langes Hungern, Erbrechen, Erschütterung, Sturz, Trunkenheit, Kälte erzeugt Sausen im Ohr."

Die Schule von Montpellier ist am besten durch *Bernard de Gordon* vertreten, der sein berühmtes Buch „Lilium Medicinae" 1305 veröffentlichte. Es ist ein bemerkenswert konzises Handbuch, das die gesamte Medizin umfaßt. Die Ohrenkrankheiten sind recht ausführlich in Kap. VIII – XIV abgehandelt. In Kap. IX (De tinnitu et sibilo) befaßt sich Bernard de Gordon eingehend mit den Ohrgeräuschen. Er interpretiert sie als Täuschung des Hörens (corruptio auditus) und setzt sie in Analogie zu den Täuschungen des Auges, den „muscae volantes", eine Parallele, die auch Galen und Avicenna schon angedeutet hatten. Tinnitus wird nach Meinung Bernards verursacht durch Winde und Dämpfe (ventositas et vapor), welche die Luft im Innenohr heftig erschüttern. Die verschiedenen Qualitäten der Dämpfe führen auch zu verschiedenen Ohrgeräuschen, und das sei der Grund, warum diese dem Klingen der Glocken, dem Plätschern des Regens, dem Rauschen der Blätter, dem Gären des Mosts usw. ähnelten. Bernard de Gordon ist der erste, der solche Vergleiche mit bekannten Geräuschen der Umwelt anstellt, und er versucht sogar, diese Geräuschqualitäten zur Grundlage einer Klassifikation des Tinnitus zu machen. Seine Ratschläge zur Therapie folgen aber den bekannten Linien der arabischen Ärzte.

Guy de Chauliac (Guidonis de Cauliaco) (1300 bis 1368) in Avignon, Frankreich, war berühmt wegen seines Buches „Collectorium artis chirurgicalis medicinae" (1363), das für zwei Jahrhunderte als das Standardwerk der Chirurgie galt. Er empfahl ein Spekulum zur Erweiterung des Gehörganges zur Entfernung von Fremdkörpern (Politzer 1907) und entwickelte eine ganze Reihe von anderen Hilfsmitteln zur Behandlung von Ohrenkrankheiten. Bei Tinnitus und Schwerhörigkeit schlug er eine Dampfbehandlung der Ohren vor: Ochsenurin mit Essig und Myrrhe sollten in einem Topf mit enger Öffnung erhitzt und der Dampf über ein Rohr zu den Ohren geleitet werden (Ogden 1971; Stephens 1984).

Valescus de Tarenta war in Spanien geboren worden, lebte aber ab 1382 in Montpellier, wo er einer der angesehensten Lehrer dieser Schule war. In seinem Werk „Philonium s. practica medica" (1418) behandelt er die Ohrenkrankheiten ausführlicher als alle Autoren vor ihm (Kap. 49 – 56, Buch II). Seine Ausführungen zum Tinnitus (Kap. 51 „De tinnitu aurium") sind bemerkenswert, weil er über zwei eigene Beobachtungen von posttraumatischem Tinnitus berichtet: „Ich habe einen jungen Mann gesehen, der mit einer hölzernen Keule auf den Kopf geschlagen worden war und der danach für lange Zeit Kopfschmerzen und Tinnitus aurium hatte.

Und ich habe einen Knaben gesehen, der oft mit der Hand auf das Ohr geschlagen worden war und dadurch taub gemacht worden ist mit Tinnitus."

Im Originaltext: „Ego vidi hominem iuvenem, qui fuit in capite percussus cum fuste lignea et exinde per magnum tempus habuit capitis dolorem cum tinnitu aurium. Et vidi puerum cum manu frequenter supra aurem percussum et exinde factus est surdus cum tinnitu."

Die Schulen von Montpellier und Salerno waren das Mecca der medizinischen Ausbildung im 12. bis zum 14. Jahrhundert und lockten Schüler aus ganz Europa an. Zwei englische Ärzte, Gilbertus Anglicus und Johannes Anglicus, verbreiteten die medizinischen Kenntnisse der großen Schulen des Kontinentes im Inselreich.

Das Werk des *Gilbertus Anglicus* (1180 – 1250) „Compendium medicinae" (um 1240) (Meyer-Steineg u. Sudhoff 1950) wurde sehr früh auch in mittelalterliches Englisch übersetzt und wurde so die erste vollständige Darstellung der zeitgenössischen Medizin in Englisch (Getz 1981, Stephens 1984). Darin ist auch ein Kapitel über das Ohrensausen enthalten „Ringing in the ears". Inhaltlich schließt es sich den Vorstellungen von Alexander von Tralles, Avicenna und besonders Bernard de Gordon an.

John of Gaddesden, gewöhnlich *Johannes Anglicus* genannt, behandelt in Buch II, Tract. II, Kap. 7 seines Werkes „Rosa Anglica practica" die Ohrenkrankheiten ziemlich ausführlich, vorwiegend in Anlehnung an Bernard de Gordon. Als Neuerung schlägt er vor, wenn ein Ohr Eiter absondere, so solle eine Person den Eiter mit einem Röhrchen absaugen. Diese Prozedur sei auch bei Fällen von Ohrgeräuschen nützlich. Es scheint dies die erste Mitteilung darüber zu sein, daß Druckänderungen im Gehörgang Tinnitus beeinflussen können (Politzer 1907).

1.10 Renaissance

Das 15. und 16. Jahrhundert brachte eine geistige Revolution, in der in kritischer Auseinandersetzung die überlieferten Gedankengebäude überwunden wurden: in der Religion (Luther), in der Erforschung des Weltalles (Kopernikus) und der Erde (Columbus). In der Medizin und den Naturwissenschaften begann man, nach den

Grundlagen zu suchen: in Anatomie, Physiologie, Physik, später Pathologie und Chemie.

Andreas Vesalius (1543) beschrieb zum ersten Mal das Mittelohr mit Hammer und Amboß, *Giovanni Filippo Ingrassia* (1546) entdeckte den Steigbügel, *Gabriele Falloppio* (1561) den Facialis-Kanal, *Bartholomeo Eustachio* (1563) den M. tensor tympani und die Tube, *Giulio Casserio* (1600) den M. stapedius und den feineren Aufbau des Innenrohrs. Es wurden, gestützt auf die neuen anatomischen Kenntnisse, neue Theorien über das Hören formuliert: *Volcher Koyter* (1534–1600), *Fabricius ab Aquapendente* (1537–1619). Die Auswirkungen auf die praktische Medizin blieben jedoch zunächst gering, und alle genannten großartigen Forscher und Ärzte haben zur praktischen Otologie und zum Problem des Tinnitus nichts beigetragen.

Paracelsus (1491–1541), der in Basel und Straßburg lebte, löste sich auch in der klinischen Medizin von den beengenden Traditionen. Nicht die alten Autoren sondern die Erfahrung selbst sollte der Lehrmeister sein: „Summa doctrix experientia!" Ohrenkrankheiten spielten bei Paracelsus keine große Rolle; aber ein Kapitel (XI) seiner berühmten „Grossenn Wundartzney" (1536) ist doch der Schwerhörigkeit und dem Ohrensausen (und Augenkrankheiten) gewidmet. Darin heißt es wörtlich:
„Das eilft capitel, von dem gedös der oren oder augenbresten, so vom geschüz seinen ursprung nemen. Wie sich dan oftmals begibt das vom gedon der büchsen oren sausen etc. erwachsen mit einem glocken gedon oder müledös und dergleichen. dan solichs ist müglich aus der ursachen, was dem gehör zu stark ist, das zerrüt das gehört, dan es ist an im selbs ein subtil ding, und was es hören sol, das sol mit zimlicher stim gegen im geret werden. ist es aber zu laut und zu grob und öber des gehörts art, so bricht es das gehört."
Dies ist die erste klare Feststellung, daß starker Lärm Schwerhörigkeit und Ohrensausen hervorrufen kann. Das Behandlungsschema des Paracelsus sieht drei Stufen von blutigen Prozeduren vor: 1. wiederholte Skarifikation des Ohrläppchens in einem Bad vorzunehmen; 2. Schröpfköpfe hinter den Ohren; 3. eine Venae sectio unter der Zunge als letzter Versuch. „Weiter ist zu solchem gehöre nichts mer zu tun."

Die Beobachtung, daß lauter Schall Tinnitus verursachen kann, hatte auch *Francis Bacon* (1561–1626) an sich selbst gemacht und darüber berichtet. Als einmal in seiner Nähe eine Lyra laut gespielt worden war, hatte er Ohrensausen und fürchtete schon, taub zu werden. Nach einer halben Stunde war aber alles wieder verschwunden.

Einige weitere bedeutende Ärzte aus der Renaissance sollen noch erwähnt werden. *Jean Fernel* (J. Fernelius 1497–1558) in Frankreich folgte weitgehend Avicennas Darstellungsweise in der klaren Trennung von Ätiologie, Symptomatologie und Therapie. Neu ist bei ihm die Aussage, daß die verschiedenen Symptome der Ohrenkrankheiten, nämlich Schwerhörigkeit und Tinnitus, oft eine gemeinsame Ursache haben. Er unterscheidet fünf Typen von Ohrgeräuschen (sibilus, tinnitus, sonitus, strepitus, fluctuatio) und verbindet sie mit der bekannten Vorstellung der eingeschlossenen Winde. Zur Therapie kann er nichts Neues beisteuern.

Jean Riolan der Jüngere (1580–1657) in Frankreich, eine anerkannte Autorität in der Anatomie, zieht aus der pathogenetischen Vorstellung, daß Tinnitus durch eingeschlossene, tobende Geister (Winde) verursacht würde, die therapeutische Folgerung, daß man sie durch eine Eröffnung des Warzenfortsatzes entweichen lassen sollte. Es ist aber höchst unwahrscheinlich, daß er dieser Empfehlung, die er vorsichtshalber als Frage formuliert, selbst einmal gefolgt ist: „An in tinnitu perforanda mastoidis Apophysis, ut detur exitus spiritibus tumultuantibus?"

Johann Jakob Wepfer (1620–1695), ein herausragender Schweizer Arzt des 17. Jahrhunderts, beschreibt Ohrgeräusche in Verbindung mit Hemicrania, Obtusio capitis, Vertigo gyrosa et titubans und hysterischen Convulsionen. Es scheint, daß er als erster den Symptomenkomplex Ohrensausen und Schwindel (Drehschwindel und Schwankschwindel klar als solche bezeichnet) beobachtet hat. Als Ursache vermutet er, daß die freie Zirkulation der Luft durch irgend ein Hindernis blockiert sei, z. B. Cerumen, Sekret, eine verlegte Tube. Als diagnostische Maßnahme empfiehlt er, das Ohr mit dem Finger oder einem darüber gestülpten Trinkglas zu verschließen. Der Gesunde würde dann ein Summen wahrnehmen, der Patient mit Tinnitus dagegen nur seinen Tinnitus, kein zusätzliches neues Geräusch. Zur Behandlung des Tinnitus rät er, durch Zusammenschlagen von zwei Steinen laute Geräusche zu erzeugen. Diese würden die Drainage der serösen Flüssigkeit aus dem Ohr erleichtern, die den Tinnitus verursacht. Vielleicht stand dahinter die Beobachtung, daß Ohrensausen vorübergehend durch äußere Geräusche maskiert werden kann (vergl. auch Aristoteles).

1.11 Duverney, Rivinus, Cotugno

Eine neue Epoche, vielleicht sogar der Beginn der Otologie als eines eigenständigen Zweiges der Medizin, wurde eingeleitet durch das Erscheinen eines Buches von überragender Bedeutung:„-„Traité de l'organe de l'ouie" von *Guichard Joseph Duverney* im Jahre 1683. Duverney (1648–1730) hatte in Avignon studiert und war später ein berühmter Professor der Anatomie am Jardin Royal in Paris. Er gilt als der Begründer der französischen Anatomie im 18. Jahrhundert. Sein Buch ist so bedeutend, weil es die erste Monographie über das Ohr war. Es behandelt die Anatomie, die Physiologie und die Ohrenkrankheiten, enthält auch eine Anzahl von Abbildungen und kann als Prototyp aller Lehrbücher der Otologie gelten, die später noch geschrieben werden sollten. Der überragende Wert des Buches wurde sofort erkannt, und es wurde schon ein Jahr nach Erscheinen der originalen französischen Auflage in einer lateinischen Übersetzung gedruckt (Norimberg 1684); deutsche und englische Ausgaben folgten 1732.

Duverney geht von den Naturwissenschaften, besonders der Anatomie und Physik aus. Wie er im Vorwort einräumt, verdankt er wesentliche Anregungen der Diskussion mit M. Edm. Mariotte (1620–1684), dem berühmten Physiker (Boyle-Mariottes Gesetz über die Beziehungen zwischen Volumen und Druck von Gasen). Seine Vorstellungen von der Physiologie des Innenohres sind faszinierend, und da sie sich auf das physikalische Phänomen der Resonanz stützen, nehmen sie manches der Helmholtzschen Theorie voraus. Im Folgenden werden die französischen Ausdrücke in der von Duverney verwendeten Rechtschreibung wiedergegeben.

Duverney beschäftigt sich ausführlich mit Tinnitus. Sein wichtigster Gesichtspunkt ist, es mache in der Hörwahrnehmung keinen grundsätzlichen Unterschied, ob die Nerven, die vom Ohr zum Gehirn führen, durch externe Schallreize über das periphere Hörorgan erregt würden, oder ob sie durch pathologische, nicht-schallbedingte Vorgänge gereizt würden, sei es im Hörorgan selbst oder in den Nervenfasern. Er vergleicht Tinnitus mit Sehwahrnehmungen bei einem Schlag auf das Auge. Dabei würde man trotz völliger Dunkelheit Funken sehen. Gerade so wie diesen falschen visuellen Phänomenen die Differenzierung realer Objekte fehle, so böten auch die Ohrgeräusche nur konfuse Wahrnehmungen; selbst die deutlichsten, nämlich Pfeifen und Klingeln, seien immer noch sehr einfach strukturiert.

Eine andere Art von Tinnitus beruht nach Duverney auf echtem inneren Schall. Wenn man den Gehörgang mit dem Finger verschließe, würden die Reibung der Hand und der Druck auf Haut und Knorpel Vibrationen erzeugen, und diese wären wegen der Nähe und der Kontinuität der betroffenen Strukturen trotz ihrer geringen Intensität als echter Schall hörbar. Er berichtet von einer Patientin Madame de Picardie, die ein pulsierendes Geräusch im Kopf hatte. Es wurde durch jede kleine Anstrengung verstärkt, war sehr belästigend und machte für die Patientin den Eindruck, als sei eine Pendeluhr an ihrem Kopf befestigt. Das Geräusch war genau synchron mit dem Herzschlag und konnte von allen Personen in der Nähe gehört werden. Duverney folgert, daß es durch eine erweiterte Arterie verursacht sei. Diese Wahrnehmung eines echten inneren Schalles sei vergleichbar den „Suffusionen", die bei den davon Betroffenen dazu führten, daß sie Fliegen und Grashalme vor den realen Objekten sähen. Er nennt diese Ohrgeräusche („tintemens") eine „depravation" des Ohres, eine Art Täuschung, weil das Ohr irregeleitet würde und innere Geräusche auf äußere Objekte beziehe, gerade so wie der Patient, der nach den „mouches volantes" greifen möchte.

Duverney unterscheidet dann, nicht ganz in Übereinstimmung mit seiner Argumentation, zwei Typen von Tinnitus (deux sortes de tintemens"), eine bedingt durch Erkrankungen des Gehirns, die andere bedingt durch Erkrankungen des Ohres. Die im Ohr entstehenden könnten echt („vray") oder falsch („faux") sein. Unter diesen beiden Arten differenziert er noch einmal nach dem Klangcharakter in „tintemens", „sifflement", „bourdonnement" und „murmurs". Er postuliert eine Beziehung zwischen dem Charakter der Ohrgeräusche und der Erregungsart: tiefe Geräusche („bruits sourds, bourdonnement") würden durch schlaffe Erregung („ébranlement lache"), klingende und pfeifende Geräusche („bruits sifflans et tintans") durch straffe Erregung („ébranlement serré et tendu") hervorgerufen. Hier kommen die physikalischen Erfahrungen, etwa über die Zusammenhänge zwischen Spannung einer Saite und Tonhöhe deutlich zum Tragen.

So ausgearbeitet und differenziert Duverneys Theorien über den Tinnitus auch sind, bezüglich der Therapie kann er nur sehr allgemeine Ratschläge geben. Sie sollen einerseits auf Krankheiten des Gehirns, andererseits auf Krankheiten des Ohres zielen. Sein großes Verdienst bleibt, als erster klar die Unterscheidung zwischen objektivem und subjektivem Tinnitus gezogen zu haben, die auch heute noch uneingeschränkt gilt.

Johannes August Rivinus stellte 1717 in seiner Dissertation „De auditus vitiis" die Hypothese auf, daß Tinnitus durch krampfhafte Zuckungen der Mittelohrmuskeln hervorgerufen werden könnte. Es wird nicht deutlich, wie er sich das vorstellte, und es ist ganz unwahrscheinlich, daß er an clickartige objektive Ohrgeräusche dachte, wie sie tatsächlich durch die Binnenohrmuskeln erzeugt werden können, oder daß er gar derartige Geräusche selbst beobachtet hätte.

Etwa ein halbes Jahrhundert später griff auch der bedeutende italienische Anatom *Domenico Cotugno* (Dom. Cotunni 1736 – 1822) diesen Gedanken auf. Cotugno hatte die große Entdeckung gemacht, daß die Hohlräume des Labyrinthes nicht mit Luft („aer ingenitus") angefüllt sind, wie man bis dahin geglaubt hatte, sondern mit Flüssigkeit. Darum konnte er diese neue Erkenntnis auch gleich im Titel seines aufsehenerregenden Buches anklingen lassen, indem er von den Wasserleitungen des Innenohres sprach („De aquaeductibus auris humanae internae" Napoli 1760). Bezüglich der Ätiologie von Tinnitus fügt Cotugno den alten Vorstellungen eine neue hinzu: wiederholte krampfartige Kontraktionen des Stapediusmuskels würden den Stapes in das Vestibulum ziehen, dort die Flüssigkeit in Bewegung setzen, und diese würde ihrerseits die Nerven so reizen, daß die Wahrnehmung von Tinnitus (er spricht von „sibilus") zustandekommt. Auch diese einleuchtenden Gedankengänge waren rein hypothetisch und beruhten nicht auf echten klinischen Beobachtungen.

1.12 Itard und die französische Otologie im frühen 19. Jahrhundert

Im Anfang des 19. Jahrhunderts erhielt die Otologie einen neuen richtungsweisenden Impuls durch die Veröffentlichung eines Buches von außergewöhnlichem Rang „Traité des maladies de l'oreille et de l'audition" Paris 1822 von *Jean Marie Gaspard Itard* (1775 – 1883). 120 Jahre vorher hatte Duverney die Grundlagen für eine wissenschaftliche Betrachtung der Hörstörungen gegeben. Aber sein Buch war das eines mehr theoretisch ausgerichteten Gelehrten gewesen. Nun wurde es ergänzt durch das Buch eines genialen Praktikers. Beide Bücher sind bewundernswerte Beiträge der französischen Medizin und kennzeichnen den Beginn der modernen Otologie.

Itards Lebenslauf ist bemerkenswert und erklärt vielleicht seine pragmatische Behandlung und Entwicklung einer Disziplin, die bis dahin recht vernachlässigt worden war. J. M. Itard wurde in Oraison, einer kleinen Stadt in der Provence, geboren. Er begann erst das Studium der Wirtschaftswissenschaften. Um dem Militärdienst zu entgehen, setzte sich sein Onkel, der Abbé Itard, dafür ein, daß er als Hilfsarzt („chirurgien de troisieme classe") in das Militärhospital zu Toulon eingezogen wurde, obwohl er nicht die geringste medizinische Ausbildung hatte. Diese Stellung gab ihm aber Gelegenheit, die Vorlesungen des berühmten Chirurgen Jean Dominique Larrey zu hören, der zu dieser Zeit in Toulon in militärischen Diensten stand. 1796 folgte er Larrey nach Paris, setzte seine Studien fort und wurde „chirurgien aide-major" am Val de Grace. Er verließ dann die Armee und wurde 1802 zum Leiter des Königlichen Institutes für die Taubstummen (Institute Royale des Sourds-Muets") ernannt. Diese Position hielt er für über 2 Jahrzehnte. Sein Nachfolger wurde 1835 übrigens Prosper Menière.

Itard wurde bekannt durch seine Bemühungen, ein Findelkind, einen französischen „Kaspar Hauser" (Le Sauvage des l'Aveyron) zu erziehen. Dieses Kind war von Jägern in der Wildnis gefunden worden und konnte nicht sprechen. Itard widmete sich diesem Kind 4 Jahre lang und entwickelte verschiedene Methoden, es sprechen zu lehren.

In Itards Buch über die Krankheiten des Ohres und des Hörvermögens sind 20 Jahre intensiver Erfahrung zusammengefaßt. Es enthält 172 sorgfältig dokumentierte Fallberichte von Ohrenkrankheiten, für seine Zeit etwas Einmaliges. 21 Seiten des Buches und vier Fallberichte beziehen sich auf Tinnitus. Der letzte der vier Fälle ist übrigens Jean Jacques Rousseau (1712 – 1778), den Itard als bekanntes historisches Beispiel für akut einsetzenden Tinnitus zitiert (s. Kap. 1.20, S. 27).

Itard klassifiziert Tinnitus in enger Anlehnung an Duverney, legt aber den verschiedenen klangmalenden Bezeichnungen, wie „bruissement", „murmurs", „sifflement", „bombement", „tintement" usw. keine Bedeutung bei. So unterscheidet er nur zwei Arten, die echten und die falschen Ohrgeräusche („le bourdonnement vrai" und „le bourdonnement faux").

Der echte Tinnitus wird nach Itard durch Prozesse hervorgerufen, die nach den Gesetzen der Physik Geräusche im Ohr oder im Kopf erzeugen, gewöhnlich Störungen der Blutgefäße oder eine Verlegung des Gehörganges. Der falsche Tinnitus habe dagegen keine Beziehung zu echten physikalischen Geräuschen. Wie Duverney weist Itard auf die Analogie zu den Sehstörungen (Fäden oder Flocken) hin, die durch echte Partikel im Auge oder auch durch einfache Täuschung der Retina ohne physikalisches Korrelat erzeugt würden.

Zur Differentialdiagnose hält Itard es für wichtig zu unterscheiden, ob der Tinnitus alleiniges Symptom ist, oder ob er mit einem Hörverlust vergesellschaftet ist. Im letzteren Fall sollte man versuchen herauszufinden, ob der Hörverlust durch den Tinnitus verursacht wird, wie die meisten Patienten behaupten, oder ob beide Störungen unabhängig von einander sind. Dazu sollte man beide Carotiden für einige Minuten (!) komprimieren. Für gewöhnlich würde dadurch der Tinnitus unterbrochen. Wenn sich zugleich das Hörvermögen verbessere, würde dies beweisen, daß die Schwerhörigkeit Folge des Tinnitus ist.

Itard fand, daß der falsche Tinnitus viel häufiger ist als der echte. Er schlägt eine Unterteilung des falschen Tinnitus vor in eine idiopathische und eine symptomatische Form. Der idiopathische Tinnitus würde durch heftige Reizung des Hörnerven verursacht, z. B. durch Kanonen- oder Gewehrknall, das dauernde Geräusch eines Wasserfalles oder einer großen hydraulischen Maschine. Der symptomatische Tinnitus, nach Itard wieder häufiger als der idiopathische, sei zu finden bei Personen, die ein geruhsames Leben führen, bei Hypochondern, hysterischen Frauen, Patienten mit Würmern oder Magenstörungen, Menorrhagie, Rheumatismus, Kachexie und ähnlichem. Falscher Tinnitus könnte alle Arten von Geräuschen nachahmen, Tiergeschrei, die menschliche Stimme, und in dieser Hinsicht wäre er mit phantastischen Sensationen oder Halluzinationen zu vergleichen.

Die Behandlung des echten Tinnitus sollte direkt gegen die zugrunde liegende Ursache gerichtet sein. Bei Plethora empfiehlt Itard anregende Fußbäder, einen Aderlaß durch Blutegel am Nacken oder den Ohren oder durch Inzision der V. saphena oder gar der V. jugularis. Falscher Tinnitus sollte mit krampflösenden Methoden, Kopfmassage oder Wärmeanwendung an den Ohren behandelt werden.

Hier ging Itard offensichtlich mit viel Einfühlungsvermögen und praktischer Psychologie vor. Seine 53. Fallbeschreibung beginnt: „Madame de St.-J., ..., Witwe von 33 Jahren, von einem jungen Mann, welcher von Hymens Rechten verschwenderischen Gebrauch gemacht, bekam so heftiges Ohrenklingen, daß sie davon Schlaf und Appetit verloren hatte." Hier setzte er Blutegel an die Innenseite der Schenkel, an die Arme und den Hals und konnte damit die Beschwerden bald beseitigen.

Itard räumt ein, daß eine wirksame Therapie des Tinnitus, selbst wenn er noch nicht lange bestanden hat und nicht durch einen Hörverlust kompliziert ist, oft durch die Hartnäckigkeit des Leidens vereitelt wird. Er fährt dann wörtlich fort: „Es bleibt dann nichts übrig, als es weniger unerträglich zu machen, indem man seine größten Unbequemlichkeiten, nämlich den Schlaf zu rauben, oder fast beständig zu stören, tilgt; hierzu habe ich ein sehr einfaches Mittel, was selten seine Wirkung verfehlt, aufgefunden: es besteht darin, das innere, wahre, oder eingebildete Geräusch durch ein äußeres analoges und gleichmäßig anhaltendes zu dämpfen. So lindert das Geräusch eines ziemlich lebhaften Caminfeuers die Lästigkeit des dumpfen Ohrentönens, was das entfernte Rauschen der Winde, oder eines Flusses nachahmt, beträchtlich. Dasselbe Mittel kann sich auch gegen das Pfeifen im Ohre schicken, indem man das Feuer mit grünem, oder leicht befeuchtetem Holz unterhält. Ahmt das Tönen den Klang der Glocken nach, so dämpft man es, wenn es nur nicht sehr stark ist, leicht durch den Widerhall, den ein großes kupfernes Becken, in welches von der Höhe ein kleiner Wasserstrahl aus einem gleichgroßen Gefäße herabfällt, hervorbringt. In dem Fall endlich, wo das Ohr durch ein Geräusch, das dem eines sich bewegenden Räderwerkes ähnlich ist, ermüdet wird, kann man auf das Kopfende des Bettes irgend eine lärmende Maschine setzen, die durch das langsame Ablaufen einer Feder in Thätigkeit gesetzt wird, und einem Orgelspiel, oder einer großen Pendeluhr, deren Bewegung man durch Abnehmen des Perpendikels beschleunigt, angefügt ist. Es ist bemerkenswert, daß dieses verschiedene äußere Geräusch, was nothwendig stärker als die krankhafte Wahrnehmung seyn muß, anstatt den Schlaf abzuhalten, wie es das Ohrentönen thut, diesen vielmehr nach und nach herbeiführt, und tief und ruhig macht."

In seiner 55. Fallbeschreibung berichtet Itard über eine Dame von 29 Jahren (Madame de Souvray), die von sehr belästigendem Tinnitus gequält wurde. Sie war eines Nachts an einem prasselnden Geräusch aufgewacht und fand den Vorhang vor dem Bett ihres Kindes in Flammen. Sie konnte das Baby retten, erlitt aber einen schweren Schock. Von dieser Zeit an war sie durch einen Tinnitus geplagt, der genau dem Geräusch des Feuers entsprach. Itard verordnete ein strenges Behandlungsschema mit Maskierungsgeräuschen: Fahren mit der Kutsche auf holperigem Pflaster, Musik mit verschiedenen Instrumenten, Klarinette, Violine und Trommel, und er empfahl ihr, in einen lauten Stadtteil umzuziehen. Die Patientin befolgte alle diese Ratschläge und zog in eine lärmende Mühle. Einige Monate später schrieb sie Itard einen begeisterten Brief und teilte mit, daß sie schon nach zwei Wochen der Geräuschanwendung frei von ihrem Tinnitus war, die Kur aber aus Furcht vor einem Rückfall noch weitere zwei Monate fortgesetzt hätte. Dies ist die erste klare Beschreibung, daß äußere Schalleinwirkungen bewußt eingesetzt wurden, um Tinnitus zu maskieren.

Antoine Saissy (1756–1822), ein Zeitgenosse Itards und ebenfalls bedeutender Otologe, fügte zu dem schon bekannten therapeutischen Arsenal bei Tinnitus die Anwendung von Tabakrauch hinzu. Dieser sollte in den Mund genommen und über die Eustachischen Röhren in die Ohren geblasen werden. Das Verfahren wurde auf verschiedene Dämpfe und Gase ausgeweitet und kam zeitweise recht in Mode. Beim Bericht über die Selbstversuche Joseph Toynbees und deren tragischen Ausgang wird noch einmal darauf zurückzukommen sein.

René Laennec (1826), der Erfinder der Auskultation und des Stethoskopes, empfahl sein Instrument auch zur Diagnostik bei Tinnitus. Wenn der Tinnitus damit nicht zu hören sei, so schließt er, müsse es sich um eine akustische Halluzination handeln (Gaal 1844).

1.13 Otologie in Großbritannien im 19. Jahrhundert

In der ersten Hälfte des 19. Jahrhunderts konnte von einer wissenschaftlichen Otologie in Großbritannien noch nicht die Rede sein; es bestand ein Nachholbedarf gegenüber dem Kontinent, besonders gegenüber Frankreich und Deutsch-

land, den James Yearsley 1841 noch öffentlich beklagte. Das änderte sich mit einem Schlag durch zwei herausragende Personen, die in wenigen Jahrzehnten London und Dublin zu Zentren fortschrittlicher Otologie machten: Joseph Toynbee und Sir William Wilde. Beide hatten vieles gemeinsam: Beide waren im gleichen Jahr 1815 geboren, beide glänzten durch Aktivitäten außerhalb der Medizin, J. Toynbee als Philanthrop und Kunstkenner, W. Wilde als Archäologe und Statistiker; und beide hatten berühmte Söhne, Arnold Toynbee, der angesehene soziale Wohltäter Englands, Oscar Wilde, der geistreiche und skandalumwitterte Schriftsteller.

Joseph Toynbee (1815–1866) hat sich vor allem um die Pathologie des Ohres verdient gemacht, und seine Sammlung von 2000 Felsenbeinpräparaten war zu seiner Zeit einmalig und zog viele interessierte Gelehrte an. In der praktischen Otologie bewegte er sich jedoch auf rein konventionellen Wegen.

Toynbee litt selbst unter Tinnitus, der ihn offenbar sehr peinigte. Nach dem Vorbild von Saissy versuchte er, Dämpfe durch die Eustachische Tube in das Mittelohr zu pressen. Bekanntlich hat er dabei auch den Versuch entwickelt, der heute noch seinen Namen trägt: die Belüftung der Mittelohren durch Schlucken bei zugehaltener Nase. Ein Selbstversuch mit diesen Techniken in der Absicht, ein neues Mittel zur Behandlung von Tinnitus zu entwickeln, sollte sein Verhängnis werden.

Am Sonnabend, dem 7. Juli 1866 nachmittags gegen 4 Uhr hatte Toynbee noch seinen letzten Patienten in seiner Praxis 18 Savill Row, London, behandelt. Um 5 Uhr fand ihn sein Butler in seinem Arbeitszimmer tot auf der Couch liegend: auf seinem Gesicht eine Lage Watte, neben sich seine Uhr und einige Notizen „über die Wirkung der Inhalation von Chloroform auf Tinnitus, wenn in die Pauke gepreßt." Unter der Couch lag eine leere Flasche, die offensichtlich Chloroform enthalten hatte, daneben zwei weitere noch gefüllte Flaschen, eine mit Äther, die andere halb voll mit Blausäure. Der Fall wurde gründlich kriminalistisch untersucht mit dem Ergebnis, daß Suizid und Fremdverschulden ausgeschlossen werden konnten. Es war ein tragischer Unfall (von Tröltsch 1867; Wilson 1966; Roggenkamp 1972).

William Robert Wilde (1815–1876) hatte in London, Berlin und Wien studiert und wirkte dann als Ohrenarzt in Dublin. Seine Einstellung war vorwiegend die eines Praktikers. Über Tinnitus hat er sich nur wenig ausgelassen, aber er war ein scharfer Beobachter. So fand er, daß Patienten bei der Beschreibung ihrer Ohrgeräusche Beispiele aus der ihnen vertrauten Umgebung heranziehen würden. Patienten aus ländlichen Gegenden würden ihren Tinnitus mit dem Rauschen des Wassers, dem Singen der Vögel und dem Summen der Bienen vergleichen, Patienten aus der Stadt dagegen mit rollenden Wagen, dem Hämmern und verschiedenartigem Lärm von Dampfmaschinen. Dienstboten würden über ein beständiges „Klingeln" in den Ohren klagen, und alte Frauen, die dem Tee sehr ergeben seien, würden sagen „Alle Teekessel Irlands siedeten in ihren Ohren." Die Beobachtung, daß Tinnitus kaum jemals mit einer Perforation des Trommelfelles verbunden ist, verleitete Wilde zu dem Umkehrschluß, daß man mit Erfolg auch das Trommelfell perforieren könnte, um einen Patienten vom Tinnitus zu erlösen.

1.14 Otologie in Deutschland im 19. Jahrhundert

Die ersten umfassenden Bücher über Ohrenheilkunde von deutschen Autoren waren die von *Martell Frank* aus Würzburg 1845 und von *Eduard Schmalz* aus Dresden 1846. Beide wurden stark von Itard beeinflußt.

Frank gibt eine außerordentlich detaillierte Klassifikation des Tinnitus („Ohrentönen, Ohrensausen, Ohrenbrausen"), die allein 6 Seiten seines Buches einnimmt. Sie stützt sich auf Duverneys und Itards Gedanken und besticht durch ihre logische Systematik. Sie wird im Kapitel über Nomenklatur und Klassifikation näher besprochen. Im Gegensatz zu diesem großartigen theoretischen Ansatz sind seine therapeutischen Empfehlungen eher dürftig. Die Maskierungsversuche Itards haben darin keinen Platz.

Schmalz bietet eine ähnliche Klassifikation wie Frank. Er unterscheidet grundsätzlich zwischen „physischem" und „nervösem", ferner zwischen „idiopathischem" und „symptomatischem Ohrentönen". Er stellt heraus, daß Patienten durch ihren Tinnitus oft stärker betroffen sind als durch eine begleitende Schwerhörigkeit, wenn diese

nicht zu hochgradig ist. Der Grad des Ohrentönens wechsele von dem leisesten, dem Kranken kaum bemerkbaren Singen oder Säuseln bis zu dem heftigsten Rauschen, Brausen und Pochen, so daß es nicht selten den Schlaf raube. Sei es nur unbedeutend vorhanden, so werde es dem Kranken nur bei Einsamkeit und äußerer Stille, vorzüglich des Abends beim Niederlegen, bemerklich, am Tage hingegen würde es durch das fortwährende mäßige Geräusch übertönt. Ein stark anhaltendes Geräusch, z. B. das Klappern einer Mühle oder der Eisenbahnräder, das Rauschen eines nahen Stromes, das Sausen des Windes, vermöchten auch ein starkes Ohrentönen zu übertäuben.

Die Analyse des Tinnitus, die Schmalz im konkreten Krankheitsfall anwendet, ist bewundernswert und kann noch heutigen Fragebögen zum Vorbild dienen. Im Anhang seines Buches werden 193 sehr genaue Krankengeschichten mitgeteilt, darunter 52 mit Tinnitus, eine zu dieser Zeit einzigartige Kasuistik. Schmalz beschreibt jeweils die Lokalisation des Tinnitus: rechtes oder linkes Ohr, beide Ohren, im Kopf; den zeitlichen Verlauf: beständig, fluktuierend, pulsierend; die subjektive Lautheit, den Charakter hinsichtlich der Frequenzzusammensetzung, die Beziehung zum Hörvermögen mit oder ohne Hörverlust, Diplakusis, Hyperakusis, Schwindel. Für die Messung des Hörvermögens verwendet er ein speziell konstruiertes Uhrwerk und eine Stimmgabel, für objektive (physische) Ohrgeräusche auch immer das Stethoskop. Schmalz ist überhaupt der erste Otologe, der systematisch die Stimmgabel einsetzte. In der Therapie gibt Schmalz mehr allgemeine Empfehlungen. Oft rät er zu einer Diät oder einem Kuraufenthalt.

Seine Fallbeschreibung 144 ist bemerkenswert. Eine Frau von 42 Jahren, Frau Matzel, hatte ein starkes pulsierendes Geräusch im rechten Ohr, das durch körperliche Anstrengung verstärkt wurde, aber abnahm, wenn sie den Kopf zur Seite drehte. Sie konnte es vollkommen zum Verschwinden bringen, wenn sie mit dem Finger einen Druck auf die Region hinter und unter dem Ohr ausübte. Darum hatte sie sich ein Gerät machen lassen, das über eine Feder eine Pelotte gegen diese Region drückte. Sie trug es immer dann, wenn sie einmal von dem Ohrensausen befreit sein wollte. Offensichtlich handelte es sich um eine arteriovenöse Fistel im Bereich der Emissarvene des Mastoids. Es ist das erste Gerät, das ausschließlich zur Unterdrückung von Tinnitus in einem individuellen Fall entwickelt worden war.

Im frühen 19. Jahrhundert wurden die ersten medizinisch-wissenschaftlichen Zeitschriften begründet, und sie wurden bald ein wichtiges Kommunikationsmittel zwischen Forschern und Klinikern. Der erste Artikel in einer wissenschaftlichen Zeitschrift, der sich ausschließlich mit Tinnitus beschäftigte, scheint derjenige von Kramer aus Berlin zu sein: „Bemerkungen über das Ohrenklingen" in Caspers Wochenschrift 1841. Kramers Arbeit ist ein Versuch zu einer Statistik und Epidemiologie des Tinnitus. Er berichtet über 1000 Fälle von Ohrenkrankheiten, die er insgesamt in seiner Sprechstunde behandelt hatte. Davon hatten 707 über Tinnitus geklagt. Er stellt in Tabellen die Diagnosen und das Vorkommen von Tinnitus gegenüber. Leider sind seine Diagnosen so vage, daß sie sich nicht in eine heutige Systematik umsetzen lassen. Eine seiner Lieblingsideen war, daß die Chorda tympani Tinnitus erzeugen könnte, eine Vorstellung, die auch Riedel 1832 schon vorgebracht hatte.

1.15 Nomenklatur und Klassifikation von Tinnitus

Im Anfang einer wissenschaftlichen Medizin bei Hippokrates und den *griechisch* schreibenden Ärzten des Altertums, Galen, Alexander von Tralles u. a. wurde Tinnitus meist als Symptom von Allgemeinkrankheiten aufgeführt und mit den drei Wörtern „échos", „psóphos" und „bómbos" bezeichnet. Im Gebrauch dieser Wörter gab es keine Systematik, wahrscheinlich waren es nur die Wörter aus der Alltagssprache, mit denen die Patienten ihre Wahrnehmungen beschrieben. Die möglichst getreuen Übersetzungen nach einem modernen Wörterbuch lauten:

échos   = Tönen, Laut (von Worten oder
           der Stimme);
psóphos = Klingen (wenn zwei Gegen-
           stände gegeneinander schlagen),
           Zirpen (von Insekten);
bómbos   = Brummen, Dröhnen, Donnern.

Obwohl die internationale medizinische Nomenklatur in reichlichem Maße Anleihen bei der griechischen Sprache und den alten griechischen Autoren gemacht hat, trifft das für diese drei Wörter nicht zu. Lediglich das Neugriechische

hat sie unverändert auch in ihrem modernen medizinischen Wortschatz beibehalten.

In römischer Zeit und dann im Mittelalter bis in das 18. Jahrhundert hinein übernahm das *Lateinische* die Funktion der Weltsprache in den Wissenschaften und der Medizin. Für das Ohrensausen wurden wieder Ausdrücke der Umgangssprache verwendet, zunächst ohne erkennbare Differenzierung. Celsus spricht von „sonitus" (= Ton, Schall, Klang, Getöse, Krachen, Lärm), „susurrus" (= Flüstern, Summen, Zischeln) und „sibilus" (= Zischen, Pfeifen, Säuseln, Auszischen), Plinius der Ältere anscheinend als erster auch von „tinnitus" (= Klingeln, Geklingel, Wortgeklingel). Die Übersetzer, die die Werke der großen Ärzte aus Arabien und Persien, Avicenna und Rhazes ins Lateinische übertrugen, prägten wesentlich die medizinische Nomenklatur des Mittelalters.

Avicenna unterscheidet drei Arten von Ohrensausen, die in der lateinischen Übersetzung als „sonitus", „tinnitus" und „sibilus" wiedergegeben werden. Hier wird offensichtlich auch mit der Nomenklatur schon eine erste Klassifizierung angestrebt, wobei der Klangcharakter, also ein Aspekt der Symptomatologie, das entscheidende Kriterium gewesen zu sein scheint. Noch ausgeprägter ist das bei Fernelius, der fünf Typen des Ohrensausens unterschieden wissen will, außer den von Avicenna genannten noch „strepitus" (= Lärm, Getöse, Geräusch, Klang) und „fluctuatio" (= schwankende Stimmung, Unentschlossenheit).

Im 17. und 18. Jahrhundert wurde das Lateinische in Wissenschaft und Medizin durch die einzelnen Volkssprachen ersetzt: Französisch, Deutsch, Englisch. Es ist bemerkenswert, daß keine der romanischen Sprachen für die Bezeichnung des Ohrensausens auf irgend eines der zahlreichen eingeführten lateinischen Wörter zurückgegriffen hat, sondern statt dessen ein Kunstwort aus griechischen Wurzeln geprägt hat, aber auch hier nicht in Anlehnung an die großen griechischen Vorbilder. Im *Französischen* ist es der Ausdruck „les acouphènes" (von „akouein" = hören und „phainomenon" = Erscheinung), im *Italienischen* und *Spanischen* analog hierzu nachgebildet „gli acufeni" und „acufenos". Daneben gibt es Bezeichnungen, die aus der Umgangssprache übernommen worden sind und den Charakter der Geräusche nachahmen oder andeuten sollen, im Französischen „bourdonnement" für tiefe Geräusche, „sifflement" für hohe pfeifende Geräusche; ähnlich im Italienischen „ronzio auricolare" und „fischi nell'orecchio", im Spanischen „ruidos de oidos", „zumbidos" und „pitidos".

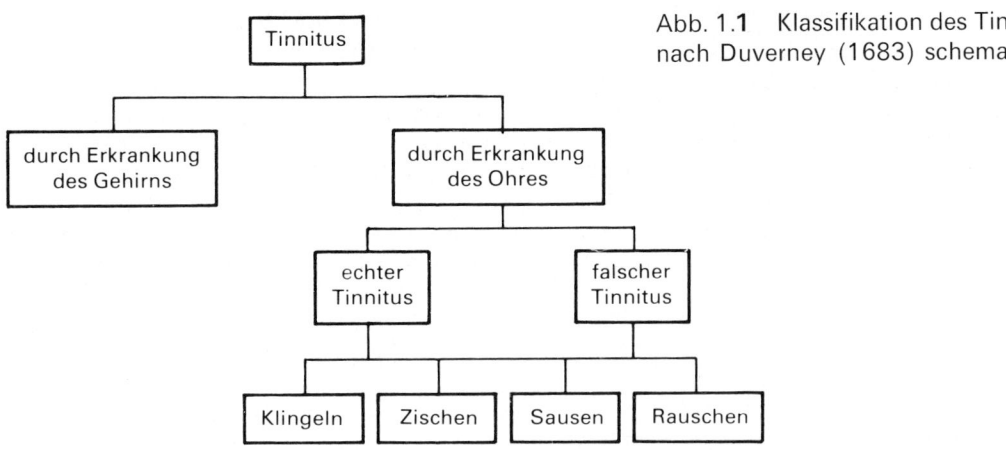

Abb. 1.1   Klassifikation des Tinnitus nach Duverney (1683) schematisch

Im *Deutschen* verwendet Paracelsus die Ausdrücke „gedös der oren" und auch schon „oren sausen", im 19. Jahrhundert heißt es „Sausen", „Ohrentönen" und „subjektive Ohrgeräusche", im 20. Jahrhundert überwiegend „Ohrensausen" und schließlich „Tinnitus". Im *Englischen* wurden im 19. Jahrhundert allgemeine Ausdrücke bevorzugt, wie „subjective noises in the head and ears" (McNaughton-Jones 1891) und „ringing in the ears"; im 20. Jahrhundert hat sich aber seit Jones und Knudsen 1928 und besonders seit Fowler 1941 eindeutig die Bezeichnung „tinnitus" durchgesetzt.

Außer den zaghaften Ansätzen einer lautmalerischen Unterscheidung in verschiedenen Sprachen war mit dieser Entwicklung der Nomenklatur noch keine echte Klassifizierung des Tinnitus verbunden. Die erste wissenschaftliche Einteilung in verschiedene Typen von Tinnitus wurde von *Duverney* (1683) gegeben. Der Leser sei dazu auf Kapitel 1.11 verwiesen. Zum besseren Vergleich der zahlreichen Modelle und Vorschläge einer

Klassifizierung des Tinnitus sollen diese jeweils in schematischer Darstellung geboten werden (Abb. 1.1). Es versteht sich von selbst, daß keiner der zitierten Autoren selbst eine solche Darstellung gewählt hatte; das war damals noch nicht üblich. Insofern können diese graphischen Darstellungen nicht als authentisch gelten und beinhalten auch manche Vereinfachung.

C. J. C. Grapengießer (1773 – 1813) in Berlin veröffentlichte 1801 das erste Buch über die Anwendung des Galvanismus zur Heilung verschiedener Krankheiten (näheres s. Kap. 1.17). Um klare Indikationen für eine erfolgreiche Anwendung bei Hörstörungen und insbesondere Tinnitus (Sausen) herauszuarbeiten, stellte er eine sehr detaillierte Einteilung von bewundernswerter Logik vor. Sie soll hier (im wesentlichen) im Wortlaut, aber auch vereinfacht im Schema wiedergegeben werden (Abb. 1.2):

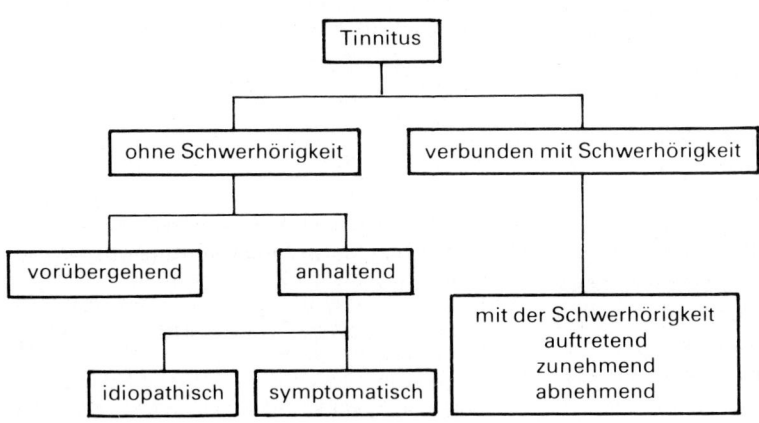

Abb. 1.2   Klassifikation des Tinnitus nach Grapengießer (1801) schematisch

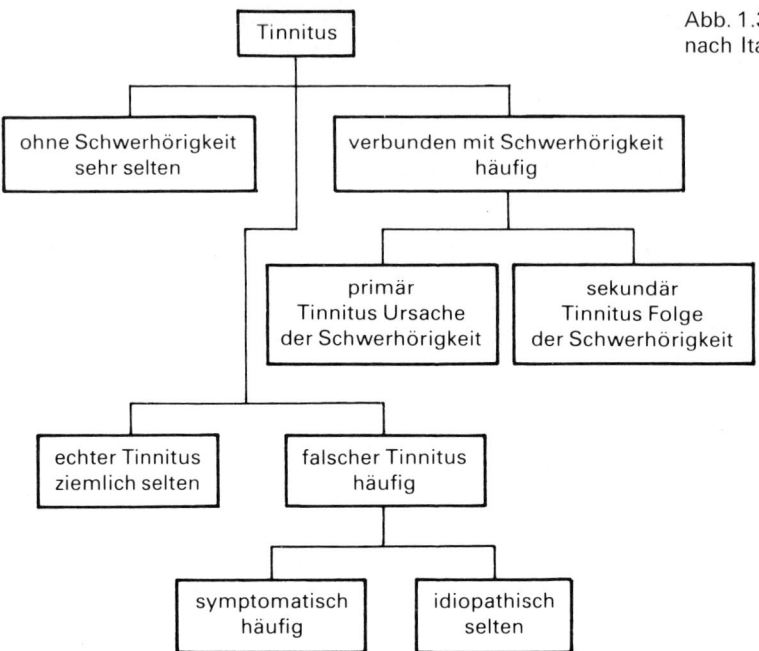

Abb. 1.**3** Klassifikation des Tinnitus nach Itard (1822) schematisch

Das Sausen und Brausen der Ohren ist entweder
A) ein eigener für sich bestehender Zufall, der ohne allen Einfluß auf die Vollkommenheit und Schärfe des Gehörs allein für sich existiert, oder aber
B) es entspringt mit der Taubheit und Schwerhörigkeit aus einer und derselben Ursache …

ad A) Im erstern Falle ist es entweder
– vorübergehend …
– anhaltend, dies ist wieder
– idiopathisch …
– symptomatisch …

ad B) Im letzteren Falle entsteht es wohl größtenteils mit der Taubheit zu gleicher Zeit, und nimmt mit dieser ab und zu …

J. M. G. Itard (1822), der große Praktiker, stützte sich weitgehend auf Duverneys Klassifikation, aber man sieht schon an den eingearbeiteten Zugaben zur Häufigkeit, gewissermaßen Ansätze zu einer Epidemiologie, daß er von echter und reicher Erfahrung ausgeht (Abb. 1.**3**).

Seit der Mitte des 19. Jahrhunderts wurde eine große Anzahl von Büchern über Otologie veröffentlicht, und jeder Autor versuchte, eine eigene Klassifikation des Tinnitus zu erstellen. Eine der frühesten und zugleich detailliertesten ist diejenige von *Martell Frank* von 1845. Sie soll hier stark verkürzt im Original wiedergegeben werden. Auf den Versuch einer schematischen Vereinfachung muß aber bei der Komplexität verzichtet werden.

I. Ursache der Taubheit ist das Ohrentönen, wenn die Taubheit mit derselben zu- und abnimmt … Hier empfiehlt Frank zur Differentialdiagnose den Itardschen Versuch einer Kompression beider Carotiden.

II. Das Ohrentönen ist bloß begleitende Affektion der Taubheit:
1. wenn die Taubheit nach einer Otitis … erschienen ist;
2. wenn die Taubheit dem Ohrentönen vorangegangen;
3. wenn das Ohrentönen zuweilen verschwunden oder vermindert war und das Gehör dabei seine Integrität doch nicht wieder erhalten hatte;
4. wenn fast beständige Kopfschmerzen zugegen sind …

III. Wahres Ohrentönen rührt von einem Geräusche, das in Wahrheit existiert und im Inneren des Kopfes oder des Ohres nach den Gesetzen der tierischen Physik entsteht. Es wird dadurch erkannt, daß es
1. nach und nach ohne bemerkbare Ursache entstand;
2. von Überfüllung der Hirngefäße mit Blut abhängt …
3. die Folge einer Krankheit des Ohres ist …
4. Wenn es während einer adynamischen Krankheit entstanden ist.

Ursachen des wahren Ohrentönens können sein:
a) Aneurysma … Das Pochen im Ohre ist dann synchronisch mit dem Herzschlage.
b) Congestionen bei Fieber, nach Alkohol, manchmal vor einem Schlagfluß; wird auch durch zu feste Halsbinden verursacht.
c) Krankheiten der Tuba …
d) Angehäuftes Ohrenschmalz und fremde Körper …

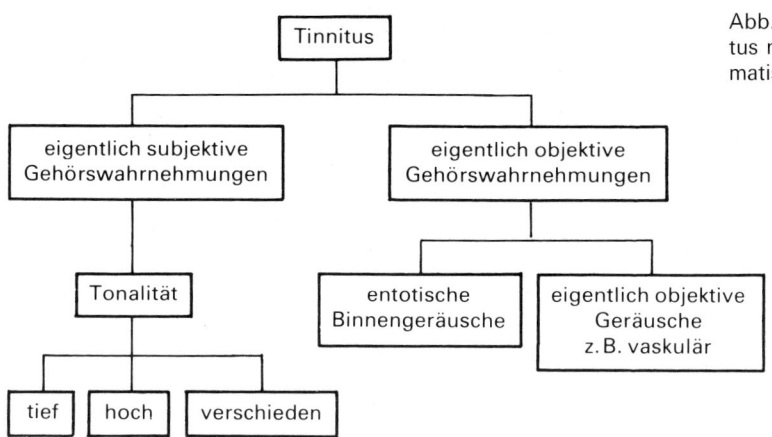

Abb. 1.4 Klassifikation des Tinnitus nach Gradenigo (1893) schematisch

e) Schwinden der Knorpelscheiben und hierdurch veranlaßte Rauhigkeit der Gelenkflächen des Unterkiefers ...
f) Ansammlung von Schleim in der Nähe der Tuba ...
g) Geschwülste in der Nähe der Tuba ...
h) Verletzungen der Gehörnerven, die nicht zu tief eingreifen.

IV.   Falsches Ohrentönen hängt von keinem wirklich vorhandenen Geräusche ab. Es ist
a) idiopathisch, z. B. bei reizbaren Personen, nach Kanonendonner, großem Schrecken;
b) symptomatisch, z. B. bei Hysterie, Hypochondrie, sitzender Lebensweise, Kachexie usw.

Bemerkenswert und wohl bei Frank erstmalig ist die Anmerkung außerhalb seiner Klassifikation, daß Kranke bei vollständig offener Tube beim Schlingen beständig ein Knacken im Ohre hörten, welches auch Umstehenden recht deutlich vernehmbar sei.

Zum Abschluß sei eine Klassifikation von *Gradenigo* (1893) angeführt, die jetzt über 100 Jahre alt ist, aber noch immer aktuell erscheint. Gradenigo unterscheidet zwischen subjektivem und objektivem Tinnitus; letzterer wird noch einmal unterteilt in entotische und sonstige Genese, z. B. vaskulär, also eine Einteilung nach der Ätiologie und Lokalisation. Die Klassifikation des subjektiven Tinnitus geht von dem Klangcharakter und der Frequenzzusammensetzung aus. Auch hier sei der Versuch gemacht, dieses Gedankengebäude in einem Schema darzustellen (Abb. 1.4).

1.16 Symptomatologie, Diagnostik, Verdeckung

Duverney (1683) hatte erkannt, daß bei einigen Patienten, die über Tinnitus klagten, diese Ge-

räusche *objektiv* auch von einem externen Beobachter wahrzunehmen sind. *Laennec* (1862), der das Stethoskop erfunden hatte, und nach ihm der deutsche Otologe *Schmalz* (1846) empfahlen daher routinemäßig die Auskultation des Ohres bzw. Schädels zum Nachweis oder Ausschluß eines objektiven Ohrgeräusches. *Engström und Graf* (1952) registrierten erstmals derartige objektive Ohrgeräusche mit den für die Kardiologie entwickelten Geräten.

Interessanter und theoretisch wichtiger sind jedoch die Bemühungen, den rein *subjektiven* Tinnitus meßtechnisch zu erfassen. Dies war schon seit dem Altertum durch die Wortwahl bei der Beschreibung des Tinnitus angedeutet worden (s. Kap. 1.15.). Gegen Ende des 19. Jahrhunderts versuchten einige Forscher, die *Frequenz des Tinnitus* mit dem damals verfügbaren Instrumentarium zu ermitteln, insbesondere mit der „kontinuierlichen Tonreihe" von Bezold und Edelmann, die es gestattete, mit einem Satz von Stimmgabeln und Pfeifen den gesamten Tonbereich von 16 Hz bis in den Ultraschallbereich auszuloten. *Gradenigo* (1893) hat damit die Tonhöhe von Tinnitus gemessen. Die Angaben erfolgten mit Hilfe der musikalischen Skala oder in „Doppelschwingungen". *Spalding* (1903) empfahl eine regelrechte Aufzeichnung im Notensystem.

Als die ersten leistungsfähigen elektroakustischen Audiometer in den USA zur Verfügung standen, etwa ab 1922, stellten mehrere Forscher bald alle nur erdenklichen Messungen mit subjektivem Tinnitus als einem Parameter an. *Minton* (1923), später *Wegel* (1931) sowie *Josephson* (1931) fanden, daß die Tonhöhe des Tinnitus oft mit einer Senke in der Hörschwellenkurve korrespondiert, und die alte Diskussion (vergl. Hippokrates und Itard), ob die Hörstörung ein Maskierungseffekt durch den Tinnitus sein könnte, lebte wieder auf.

Wegel (1931), der selbst an einem Tinnitus um 3620 Hz litt, glaubte *Schwebungen* zwischen dieser subjektiven Wahrnehmung und anderen extern zugeführten Tönen erzeugen zu können. *Fowler* (1941) wies später nach, daß es solche Schwebungen nur geben kann, wenn der Tinnitus „vibratorischer" Natur, also physikalisch als Schwingung vorhanden ist, nicht aber in der ganz überwiegenden Zahl von rein subjektivem (nach Fowler „non-vibratorischen") Tinnitus, für den er biochemische Vorgänge verantwortlich machte.

Auch die subjektive *Lautheit* des Tinnitus wurde erstmals mit den Methoden der Elektroakustik meßbar. *Fowler* (1927/1928, 1940) führte als erster solche Untersuchungen durch und verwendete dazu den monauralen und binauralen Lautheitsvergleich, wiederum mit dem Tinnitus als dem einen Parameter. Er konnte zeigen, was alle Untersucher nach ihm bestätigten, daß es meistens eine Diskrepanz gibt zwischen der solcherart gemessenen Lautheit des Tinnitus und dem Lautheits- bzw. Lästigkeitseindruck, den der Patient selbst hat. Er spricht von einer „Illusion großer Intensität" (Fowler 1941). Seine lebhafte Erörterung dieser Befunde mit ihren praktischen Anregungen soll hier im Wortlaut wiedergegeben werden: „It is frequently observed that though a patient may say his noises are driving him crazy, or that they sound like a boiler factory, etc., they may in fact be very faint, commonly only 5 oder 10 decibels above threshold. They are seldom more than 40 decibels above threshold. City dwellers are almost constantly in the presence of noise louder than this. These facts, which he himself has brought out by his own volition, must be firmly planted in his consciousness as to the severity of the symptom. This is common sense psychology. The patient must be educated to rationalize his symptoms and accept them at their face value and not allow them to get on his nerves'".

Die Tatsache, das Tinnitus durch äußere Geräusche *verdeckt* werden kann, war schon im Altertum bekannt (vergl. Aristoteles), und sie war auch vereinzelt schon therapeutisch genutzt worden (vergl. Wepfer 1727 und Itard 1821). *V. Urbantschitsch* (1883) in Wien führte die ersten systematischen Versuche über die Wirkung von Stimmgabeltönen auf die subjektive Wahrnehmung von Tinnitus aus. Er bezieht sich auf Itards Beobachtungen und berichtet beiläufig

von einem Kollegen, der, an Tinnitus leidend, für sich selbst die Maskierbarkeit als symptomatische Therapie entdeckt hatte: Immer wenn er sich durch seinen Tinnitus zu stark belästigt fühlte, hielt er seine Uhr für einige Sekunden an sein Ohr, und dies unterdrückte den Tinnitus für eine längere Zeit.

Urbantschitsch fand bei seinen Experimenten: Wenn ein Ohr mit Tinnitus dem Schall einer Stimmgabel ausgesetzt ist, wird der Tinnitus gewöhnlich abgeschwächt oder für eine gewisse Zeit von wenigen Sekunden bis zu einer Minute völlig unterdrückt. Dieser Effekt ist mehr abhängig von der Stärke des Stimmgabeltones als von der Frequenz; aber im allgemeinen sind tiefe Frequenzen wirksamer als hohe, unabhängig von der Tonhöhe des Tinnitus.

Einer seiner Patienten hatte Tinnitus, der gleichzeitig aus einer hohen und einer tiefen Komponente bestand. Wenn das Ohr einem hohen Stimmgabelton ausgesetzt wurde, verschwand die hohe Komponente des Tinnitus für eine halbe bis eine ganze Minute, wenn es einem tiefen Stimmgabelton ausgesetzt wurde, verschwand die tiefe Komponente und entsprechend änderte sich der Charakter des verbleibenden Tinnitus. Wenn in Fällen, bei denen der Tinnitus in Kopfmitte lokalisiert war, ein Ohr dem Stimmgabelton ausgesetzt wurde, so wurde der Tinnitus allmählich zum anderen Ohr verlagert. Bei einseitigem Hörverlust, aber Lokalisation des Tinnitus im Kopf wurde bei Beschallung des guten Ohres der Tinnitus in das geschädigte Ohr getrieben und blieb dort länger als 15 Minuten. Beschallung des geschädigten Ohres unterdrückte den Tinnitus, beeinflußte aber nicht seine Lokalisation, wenn er wiederkehrte.

Dies waren die ersten systematischen Experimente mit der Verdeckbarkeit von Tinnitus durch Töne, und sie zeigten schon eine ganze Reihe wichtiger Phänomene, wie z. B. die Residual-Inhibition, die von anderen Untersuchern erst viele Jahrzehnte später wiederentdeckt wurden.

Fowler (1940/1941) untersuchte rund 50–60 Jahre später ebenfalls die Verdeckbarkeit von Tinnitus, jetzt allerdings mit den Mitteln der modernen Audiometrie. Die Arbeiten von Urbantschitsch waren ihm offensichtlich unbekannt. Fowler benutzte reine Töne und thermisches Rauschen und fand, daß in manchen Fällen Tinnitus bei allen Frequenzen leicht maskiert werden konnte, in anderen, daß die Maskierung am besten war, wenn der Maskierungston sich dem Frequenzbereich des Tinnitus näherte. In wieder anderen Fällen konnte auch mit größten

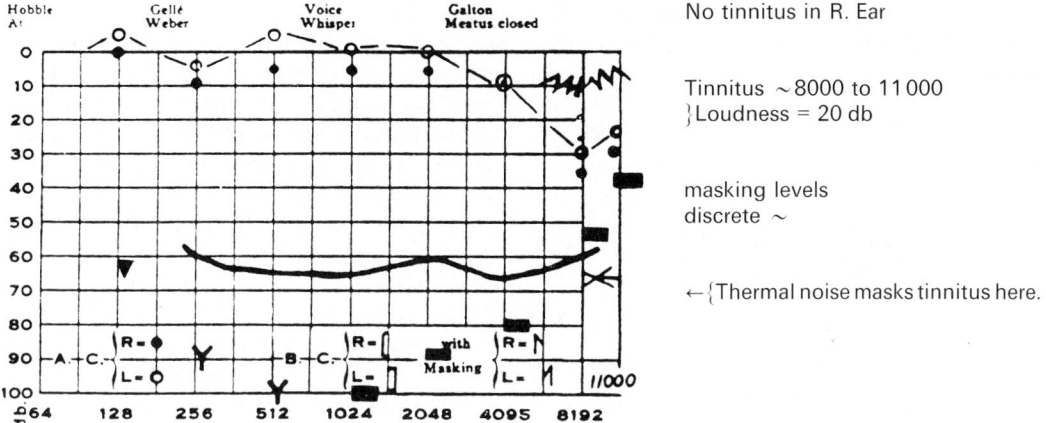

No tinnitus in R. Ear

Tinnitus ~ 8000 to 11 000
} Loudness = 20 db

masking levels
discrete ~

← { Thermal noise masks tinnitus here.

Abb. 1.5 Eines der Experimente Fowlers (1941) zur Maskierung von Tinnitus. Der Tinnitus wurde beschrieben als ein hochfrequentes Rauschen, wie Myriaden von Insekten

Lautstärken keine Verdeckung des Tinnitus erzielt werden. Um einen Eindruck von Fowlers bedeutender Arbeit zu vermitteln, sei hier eine seiner „Maskierungskurven" wiedergegeben (Abb. 1.5).

Feldmann (1969/1971) hat ein Vierteljahrhundert später ähnliche Untersuchungen angestellt, wiederum ohne Kenntnis der Vorarbeiten von Urbantschitsch und Fowler, und hat dabei manche frühere Erkenntnis „neu" entdeckt, andere hinzugewonnen, die Verdeckbarkeit von Tinnitus durch Töne und Schmalbandgeräusche in Typen systematisiert und auch auf die Möglichkeit einer therapeutischen Anwendung verwiesen.

Urbantschitsch und Fowler hatten offensichtlich eine *therapeutische Anwendung* ihrer Erkenntnisse nicht im Sinn. Dagegen versuchten *Jones* und *Knudsen* in Los Angeles 1928, Schallreize zur Behandlung von Tinnitus einzusetzen, offensichtlich ohne Kenntnis der Erfahrungen von Itard und Urbantschitsch. Sie konstruierten zwei Geräte, die sie „bombardement" und „masking device" nannten. Zu dem „bombardement" waren sie durch Tierexperimente von Siebenmann, Wittmaack und Yoshii angeregt worden, die den Einfluß von starkem Schall auf das Innenohr histologisch untersucht hatten. Das Ziel war, bestimmte Areale der Cochlea, in denen der Ursprung des Tinnitus vermutet wurde, zu „desensitieren" oder zu zerstören. Tonhöhe und Lautheit des Tinnitus wurden bestimmt; dann wurde ein Schall erzeugt von derselben Tonhöhe, aber viel größerer Lautheit, und damit wurde das Ohr bombardiert. Die Autoren mußten jedoch

feststellen, daß eine Auslöschung des Tinnitus, die sie als „Ermüdungsphänomen" deuteten, nicht von langer Dauer war.

Zwei andere Instrumente sollten zur vorübergehenden Verdeckung des Tinnitus dienen („masking device"): eines produzierte reine Töne variabler Frequenz, das andere einen obertonreichen Klang. Damit ließ sich jeder Tinnitus, gleich welchen Klangcharacters, verdecken. Größere Erfahrung haben die Autoren damit anscheinend nicht gemacht, aber sie erkannten doch wie Itard die wertvolle symptomatische Wirkung einer solchen Maskierung. Sie schließen ihren Bericht: „Although, of course, such an instrument does not ‚cure' the tinnitus, yet we may find after suitable experience that relief may be provided for those, for example, who are unable to sleep because of their tinnitus. A patient is not distressed by sound which is produced outside of him."

Die Erkenntnis, die schon Itard (1821) so klar formuliert hatte, daß nämlich verdeckende äußere Geräusche viel leichter ertragen werden als die inneren unentrinnbaren des Tinnitus, konnte auch *Saltzmann* und *Ersner* (1947) gewinnen, die über den Gebrauch von Hörgeräten bei Tinnitus berichteten. Sie fanden, daß durch die Verstärkung bestimmter Frequenzbänder der Sprache und der immer gegenwärtigen Umgebungsgeräusche der Tinnitus unterdrückt würde und daß diese externen Geräusche viel leichter vom menschlichen Nervensystem toleriert würden als der geringste im Innern entstehende Tinnitus.

1977 wurde der Einsatz von Schalleinwirkung über Hörgeräte und spezielle Instrumente, sog. Masker, von *Vernon* propagiert und eingeführt, wieder als Neuentdeckung ohne Kenntnis der schon vorliegenden Erfahrungen. Heute gilt die Maskierung von Tinnitus als einer der vielversprechendsten Ansätze, mit dem eine rationale Therapie des Tinnitus versucht werden kann.

1.17 Elektrische Reizung in der Behandlung von Tinnitus

Im Altertum waren zwei Manifestationen der Elektrizität bekannt. Die eine war die Beobachtung, daß ein Stück Bernstein, wenn es gerieben wird, kleine Partikel anzieht. Das griechische Wort für Bernstein ist „élektron", und daraus wurde später das Kunstwort „Elektrizität". Die andere bekannte Manifestation waren die Schläge der elektrischen Fische. Der Fisch, an dem die Griechen die Fähigkeit, elektrische Schläge auszuteilen, kennengelernt hatten, der Zitterrochen (torpedo marmorata), wurde „nárke" (= Benommenheit) genannt. Der Name bezeichnete also den Zustand, den der Schlag des Fisches bewirkte. So wurde „nárke" die Wurzel des Wortes „Narkose".

Scribonus Largus, der Leibarzt des römischen Kaisers Claudius, empfahl eine Diät mit dem elektrischen Fisch als Bestandteil zur Behandlung von Kopfschmerzen. Es gibt aber keinen Hinweis darauf, daß der Fisch auch bei Ohrenkrankheiten oder Tinnitus verwendet wurde.

Im frühen 17. Jahrhundert entwickelten *Otto von Guericke* in Magdeburg die erste elektrostatische Maschine und *Pieter van Musschenbroek* in Leyden in Holland die Leydener Flasche, den ersten Kondensator. Mit dieser Einrichtung wurden spektakuläre Experimente und erste medizinische Anwendungen möglich. *Georg Daniel Wibel* (1768) berichtete als erster über die erfolgreiche Behandlung von Tinnitus und anderen Ohrenkrankheiten mit Elektrizität, teilt aber dazu keine näheren Einzelheiten mit.

Luigi Galvani in Bologna hatte 1791 seine berühmten Experimente mit Froschschenkeln gemacht, und *Alessandro Volta* in Pavia hatte die erste Batterie, die Voltasche Säule konstruiert. Es waren dünne Scheiben aus zwei verschiedenen Metallen, die mit jeweils zwischengelegtem in Salzlake getränktem Fließpapier zu einer Säule gestapelt wurden. Dies lieferte einen *kontinuierlichen Strom* mit einer Spannung, die abhängig war von der Zahl der Scheiben. Die einfachsten

Instrumente zur Messung des elektrischen Stromes waren Froschschenkel und die menschlichen Sinnesorgane. So prüfte Volta die Elektroden seiner Säule an Froschschenkeln, seiner Zunge, seinen Augen und seinen Ohren. Er berichtet darüber am 20. März 1800 an Sir Joseph Banks zur Veröffentlichung vor der Royal Society in London. Zur Reizung der Ohren hatte er zwei Sonden, jede in einen Gehörgang, eingeführt und mit einer Säule von 30 – 40 Scheiben verbunden. Er beschreibt, daß er einen Schock im Kopf erhielt und einen Krach hörte, als sei etwas zerrissen, eine überaus unangenehme Sensation, die ihm den Eindruck vermittelte, gefährlich für das Gehirn zu sein. Er hat es nie mehr gewagt, dieses Experiment noch einmal zu wiederholen. Es war die erste galvanische Reizung der Ohren.

Voltas Erfindung wurde sofort von zahlreichen Experimentatoren aufgegriffen. Nur ein Jahr später, 1801, erschien schon das erste Buch über die medizinische Anwendung der Voltaschen Säule von *C. J. C. Grapengießer*, dem Leibarzt des preußischen Königs in Berlin. Grapengießer hatte verschiedene Instrumente für die Anwendung des Stromes an verschiedenen Körperregionen entwickelt und für die Reizung der Ohren fünf Methoden ausgearbeitet (Abb. 1.**6**): beide Ohren gleichzeitig über Elektroden in beiden Gehörgängen, die Reizung nur eines Ohres, wobei die indifferente Elektrode entweder an die Hand, das Mastoid oder in die Öffnung der Eustachischen Röhre plaziert wurde, und eine Dauerreizung beider Ohren mit niederer Spannung über beide Warzenfortsätze. Grapengießers Hauptziel war natürlich, Taubheit zu heilen. Er beobachtete aber immer sehr sorgfältig auch die Wirkung des Stromes auf eventuell vorhandenen Tinnitus. Er fand, daß der Zinkpol, also die Kathode, in allen Wirkungen stärker war als der Silberpol, also die Anode, etwa im Verhältnis $1:2$ bis $1:4$. Beim normalen Ohr würde der Strom ein dauerndes Geräusch verursachen. In manchen Fällen von Hörstörungen mit Tinnitus würde der Strom diesen unterdrücken, in anderen verstärken. Daher war er bemüht, den Tinnitus so zu klassifizieren, daß Indikationen für die Anwendung des galvanischen Stromes abgeleitet werden konnten (s. Kap. 1.15).

Die Begeisterung, die Grapengießers Buch auslöste, konnte nicht von langer Dauer sein, und die führenden Otologen der ersten Hälfte des 19. Jahrhunderts, Itard, Wilde, Kramer, Frank,

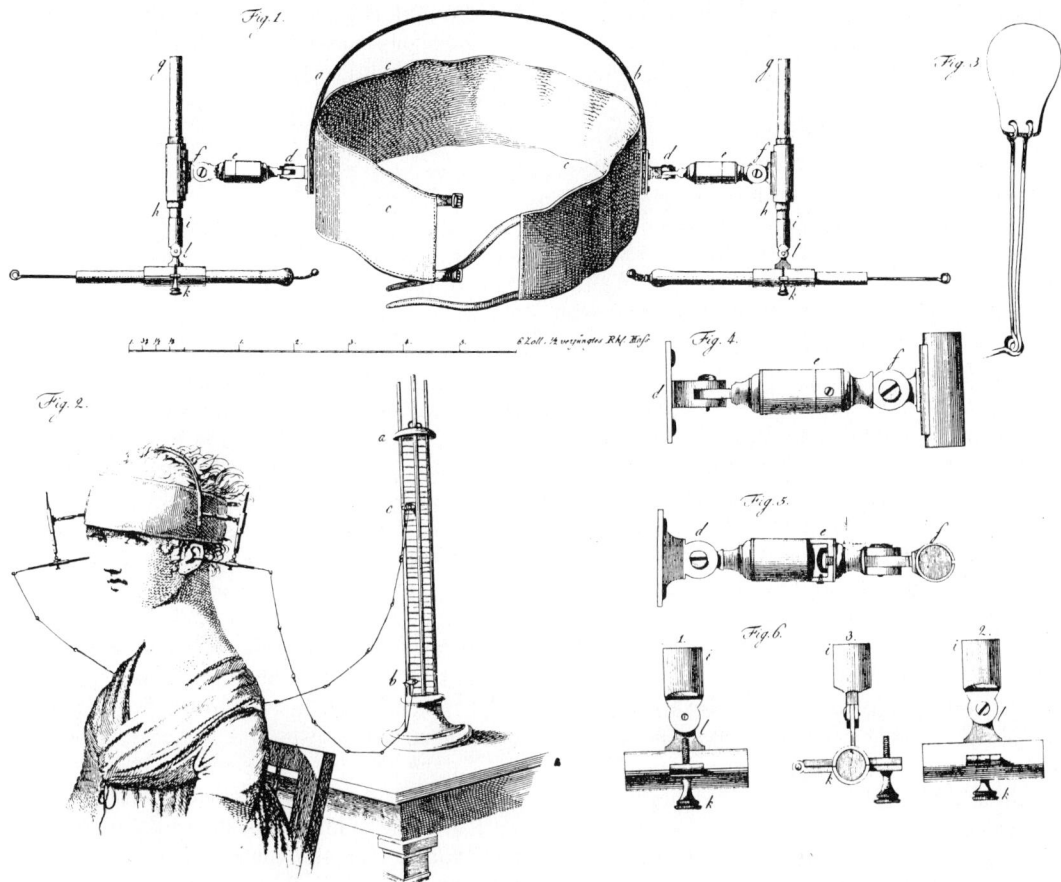

Abb. 1.6 Geräte zur galvanischen Stimulation der Ohren nach Grapengießer (1801); (1) Kopfband mit Elektroden zur binauralen Applikation; (2) binaurale Stimulation mit Voltascher Säule; (3) verschiedene technische Details

verdammten einhellig die Anwendung des Galvanismus bei Hörstörungen als wirkungslos und schädlich. Einige Forscher experimentierten aber weiter.

Jobert de Lamballe (1842) kombinierte die galvanische Reizung mit einer Art Akupunktur, wie er es nannte. Er führte eine Nadel durch das Trommelfell ein, anscheinend bis zum Kontakt mit dem Promontorium; die zweite Nadel wurde in die Wand der Eustachischen Röhre plaziert. Lamballe behauptet, damit gute Erfolge bei Tinnitus gehabt zu haben.

Eine neue Ära begann mit Faradays Erfindung der Induktionsspule. Die Anwendung von *Wechselstromimpulsen* wurde bekannt als Faradisation. *Duchenne de Boulogne* in Paris 1855 versuchte als erster diese Technik bei Hörstörungen. Der Patient mußte auf der Seite liegen, das zu behandelnde Ohr nach oben. Der Gehörgang

wurde halb mit Wasser gefüllt, und es wurde ein Draht eingeführt, der das Trommelfell nicht berühren durfte. Die indifferente Elektrode, ein nasser Schwamm, wurde in den Nacken gelegt. Bei normalen Ohren würde der unterbrochene Strom ein pergamentartiges Geräusch erzeugen, als wenn eine Fliege mit den Flügeln gegen eine Fensterscheibe schlüge. Duchenne de Boulogne behauptet, diese Methode an der Charité einige Jahre lang angewandt zu haben, und 8 von 10 Patienten mit Tinnitus seien damit definitiv geheilt worden.

Der deutsche Arzt *Rudolf Brenner* in Petersburg veröffentlichte 1868 ein umfangreiches Buch über die Wirkung des elektrischen Stromes auf das Hörorgan. Er kehrte wieder zum Galvanismus zurück, weil sich gezeigt hatte, daß die Faradisation unerträgliche Reaktionen an den sensiblen

Nerven auslöste und das schon bei Intensitäten, die die Hörnerven noch nicht reizten. Brenners sehr sorgfältige Untersuchungen bestätigten die Gesetze, die mittlerweile von den Physiologen über die elektrische Erregbarkeit von Muskeln und Nerven gefunden worden waren. So fand er: Der Hörnerv wird am leichtesten gereizt bei Stromschluß, wenn die Kathode nahe dem Ohr ist, am nächst leichtesten bei Öffnung des Stromes, wenn die Anode nahe dem Ohr ist. Gestützt auf diese Erkenntnisse stellte Brenner eine sehr detaillierte Klassifikation von Tinnitus und Hörstörungen auf.

Ende des 19. Jahrhunderts war die elektrische Behandlung von Hörstörungen einschließlich des Tinnitus sehr gebräuchlich und wurde in allen Lehrbüchern diskutiert. *Erb* empfahl sie in seinem berühmten „Handbuch der Elektrotherapie" ebenso wie *Politzer* (1908). *Urbantschitsch* (1901) wandte sowohl Gleichstrom als auch Wechselstrom an und entwickelte ein spezielles Gerät, um sich mit dem Strom unterschwellig einschleichen zu können.

Nach dieser Epoche hoffnungsvollen Experimentierens, die ziemlich genau ein Jahrhundert gedauert hatte, von Grapengießer 1801 bis zu Urbantschitsch 1901, folgten überwiegend enttäuschende Erfahrungen, und das Interesse an der elektrischen Behandlung von Ohrenkrankheiten erlahmte vollständig. Als *Hatton, Erulkar* und *Rosenberg* 1960 versuchten, Tinnitus mit elektrischen Reizen zu beeinflussen, glaubten sie, völlig neuen Boden zu betreten, so sehr waren mehr als 100 Jahre an einschlägigen Erfahrungen vergessen worden. Die neuen Entwicklungen elektrischer Behandlung des Tinnitus (*Aran, Shulman* u. a.) und die überraschenden Ergebnisse bei der Anwendung von Cochlea-Implantaten haben diesen Bemühungen unter anderen Voraussetzungen wieder neue Perspektiven eröffnet.

1.18 Tinnitus in Mystik und Aberglauben

In der assyrisch-babylonischen Medizin war Ohrensausen, „das Singen der Ohren", auf *Einwirkungen eines bösen Geistes* zurückgeführt worden und sollte mit Zaubersprüchen „behandelt" werden (s. 1.3.). Die enge Verknüpfung von Mystik und Heilkunde im Altertum wird hier deutlich. Das unerklärliche Phänomen des Ohrensausens wurde aber nicht nur als Krankheitszeichen angesehen, das es zu beseitigen galt, sondern es wurde auch als *Botschaft von Geistern und Göttern* aufgefaßt, die man sich für Weissagungen zunutze machen konnte.

Dies geht aus den demotisch-magischen Papyri von London hervor (Griffith u. Thompson 1904, Feldmann 1989). Diese Papyri sind in Theben in Ägypten gefunden worden und stammen aus der ersten Hälfte des 3. Jahrhunderts vor Christus. Ein großer Teil dieser Schriften ist der *Divination*, also der Weissagung der Zukunft oder der Enthüllung von Geheimnissen mit Hilfe der Magie gewidmet. Eine besondere Technik der Divination war die *Lekanomantie*, d. h. die Weissagung durch Betrachten von Wasser und Öl in einer Schale. Als Medium brauchte man dafür einen Knaben, und die erste Aufgabe des Magiers bestand darin, einen für diese Rolle geeigneten Knaben zu finden. Hierbei wurde Ohrenklingen — in den Papyri bildhaft als „Sprechen der Ohren" bezeichnet — als Kriterium verwendet, um bei dem Ausleseverfahren zu entscheiden, ob der Knabe als Medium geeignet war oder nicht. Der Knabe wurde einem geheimnisvollen, wohl auch beängstigenden Ritus unterworfen, bei dem der Magier über ihm siebenmal eine Beschwörungsformel sprach. Dann sollte sich bei dem Knaben Ohrensausen einstellen. „Wenn seine beiden Ohren sprechen, ist er sehr gut, wenn es sein rechtes Ohr ist, so ist er gut, wenn es sein linkes Ohr ist, so ist er schlecht."

Dieses Verfahren, mit Hilfe des (suggerierten?) Ohrensausens ein Medium für magische Zwecke auszuwählen, war auch im römischen Altertum bekannt und bildete den Hintergrund zu einem berühmten Gerichtsverfahren, in das ein Mann namens *Apuleius* verwickelt war. Apuleius, gebürtig aus Madaura in Algerien, war eine schillernde Gestalt, Schriftsteller, Philosoph, Wanderredner, Wunderheiler, dazu eingeweiht in zahlreiche Mysterien. Er ist bekannt als Verfasser zweier literarischer Erzeugnisse, des Romans „Der goldene Esel" und seiner Verteidigungsrede „Apologia" aus dem erwähnten Gerichtsverfahren 158/159 n. Chr. in Sabrato, nahe dem heutigen Tripolis.

Apuleius hatte, von einer langen Wanderung zurückgekehrt, eine reiche Witwe namens Pudentilla geheiratet. Die Anklage, von den Verwandten der Witwe in Sorge um ihre zu erwartende Erbschaft vorgetragen, lautete, daß Pudentilla niemals die Absicht gehabt hätte, wieder zu heiraten. Nur durch die Zaubersprüche des Apuleius sei sie zu dieser Heirat gezwungen worden. Beweis dafür sollten u. a. Briefe der Pudentilla sein, in denen sie sich selbst als verhext und liebestoll bezeichnete. Ein anderer Schuldbeweis sollte darin liegen, daß Apuleius in seinem Haus einen Knaben empfangen hatte, um ihn für Divinationszauber zu gebrauchen. Man hatte beobachtet, daß der Knabe vor Apuleius auf dem Boden gelegen hatte, genau wie es die demotischen Papyri vorschrieben. Dann wurde vorgetragen, Apuleius habe eine Frau gefragt, ob sie Klingen im Ohr habe, und wenn ja, in welchem Ohr. Auch dies schien zu beweisen, daß er nach einem geeigneten Medium für Zauberei suchte. Auf Zauberei stand die Todesstrafe; es handelte sich also um sehr ernste Anschuldigungen.

Apuleius machte in seiner Verteidigungsrede geltend, daß der Knabe und die Frau ihn in seiner Eigenschaft als Heilkundigen aufgesucht hätten, weil sie an Epilepsie litten. Er habe die Frau gefragt, ob sie an Schwere im Kopf, Nackensteifigkeit, Hämmern in den Schläfen oder Klingen in den Ohren leide. Er berief sich auf Aristoteles, denn dieser habe in seinen „Problemata" die Beobachtung festgehalten, daß die Heilung Fallsüchtiger, bei denen die Krankheit rechts beginnt, schwieriger sei. So wäre ein Klingen im rechten Ohr ein Zeichen dafür gewesen, daß die Krankheit tiefer eingedrungen wäre als im Falle eines linksseitigen Ohrenklingelns. Das Gericht ließ sich von dieser Argumentation überzeugen und sprach Apuleius von dem Vorwurf der Zauberei frei.

Solcher Gebrauch des Tinnitus in der Magie steht in enger Beziehung zu der Tatsache, daß Ohrensausen im *Aberglauben* vom Altertum bis in die Gegenwart eine Rolle gespielt hat und noch spielt. *Plinius der Ältere* (vergl. 1.7.) diskutiert in Band 28 seiner „Naturalis Historia" abergläubische Gebräuche, z. B. warum man zu jemandem „Gesundheit" sagt, wenn er niest. Und dann heißt es wörtlich: „Nach einem anerkannten Glauben können Abwesende durch Klingen in ihren Ohren erraten, daß sie Gegenstand von Gesprächen sind", d. h. daß anderen Ortes über sie gesprochen wird. Es ist schon erstaunlich, wie langlebig solcher Aberglaube ist!

1.19 Tinnitus in der Literatur

Etwa ebenso alt wie die Keilinschriften der Bibliothek des Königs Assurbanipal in Ninive, in denen vom „Singen der Ohren" als Krankheitssymptom die Rede war, ist auch der erste Beleg in der Literatur, aus dem hervorgeht, daß Tinnitus ein allgemein bekanntes Phänomen war. Es findet sich in einer berühmten Ode der großen griechischen Dichterin *Sappho*, die 612 v. Chr. auf der Insel Lesbos geboren worden war und dort später eine Schule für junge Frauen gründete. In Sapphos Gedicht ist von der Eifersucht auf einen jungen Mann die Rede, dem sich ihre Freundin oder Geliebte, Atthis, zugewandt hatte. Wie Hippokrates rund 150 Jahre später auf wissenschaftlicher Ebene, so beschreibt auch Sappho das Ohrensausen als Symptom eines Ausnahmezustandes, eines drohenden Kollapses. Hier in der Übersetzung durch Horst Rüdiger nur die zwei Strophen mit „medizinischen" Aussagen:

> „Denn bewegungslos liegt die Zunge, feines Feuer hat im Nu meine Haut durchrieselt, mit den Augen sehe ich nichts, ein Dröhnen braust in den Ohren,
>
> und der Schweiß bricht aus, mich befällt ein Zittern
> aller Glieder, bleicher als dürre Gräser bin ich, bald schon bin einer Toten gleich ich anzusehen ..."

Ein halbes Jahrtausend später, im ersten Jahrhundert vor Christus, durchlebte ein junger römischer Dichter, *Caius Valerius Catullus*, ähnliche Qualen in seiner Liebe zu einer Clodia, die er in Verehrung für Sappho seine „Lesbia" nannte. Nr. 51 seiner „Carmina" ist eine freie Nachdichtung der Sapphischen Ode. Der Vers, in dem wiederum das Ohrensausen als Symptom der schwindenden Sinne beschrieben wird, sei hier im Originaltext und einer Übersetzung von Werner Eisenhut wiedergegeben:

> „lingua sed torpet, tenuis sub artus
> flamma demanat, sonitu suopte
> tintinant aures, gemina teguntur
> lumina nocte."

> „Schwer und lahm wird mir dann die Zunge, wie von
> Flammen, so durchrieselt es mich. Die Ohren
> Klingen mir und brausen. Es wird mir schwarz wie
> Nacht vor den Augen."

Dichtung und Wissenschaft waren im Altertum nicht immer klar von einander zu trennen, vor allem dann nicht, wenn der Wissensstoff in Lehrgedichten vermittelt wurde. Das ist z. B. in dem großen Werk „De rerum natura" von *Lukrez* (ca. 98 – 55 v. Chr.) der Fall. Lukrez schildert darin im 6. und letzten Buch kosmische Katastrophen, und dazu zählt er auch verheerende Seuchen. Er führt als Beispiel die große Pest von 410 v. Chr. in Athen an, die Thukydides aus eigener Anschauung eindrucksvoll geschildert hatte. Er stützt sich weitgehend auf dessen Beschreibung, reichert sie aber mit klinischen Details des Sterbens an, die er offensichtlich bei Hippokrates entlehnt hat, darin eine eindrucksvolle Darstellung der „Facies Hippocratica". Die entsprechenden Verse werden hier in der Übersetzung von Hermann Diels wiedergegeben:

> „Außerdem noch erschien viel andres als Zeichen des Todes:
> Völlig verwirrter Verstand mit Angstzuständen und Schwermut,
> Finstere Stirn und scharfer, ja wütender Blick aus den Augen;
> Ferner ein ängstlich erregtes Gehör und Brausen im Ohre,
> Fliegender Atem, dann wieder auch tiefe und langsame Züge,
> Reichlicher Schweißerguß, der perlend am Hals herabfloß,
> Dürftiger, salziger, dünner und safranfarbiger Auswurf,
> den nur mühsam die Kehle mit heiserem Husten herauswarf.
> In den Händen ein zuckender Krampf, in den Gliedern ein Zittern
> Und an den Füßen herauf zog Glied für Glied sich ein Frösteln
> Unaufhaltsam empor. Und ging es schließlich zum Ende:
> Eingefallene Nase, die Nasenspitze verlängert,
> Hohle Augen und Schläfen, verhärtet und kalt die Gesichtshaut,
> Niedersinkender Mund und die Stirnhaut dauernd in Spannung.
> Nicht gar lange danach erstarrten die Glieder im Tode;
> Meistens gaben ihr Leben sie auf, wenn achtmal die Sonne

> Leuchtend die Fackel erhoben, bisweilen auch erst bei der neunten."

Die Zeile mit den Ohrsymptomen lautet im Originaltext: „sollicitae porro plenaeque sonoribus aures ..."

1.20 Tinnitus im Leben bedeutender Personen

Obwohl Tinnitus sicher seit undenklichen Zeiten immer wieder einzelnen Menschen das Leben zur Qual gemacht hat, ist darüber nur selten etwas überliefert. Es müssen schon verschiedene Faktoren zusammenkommen, damit ein solcher Leidensweg der Nachwelt zur Kenntnis kommt. Am ehesten ist das der Fall, wenn es sich um bedeutende Personen handelt, deren Biographien auf Interesse stößt, so daß entsprechende Zeugnisse aufbewahrt wurden, und wenn die Personen selbst die Fähigkeit hatten, ihre Leiden klar zu beschreiben. Von einigen großen Männern der Geistes- und Kunstgeschichte ist bekannt, daß sie unter Tinnitus litten, und das soll hier kurz dargestellt werden.

Dieses Kapitel ist nicht nur von anekdotischer Bedeutung, sondern im Rahmen einer kognitiven Therapie auch für Tinnitusleidende von Interesse. Viele Tinnituspatienten sind der Überzeugung, daß nur sie allein dieses Leiden hätten, und ihr Leidensdruck verstärkt sich noch durch das Unverständnis, das ihnen von den Mitmenschen entgegengebracht wird. Da ist es außerordentlich tröstlich zu wissen, daß einige der bedeutendsten Personen der Geistesgeschichte gerade diese Leiden ebenfalls erduldet haben.

Martin Luther (1483 – 1546) erkrankte am 6. Juli 1527 im Alter von 43 Jahren akut mit heftigem Ohrensausen und Schwindel. Es war der Beginn einer Menièreschen Krankheit (Feldmann 1989), die ihn bis zu seinem Lebensende über 19 Jahre begleitete. Das Ohrensausen hat ihn nie wieder verlassen. Dem Verständnis seiner Zeit entsprechend, sah er darin das Wirken Satans: „Ich acht, es sei der schwarze zotticht Geselle aus den Höllen gewest, der mich in seinem Reich auf erden nicht wohl leiden mag." (Brief an Hans Honold vom 2. Oktober 1530).

Einige Passagen aus den Berichten von Zeitgenossen und aus Luthers Briefen sollen hier im Wortlaut wiedergegeben werden, weil in ihnen am besten die Dramatik und der Krankheitswert des Tinnitus zum Ausdruck kommen. In dem

Bericht von Dr. Jonas über den akuten Anfall vom 6. Juli 1527 heißt es:

„… Da ich ein Weil geharret, stunde der Doctor aus dem Bette auf, der Meinung, daß er wollt die Abendmahlzeit mit uns halten, klaget aber über ein groß verdrießlich, ungewöhnlich Brausen und Klingen des linken Ohrs (welches, wie die Ärzte sagen, vor der Ohnmacht pflegt herzugehen). Weil aber dasselbe Klingen und Sausen größer und heftiger ward, sagte er: Er könnte für Schwachheit bei uns am Tische nicht bleiben, ging derhalben wieder hinauf in seine Schlafkammer, daß er sich wieder ins Bett legt. Ich allein folgete ihm bald auf dem Fusse nach. Da er über die Schwelle der Schlafkammer trat, ging ihm eine Ohnmacht zu: spricht hastig zu mir: „O Herr Dr. Jona, mir wird übel, Wasser her, oder ich vergehe." …

Zu Bugenhagen, dem Wittenberger Stadtpfarrer und Beichtvater Luthers, hat sich Luther später geäußert, „daß seine Schwachheit und Leiden erstlich bei dem Linken Ohr so hätte angefangen: Ihn hätte nicht anders gedeucht, denn als brause es mit großer Ungestüm für dem linken Ohr und ganzem linken Backen, wie rauschende Meereswellen, doch noch nicht inwendig des Haupts, sondern auswendig. Solches konnte nicht natürlicher Weise zugehen, sondern wäre ein unerträglich Leiden und Marter, daß, wo es nicht ein kurzer Übergang wäre und nur eine kleine Zeit währete, könnte es der Mensch nicht ertragen, sondern müßte bald sterben, denn dasselbe Sausen und Rauschen wie eine starke Windsbraut hauset, das er zuvor allein für dem Ohr gefühlet, hätte nu das linke Ohr inwendig und den halben Teil des Haupts eingenommen." …

Am nächsten Tag und nach einem erquickenden Schlaf war der Anfall vorüber, nur „des greulichen Brausens und Sausens im Haupte war er noch gar nicht los." …

Luther selbst bezeichnete sein Ohrensausen in seinen meist in Latein geschriebenen Briefen mit verschiedenen Ausdrücken: „tinnitus, tonitrus, bombus, susurrus." Einmal vergleicht er es mit Windmühlen (ventorum turbini similis), ein anderes Mal mit der Windsbraut. Aus den Tischreden vom 13. 3. 1533 heißt es im lateinisch-deutschen Gemisch: „Nemo credit mihi, quantum doloris mihi afferat vertigo, tinnitus et susurri aurium. Non audeo unam horam legere, non aliquid evidenter cogitare neque inspicere quidem aut cogitare diligenter; statim enim adest tinnitus et sing auff die leng dahin." Übersetzt: „Niemand glaubt mir, wieviel Qual mir der Schwindel, das Klingen und Sausen der Ohren verursacht. Ich wage nicht, eine Stunde ununter-

brochen zu lesen, auch nicht, etwas klar zu durchdenken oder zu betrachten; sogleich ist nämlich das Klingen da, und ich sinke der Länge nach dahin."

Jean-Jacques-Rousseau (1712—1778) wurde im Alter von 52 Jahren von einer akuten Krankheit befallen, die man heute wohl als Hörsturz interpretieren würde. Die Krankheit ging mit quälendem Ohrensausen einher, und dies verfolgte ihn für den Rest seines Lebens, 14 Jahre lang (vergl. auch Itard 1.12.). Da Rousseau ein wortgewandter Schriftsteller, Philosoph, Musikkritiker und Komponist war, ist die Schilderung seiner Gehörsempfindungen besonders aufschlußreich und präzise. Er schreibt im 6. Buch seiner Autobiographie „Les Confessions" über seinen Aufenthalt 1764 in Cressier in der Schweiz, wo er versuchte, ein Magenleiden mit dem dort vorkommenden Mineralwasser zu behandeln:

„Als ich eines Morgens, an dem es mir nicht schlechter ging als sonst, eine kleine Tischplatte auf ihrem Fuß richtete, fühlte ich in meinem ganzen Leibe einen plötzlichen, fast unvorstellbaren Aufruhr. Ich kann es nur mit einer Art Sturm vergleichen, der sich in meinem Inneren erhob und im selben Augenblick durch alle Glieder tobte. Meine Arterien begannen derart heftig zu schlagen, daß ich das Klopfen nicht mehr fühlte, sondern sogar hörte, vor allem die Kopfschlagader. Dazu ein starkes Ohrenbrausen, so daß es wie ein drei- und vierfacher Lärm war, nämlich ein tiefes, dumpfes Sausen, ein helleres Rauschen wie von fließendem Wasser, ein schrilles Pfeifen und das geschilderte Pochen, dessen Schläge ich leicht zählen konnte, ohne mir den Puls zu fühlen oder meinen Körper mit den Händen zu berühren. Dieser innere Lärm was so groß, daß er mir mein bisher gutes Gehör raubte und mich zwar nicht ganz taub, aber so schwerhörig machte, wie ich es seitdem bin …"

Ludwig van Beethoven (1770—1827) ist bekanntlich auf dem Höhepunkt seines musikalischen Schaffens ertaubt. Die Krankheit, eine Innenohrstörung, deren Natur aber nicht mehr näher zu klären ist, begann, als Beethoven 28 Jahre alt war. Er berichtet darüber erstmals vertraulich seinem Freund Dr. Franz Wegeler in einem Brief vom 29. Juni 1801. Zu den vielen Behandlungsversuchen, die er schon auf ärztlichen Rat unternommen hatte, gehörten auch Mandelöl (vergl. Plinius 1.7.), Bäder und Tees. Aber alles war vergeblich gewesen. Er schreibt: „… nur meine Ohren, die sausen und brausen Tag und Nacht fort. Ich kann sagen, ich bringe mein Leben elend zu, seit zwei Jahren fast meide ich alle Gesellschaften, wei's mir nicht möglich ist den Leuten zu sagen: Ich bin taub." Ein paar Monate später, am 16. November 1801, schreibt er über die Wirkung seiner Behandlung mit Vesikatorien an den Armen wiederum an Dr. Franz Wegeler: „... es ist nun wahr, ich kann es nicht leugnen, das Sausen und Brausen ist etwas schwächer, als sonst, besonders am linken Ohre, mit welchem eigentlich meine Gehörkrankheit angefangen hat, aber mein Gehör ist gewiß um nichts gebessert; ich wage es nicht zu bestimmen, ob es nicht eher schwächer geworden ..."

Beethoven hatte auch von den Wunderkuren mit Galvanismus gehört, die in Berlin Aufsehen erregten (vergl. 1.17 Grapengießer) und erwog deren Anwendung. Dazu ist es aber nicht gekommen. Weitere Zeugnisse, daß Beethoven neben seiner zunehmenden Schwerhörigkeit unter dem Tinnitus besonders zu leiden gehabt hätte, gibt es nicht (Feldmann 1989). Wahrscheinlich war es nur vorübergehend ein wesentliches Symptom, und ganz gewiß hat es keine direkten Auswirkungen auf sein kompositorisches Schaffen gehabt.

Bedrich Smetana (1824 – 1884), der große böhmische Komponist, hatte dasselbe Schicksal wie Beethoven, auch er litt unter Tinnitus und ertaubte vollständig auf der Höhe seiner Laufbahn. Aber anders als Beethoven hat er seinen Tinnitus genau analysiert und später auch musikalisch dargestellt. Smetanas sorgfältige Tagebuchaufzeichnungen, Briefe und andere Dokumente machen es möglich, eine vollständige Krankengeschichte seines Leidens aufzuzeichnen: es war eine unbehandelte Lues, die vom Primäraffekt über eine spezifische Angina und ein generalisiertes Exanthem bis zur finalen Paralyse ihren Lauf nahm (Feldmann 1964, 1971, 1989). Die Ohrsymptomatik stellte sich kurz nach Abklingen des Exanthems ein. Smetana schreibt am 7. September 1874:

„Schon im vergangenen Juli, gleich nach der öffentlichen Probe, bemerkte ich, daß ich in einem Ohr die Töne der höheren Oktave anders gestimmt höre als im anderen Ohre, und daß es mir zeitweise in den verlegten Ohren zu brausen beginnt, als stünde ich in der Nähe eines starken Wasserfalles. Dieser Zustand änderte sich ständig, aber schon Ende Juli blieb er permanent, und es traten Schwindelanfälle hinzu, so daß ich zu schwanken begann und mich beim Gehen nur mit Anstrengung im Gleichgewicht erhalten

konnte. Das waren traurige Ferien! – Ich eilte nach Prag, um mich von Dr. Zoufal, dem berühmtesten Ohrenspezialisten, behandeln zu lassen. Ich stehe bis heute in seiner Behandlung. Er untersagt mir jedwede Tätigkeit in der Musik; ich darf nicht spielen und darf und kann auch niemand spielen hören. Größere Tonmassen verdichten sich mir zu einem Knäuel, und ich kann die einzelnen Stimmen nicht auseinanderhalten."

Wenige Wochen später war er beiderseits völlig taub. Er konsultierte außer Zoufal (Zaufal) in Prag auch von Tröltsch in Würzburg und Politzer in Wien. Diesem letzteren schilderte er seine Krankengeschichte in einem Brief, dessen Konzept erhalten geblieben ist. Darin heißt es u. a.:

„Seit Juni 1874 litt ich an Gehörstörungen, zeitweiliges Klingen bald im linken bald im rechten Ohre, meist die höchsten Töne der 4gestrichenen Oktave enthaltend. Im Juni gesellte sich dazu ein stärkeres Sausen, wie anschlagende Wellen, später bei jeder stärkeren Wendung des Kopfes Schwindel. Ich fing an weniger zu hören, und zwar rechts ..."

Etwa zweieinhalb Jahre nach dem Beginn des Ohrenleidens, und nunmehr völlig taub, komponierte Smetana sein erstes Streichquartett in e-moll. Er gab ihm den Titel „Aus meinem Leben". Es sollte also eine autobiographische Aussage sein, und selbstverständlich mußte darin der vernichtende Schicksalsschlag seiner Ertaubung Ausdruck finden. Dies geschieht gegen Ende des letzten Satzes. Smetana erklärt das in einem Brief vom 23. Mai 1886 an den Violinisten August Krömpel in Weimar:

„Ich habe den Beginn meiner Taubheit schildern zu müssen geglaubt, und es auf die Art darzustellen gesucht, wie es im Finale des Quartettes mit dem 4mal gestrichenen E der ersten Violine geschieht. Ich wurde nämlich vor Eintritt der völligen Taubheit viele Wochen lang zuvor immer des Abends zwischen 6 und 7 Uhr durch den starken Pfiff des As-Dur-Sext-Akkordes as es c in höchster Piccolo-Lage verfolgt, eine halbe, oft die ganze Stunde lang ununterbrochen, ohne daß ich mich davon in irgendeiner Weise hätte befreien können. Dies geschah regelmäßig täglich, gleichsam als warnender Mahnruf für die Zukunft. Ich habe daher die schreckliche Katastrophe in meinem Schicksal mit dem hellpfeidenden E im Finale zu schildern getrachtet. Daher muß das E fortissimo die ganze Zeitwährung hindurch vorgetragen werden."

Auch ein anderer Komponist, *Hugo Wolf* (1860–1903), hatte gelegentlich Ohrensausen, aber es war mehr von der Art, wie es Sappho und Catull erlebt hatten, Ausdruck seiner Liebesleidenschaft. So schrieb er an seine Geliebte, die Mainzer Hofopernsängerin Frieda Zimmer: „... Der leiseste Gedanke an Dich bringt mein ganzes Sein gleich in den heftigsten Aufruhr; Schwindel befällt mich, Ohrensausen, und das Herz will manchmal stocken, wenn eine Blutwelle in ihrem Kreislauf sich überstürzt; völlig raubt es mir die Besinnung ...“ (Sibylle Mulat 1990).

Der große spanische Maler *Francisco Goya* (1746–1828) erlitt im Alter von 46 Jahren eine mysteriöse Krankheit, die seine Karriere vorübergehend unterbrach und auch in seinem Werk eine dramatische Wende bewirkte. Er war vorübergehend auf der rechten Körperseite gelähmt und litt unter Seh- und Hörstörungen. Er klagte über unaufhörliches Dröhnen im Kopf, hatte schwere Gleichgewichtsstörungen und Perioden tiefer Bewußtlosigkeit. Schließlich wurde er vollständig taub, so daß er sich nur noch schriftlich und durch Zeichensprache verständigen konnte. Die akuten Erscheinungen dauerten mehrere Monate, aber dann klangen die meisten Symptome ab, ausgenommen die Taubheit und der Tinnitus. Goyas Freund, Sebastian Martinez, der ihm in dieser Zeit beistand, berichtete in einem Brief vom 29. März 1793 an Goyas Schulfreund Zapater:

„Das Dröhnen in seinem Kopf und die Taubheit haben noch nicht nachgelassen, doch sieht er wieder viel besser aus und leidet nicht mehr unter Gleichgewichtsstörungen. Er kann schon sehr gut die Treppen hinauf- und hinabsteigen und tut wieder Dinge, die er nicht mehr machen konnte.“

Über die Ursache dieser Erkrankung gibt es nur Hypothesen (Böhme 1980). Vielleicht am einleuchtendsten ist die von Willem Niederland (1970), daß es eine Bleivergiftung war. Die Krankheit, die Goya in die Isolation des Gehörlosen stieß und mit unentrinnbarem Tinnitus peinigte, veränderte sein Leben und seine Kunst in dramatischer Weise. Er ging dazu über, schreckliche Phantasiebilder zu zeichnen, die er „Los Caprichos“ nannte. Einige der Caprichos erwecken den Eindruck, als sollten sie den qualvollen Zustand, von akustischen Halluzinationen verfolgt zu werden, wiedergeben, und in der Tat wird von einem dieser Caprichos gelegentlich behauptet, Goya habe hier seinen Tinnitus bildlich darstellen wollen. Das ist aber nicht haltbar, da Goya seine Zeichnungen mit Titeln versehen

hat, die seine Intentionen klar erkennen lassen. Es gibt nicht den geringsten Beweis dafür, daß Goya sein Ohrensausen bewußt bildlich dargestellt hat und das auch als Botschaft dem Betrachter vermitteln wollte.

Zwei andere Bilder werden gelegentlich zur Illustration des Tinnitus herangezogen: "Der Schrei" von *Eduard Munch* und zwei Portraits von *Vincent van Gogh* mit einem Ohrverband. "Der Schrei" hat thematisch nichts mit Ohrensausen zu tun, auch wenn die dargestellte Person entsetzt beide Hände an die Ohren hält. Vincent van Gogh hatte sich in einem Zustand geistiger Umnachtung das linke Ohr abgeschnitten. Auf den zwei bekannten Selbstportraits aus dieser Zeit ist der Verband scheinbar auf dem rechten Ohr. Es ist aber die Situation dargestellt, wie sich van Gogh im Spiegel gesehen hat, also seitenverkehrt. Aus Tagebuchaufzeichnungen und Briefen läßt sich ableiten, daß er nicht unter Tinnitus gelitten hat, wahrscheinlich nicht einmal wußte, was das ist (Feldmann 1990 u. 1991). So ist denn zusammenfassend festzustellen, daß es keine bildliche Darstellung des Tinnitus gibt (Feldmann 1989).

Literatur

Alexander von Tralles: Originaltext und Übersetzung nebst einer einleitenden Abhandlung von Dr. Th. Puschmann (Ed.), 3 Vol Wien 1878, Nachdruck Hakkert, Amsterdam 1963

Apuleius: Verteidigungsrede Blütenlese. Lateinisch und deutsch von Rudolf Helm. Akademie-Verlag, Berlin 1977

Aran, J.-M.: Electrical stimulation of the auditory system and tinnitus control. In: A. Shulman (Chairman), Tinnitus: Proceedings of the First International Tinnitus Seminar: J Laryngol Otol, (Lond) Suppl 4, 153–163 (1983)

Aristoteles: s. H. Flashar 1962

Arnaldus de Villanova: zit. nach A. Politzer (1907) Vol I, S. 49

Avicenna: Liber Canonis. Nachdruck der Ausgabe Venedig 1507, Georg Olms Verlagsbuchhandlung Hildesheim 1964. Liber III, Cap. IX

Ayur-Veda: zit. nach A. Politzer (1907) Vol I, S. 9

Bacon, F.: Francisi Baconi Baronis de Verulamio operaquae extant omnia, in unum corpus collecta, et ex voluminibus comprehensa. Amstelod. MDCLXXXV (1685). Sylva Sylvarum sive hist. naturalist et nova Atlantis. Cent. II, p. 92

Beethoven, L. van: Ludwig van Beethovens sämtliche Briefe. Hrsg. von Emerich Kastner, Neuausgabe von Dr. Julius Kapp. Leipzig 1923, Nachdruck Tutzing 1975.

Bernard Gordoni: Opus lilium medicinac inscriptum de morborum prope omnium curatione, septem particulis distributum. Lugduni MDLIX (1559)

Böhme, G.: Der hörgeschädigte Maler Francisco Goya. 7. Audio-Symposium 1980, Bommer INTLAG-Rexton, Zürich 1980, 187 – 200

Brenner, R.: Untersuchungen und Beobachtungen über die Wirkung elektrischer Ströme auf das Gehörorgan im gesunden und kranken Zustande. Versuch zur Begründung einer rationellen Elektro-Otiatrik. Leipzig 1868

Catullus: Lateinisch-deutsch (Carmina, lat. u. deutsch) Ed. Werner Eisenhut, Heimeran Verlag, München 1956

Celsus: De Medicina. With an English Translation by W. G. Spencer, Vol. II, Book VI, pp. 238 – 239, William Heinemann, London MXMLXI (1961)

Cotugno: Dominici Cotunni: De aquaeductibus auris humanae internae, Anatomica Diss. Neapoli et Bologniae MDCCLXXV (1775)

Deines, H. von, H. Grapow, W. Westendorf: Grundriß der Medizin der Alten Ägypter. Vol. IV, 1 Übersetzung der medizinischen Texte, Vol. IV, 2 Erläuterungen. Akademie-Verlag, Berlin 1958

Duchenne de Boulogne: De l'électrisation localisée et de son application à la physiologie, à la pathologie et à la thérapeutique. Paris 1855

Duverney, J. G.: Traité de l'organe de l'ouie, contenant la structure, les usages et les maladies de toutes les parties de l'oreille. Michallet, Paris MDCLXXXII (1683). Tractatus de organo auditus, continens structuram, usum et morbos omnium auris partium. A Gallico Latine versus. Norimbergae MDCLXXXIV (1684)

Engström, H., W. Graf: Recording of objective tinnitus. Acta oto-laryng 41, 228 – 234 (1952)

Erb, W. H.: Handbuch der Elektrotherapie. Leipzig 1882

Feldmann, H.: Die geschichtliche Entwicklung der Hörprüfungsmethoden. Thieme, Stuttgart 1960

Feldmann, H.: Die Krankheit Bedrich Smetanas in otologischer Sicht auf Grund neuer Quellenstudien. Mschr Ohrenheilk 98, 209 – 226 (1964)

Feldmann, H.: Untersuchungen zur Verdeckung subjektiver Ohrgeräusche – ein Beitrag zur Pathophysiologie des Ohrensausens. Z Laryngol Rhinol Otol 48, 528 – 545 (1969)

Feldmann, H.: A history of audiology. Translation of the Beltone Institute for Hearing Research, Nr. 22, Chicago, Ill. 1970

Feldmann, H.: Homolateral and contralateral masking of tinnitus by noise bands and by pure tones. Audiology 10, 138 – 144 (1971)

Feldmann, H.: The otological aspects of Bedrich Smetana's disease. Music Rev 32, 232 – 247 (1971)

Feldmann, H.: Martin Luthers Anfallsleiden. Sudhoffs Arch 73, 26 – 44 (1989)

Feldmann, H.: Kulturhistorisches und Medizinhistorisches zum Tinnitus Aurium. Harsch Verlag, Edition Medizin 5/89, 1 – 71, Karlsruhe 1989

Feldmann, H.: Litt Vincent van Gogh an der Menièreschen Krankheit? Dtsch. Ärzteblatt 87 Ausg. A, 3647 – 3650 (1990)

Feldmann, H.: Van Gogh: Menière's disease? Epilepsy? Psychosis? Letter to the Editor. JAMA 265, 722ff. (1991)

Fernelius, J.: Universa Medicina. I. ed. Venetiis MDLXIV; Lib. V, Cap. 6, p. 93 (1564)

Flashar, H.: Aristoteles Problemata Physica. In: Aristoteles Werke in deutscher Übersetzung. E. Grumbach (ed.) Vol 19, Akademie Verlag, Berlin 1962

Fowler, E. P.: Marked deafness areas in normal ears. Trans Am Otol Soc 18, 262 – 275 (1928)

Fowler, E. P.: The use of threshold and louder sounds in clinical diagnosis and the prescribing of hearing aids. Laryngoscope 48, 572 – 587 (1938)

Fowler, E. P.: Head noises: Significance, measurement and importance in diagnosis and treatment. Arch Otolaryng 32, 903 – 914 (1940)

Fowler, E. P.: Tinnitus aurium in the light of recent research. Ann Otol Rhinol Laryngol 50, 139 – 158 (1941)

Fowler, E. P.: Control of head noises: Their illusion of loudness and of timbre. Arch Otolaryng 37, 391 – 398 (1943)

Frank, M.: Practische Anleitung zur Erkenntniss und Behandlung der Ohrenkrankheiten; ein Handbuch der practischen Ohrenheilkunde. Erlangen 1845

Gaal, G. von: Die Krankheiten des Ohres und deren Behandlung nach den neuesten und bewährtesten Erfahrungen. Wien 1844

Galenos: Claudii Galeni Opera Omnia. Editionem curavit C. G. Kühn, Leipzig 1821, Nachdruck Olms, Hildesheim 1965. Tom. XII, pp. 642, 644, 646, 659. Tom. XIV, pp. 332, 404, 445. Tom. XV, pp. 589, 593, 599

Galvani, L.: De viribus electricitatis in motu muscularis. Bologna MDCCXCI (1791). Trans. R. M. Green: Commentary on the effect of electricity on muscular motion. Elizabeth Licht, Cambridge, Mass. 1953

Getz, F. M.: An edition of middle English Gilbertus Anglicus found in Wellcome. Thesis, Univ. of Toronto 1981, zit. nach Stephens 1984

Gradenigo, G.: Krankheiten des Labyrinths und des Nervus acusticus. In: Handbuch der Ohrenheilkunde. Hersg. von H. Schwartze, Bd. 2, S. 352 – 554, Leipzig 1893

Grapengießer, C. J. C.: Versuche den Galvanismus zur Heilung einiger Krankheiten anzuwenden. Berlin 1801

Griffith, F. L. (ed.), H. Thompson: The Demotic Magical Papyrus of London and Leiden. Vol 1. H. Grevel & Co. London 1904

Guidonis de Cauliaco (Guy de Chauliac): Chirurgia magna. Ed. Laurentius Joubertus, Lugduni MDLXXXV (1585)

Guilelmo Saliceto: Summa conservationis et curationis etc. Französische. Ausg. von Paul Piffeau, Toulouse 1898

Hatton, D. S., S. D. Erulkar, P. E. Rosenberg: Some preliminary observations on the effect of galvanic current on tinnitus aurium. Laryngoscope 70, 123–130 (1960)

Heßler, F.: Suŝrutas Ayurvédas id. est Medicinae Systema a venerabili D'hauvantara demonstratum a Suŝruta discipulo compositum. Nunc primum ex Sanscrita in Latinum sermonem vertit. Erlangen 1844/45

Hippocrates: Oeuvres complètes d'Hippocrate, traduction nouvelle avec le texte grec en regard par E. Littré. Paris 1839–1861, Nachdruck Hakkert, Amsterdam 1962. Tom. II, pp. 313, 507. Tom. V, pp. 563, 625, 627. Tom. VII, pp. 11, 13, 119

Itard, J. M. G.: Traité des maladies de l'oreille et de l'audition. Paris 1821

Itard, J. M. G.: Die Krankheiten des Ohres und des Gehörs. Weimar 1822

Joachim, H.: Papyros Ebers. Das älteste Buch über Heilkunde. Aus dem Ägyptischen zum erstenmal vollständig übersetzt. Berlin 1880

John of Gadesden: Rosa Anglica practica. Vol. III, Tract. II, Cap. 7. Zit. nach Politzer 1907

Jones, I. H., V. O. Knudsen: Certain aspects of tinnitus, particularly treatment. Laryngoscope 38, 597–611 (1928)

Josephson, E. M.: A method of measurement of tinnitus aurium. Arch Otolaryng 14, 283–284 (1931)

Kamal, H.: A directionary of pharaonic medicine. National Press House, Cairo 1968

Kellaway, P.: The part played by electric fish in the early history of bioelectricity and electrotherapy. Bull Hist Med 20, 112–137 (1946)

Kramer, W.: Bemerkungen über das Ohrentönen. Casper's Wochenschrift 1841, 33, 532 (1841)

Kramer, W.: Die Heilbarkeit der Taubheit zur Beherzigung für Ohrenkranke und deren Aerzte. Berlin 1842

Kramer, W.: Die Ohrenheilkunde der Gegenwart (1860). Berlin 1861

Laennec, R.: Traité de l'auscultation médiate etc. 2de Edit. Tome I, p. 125, Paris 1826

Lamballe, J. de: Bulletin général de thérapeutique. Août 1842. Zit. nach M. Frank 1845

Lawn, B.: The Salernitan questions. An introduction to the history of medieval and renaissance problem literature. Clarendon Press, Oxford 1963

Littré, E.: Oeuvres complètes d'hippocrate. Bailliere, Paris 1839–1861, Nachdruck Hakkert, Amsterdam 1962

Lucretius, C.: Tituli Lucreti Cari: De Rerum natura. Artemis-Verlag, Zürich 1956, S. 620

Luretius, C.: Lukrez: Über die Natur der Dinge: Übersetzt von Hermann Diels: Aufbau-Verlag, Berlin 1957

Luther, M.: D. Martin Luthers Werke. Kritische Gesamtausgabe, Briefwechsel, Weimar 1934, 5. Bd.

Luther, M.: Der dritte Teil aller Deutschen Bücher und Schrifften des theuren, seeligen Mannes Gottes, Doctor Martini Lutheri, So er nach dem Christlichen seeligen Abschied aus diesem Leben, des Hochlöblichen Herrn Friedrichen, Hertzogen und Churfürsten zu Sachsen, den V. Maji. des XXV. Jahrs geschehen, hat geschrieben und ausgehen lassen, etwas über den Anfang des XXVIII Jahrs. Aus denen Wittenbergischen, Jehnisch- und Eißlebischen Tomis zusammen getragen. Altenburg in Meißen, 1661, S. 772–777

McNaughton-Jones, H.: Subjective noises in the head and ears: their aetiology, diagnosis and treatment. Balliere, Tindall & Cox, London 1891

Meyer-Steineg, Th., K. Sudhoff: Geschichte der Medizin im Überblick mit Abbildungen. 4. Aufl. Fischer, Jena 1950

Minton, J. P.: Tinnitus and its relation to nerve deafness with an application to the masking effect of pure tones. Phys Rev 22, 506–509 (1923)

Mulot, Sibylle: Eifersucht und Verehrung: Hugo Wolf und Frieda Zimmer – eine Liebesgeschichte. Frankfurter Allgemeine Magazin, Heft 525, S. 24–34 (1990)

Musschenbroek, P. van: Course de physique expérimentale et mathématique. Trans S de la Fond, Vol I, 392–393, Paris 1762

Niederland, W. G.: Goya's illness. N Y St J Med 72, 413–418 (1972)

Ogden, M. S.: The cyrurgie of Guy de Chauliac. Oxford University Press 1971

Paracelsus: Theophrast von Hohenheim, gen. Paracelsus. Sämtliche Werke. 1. Abteilung. Medizinische naturwissenschaftliche und philosophische Schriften. K. Sudhoff (ed.), 10. Bd. Oldenbourg, München, Berlin 1928

Paulus Aeginata: Pauli Aeginati medici opera. Lugduni MDLI (1551)

Paulus Aeginata: The seven books of Paulus Aeginata. F. Adams (transl.), Sydenham Society, London 1844

Plinius: Pliny; Natural history. With an English translation in ten volumes by W. H. S. Jones, William Heinemann, London 1961

Politzer, A.: Geschichte der Ohrenheilkunde. Vol I, 1907, Vol II (1913), Enke, Stuttgart 1907

Politzer, A.: Lehrbuch der Ohrenheilkunde. 5. Aufl. Enke, Stuttgart 1908

Reymond, E. A. E.: A medical book from Crocodilopolis. P. Vindob. D. 6257. From the libraries of the Suchos temples in the Fayyum. Wien 1976

Rhazes: Abubetri Rhazae Mahometi opera. Basil. MDLXIV (1544)

Riedel, J. C. L.: Über die Krankheiten des Ohres und Gehörs. Leipzig 1832

Riolan, J.: Encheiridium anatomicum et pathologicum. Lib. IV, Cap. 4, 288–291, Paris MDCXLVIII (1648)

Rivinus, J. A.: De auditus vitiis. Lipsiae MDCCXVII (1717)

Roggenkamp, W.: Joseph Toynbee. Z Laryngol Rhinol Otol 26, 612–617 (1972)

Rousseau; J. J.: Jean-Jacques Rousseau: Die Bekenntnisse. Ins Deutsche übertragen von Ursula Frentzel-Wagner. H. Bühler, jr., Baden-Baden 1948

Rüdiger, H.: Griechische Lyriker, Griechisch und deutsch. Übers. von Horst Rüdiger. Bibliothek der Alten Welt, Zürich 1949

Saissy, A.: Essai sur les maladies de l'oreille interne. Paris, Lyon 1827

Saissy, A.: Die Krankheiten des inneren Ohres. Ilmenau 1829

Collectio Salernitana: Collectio Salernitana. Ed. Salvatore de Renzi, Napoli 1853

Saltzman, M., M. S. Ersner: A hearing aid for the relief of tinnitus aurium. Laryngoscope 57, 358 – 366 (1947)

Sappho: Sappho: Griechisch und deutsch. Max Treu (ed.) Heimeran, München 1954

Schmalz, E.: Erfahrungen über die Krankheiten des Gehörs und ihre Heilung. Leipzig 1846

Scribonus Largus: Compositiones Medicae. XI, CLXII, zit. nach Kellaway 1946

Shulman, A.: External electrical stimulation, tinnitus suppression, hearing: Preliminary results. Proc. Second Internat. Tinnitus Seminar, June 1983. J Laryngol Otol, Suppl 9, 141 – 144 (1984)

Spalding, J. A.: Über Ohrgeräusche mit dem Vorschlag einer sorgfältigeren musikalischen Notierung derselben. Z Ohrenheilk 47, 371 – 380 (1903)

Stephens, S. D. G.: The treatment of tinnitus − A historical perspective. J Laryngol Otol 98, 963 – 972 (1984)

Stephens, S. D. G.: Historical aspects of tinnitus. In: J. W. P. Hazell (ed.): Tinnitus. 1 – 19, Churchill Livingstone, London 1987

Thompson, R. C.: Assyrian prescriptions for diseases of the ears. J roy Asiatic Soc 1931, 1 – 25 (1931)

Toynbee, J.: Diseases of the ear; their nature, diagnosis and treatment. London 1860

Tröltsch, A. von: Joseph Toynbee. Ein Nekrolog. Arch Ohrenheilk 3, 230 – 239 (1867)

Urbantschitsch, V.: Über die Wechselwirkungen der innerhalb eines Sinnesgebietes gesetzten Erregungen. Pflügers Arch ges Physiol 31, 280 – 309 (1883)

Urbantschitsch, V.: Lehrbuch der Ohrenheilkunde. 4. Aufl., Wien 1901

Valescus de Taranta: Philonium s. practica medica. MCDXVIII (1418), zit. nach Plitzer 1907

Vernon, J.: Attentpts to relieve tinnitus. J Amer Audiol Soc 2, 124 – 131 (1977)

Volta, A.: On the electricity excited by the mere contact of conduction substances of different kinds. Phil Trans, Ser B 90, 403 – 431 (1800)

Volta, A. : Memoria prima sull' elettricità animale 1792. In Collezione delle Opere. Tomo 2, G. Piatti, Firenze 1816

Wegel, R. I.: A study of tinnitus. Arch Otolaryng (Chicago) 14, 158 – 165 (1931)

Wepfer, J. J.: Observationes medicopracticae de affectibus capitis internis et externis. Schaffhausen MDCCXXVII (1727)

Wibel, G. D.: Casum aegroti auditu difficili. Argentorati. J. H. Heitzii MDCCLXVIII (1768), zit. nach Stephens 1984

Wilde, W. R.: Practical observations on aural surgery and the nature and treatment of diseases of the ear. J Churchill, London 1853

Wilde, W. R.: Practische Bemerkungen über Ohrenheilkunde und die Natur und Behandlung der Krankheiten des Ohres. Göttingen 1855

Wilson, T. G.: Joseph Toynbee. Arch Otolaryng 83, 116 – 118 (1966)

Wreszinski, W.: Der Papyrus Ebers. Leipzig 1913

Yearsley, J.: Deafness successfully treated, through the passages leading from the throat to the ear. Report of the medical proceedings of the "Institution for curing diseases of the ear". London 1841

2. Pathophysiologie des Tinnitus

H. Feldmann

2.1 Einleitung

In diesem Kapitel kann im wesentlichen nur von *Hypothesen* zur Pathophysiologie des Tinnitus die Rede sein, weil die Kenntnisse über die tatsächlich zugrunde liegenden Vorgänge noch sehr lückenhaft sind. Trotz des überwiegend hypothetischen Charakters ist es aber wichtig, Gedanken zur Pathophysiologie des Tinnitus zu entwickeln, und zwar aus drei Gründen:

1. Nur eine genaue Kenntnis der Vorgänge, die Tinnitus generieren, kann die Basis für eine *rationale Therapie* sein. Darum haben Hypothesen zur Pathophysiologie des Tinnitus eine große heuristische Bedeutung für die Entwicklung neuer therapeutischer Ansätze.

2. Die Kenntnis darüber, wie Tinnitus im Hörsystem entsteht oder verarbeitet wird, ist auch die Basis für eine *Prophylaxe*. Evident ist dies z. B. bei der Einwirkung von Lärm oder ototoxischen Substanzen, von denen bekannt ist, daß sie Tinnitus hervorrufen können.

3. Patienten, die an Tinnitus leiden, sind oft durch dieses Symptom in hohem Maße irritiert. Sie können es sich nicht erklären und finden dafür auch bei ihren Mitmenschen selten Verständnis, da es nicht zu den allgemein bekannten körperlichen oder sinnlichen Wahrnehmungen gehört, wie etwa Schmerz, Hunger, Durst, Schwächegefühl u. dergleichen.

Es sei auf das historische Beispiel Martin Luthers verwiesen (Kap. 1.20), der eine ganze Reihe „natürlicher Krankheiten" hatte. Diese machten ihm nur körperlich, aber nicht geistig zu schaffen. Sein Ohrensausen und seine Schwindelanfälle bereiteten ihm hingegen große Verständnisschwierigkeiten, und er konnte sie nur deuten als direkte Einwirkungen des Satans: eine andere vernünftige Erklärung stand ihm nicht zur Verfügung.

Auch heutigen Tinnituspatienten geht es oft so. Sie suchen dringend nach einer *Erklärung* und wollen wissen, wodurch das Ohrensausen ausgelöst oder unterhalten wird. Oft haben sie die *Befürchtung*, es sei Vorbote einer völligen Ertaubung oder einer Geisteskrankheit. Sie sind frustiert durch die Erfolglosigkeit früherer Behandlungen und wollen wissen, warum es so schwer zu behandeln ist.

Dieses *Informationsbedürfnis* wird am besten gestillt, wenn man dem Patienten eine plausible Vorstellung über die zugrunde liegenden pathophysiologischen Vorgänge vermittelt. Diese mögen wissenschaftlich falsch, unbewiesen oder grob vereinfacht sein: solange sie dem Patienten helfen, sein Ohrensausen rational zu verarbeiten, sind sie wertvolle Beiträge zu einer *kognitiven Therapie* (s. Kap. 6). Nicht zuletzt diesem Ziel soll dieses Kapitel dienen. Der Arzt, der seinem Patienten bei der rationalen Verarbeitung seines Tinnitus helfen will, findet hier *Modellvorstellungen*, die er, jeweils dem intellektuellen Niveau des Patienten angepaßt, diesem vermitteln kann. Darum sind auch viele Vorgänge der Hörphysiologie und -pathophysiologie vereinfacht dargestellt.

2.2 Methoden zum Studium der Pathophysiologie des Tinnitus

Tinnitus als eine rein *subjektive Wahrnehmung* ist naturwissenschaftlichen Untersuchungsmethoden nur sehr beschränkt zugänglich. Darum sind gesicherte Kenntnisse über die Pathophysiologie des Tinnitus auch so spärlich. Es gibt aber einige vielversprechende Ansätze.

Das *pathologisch-anatomische Substrat* einiger gut definierter Innenohrerkrankungen, die häufig mit Tinnitus einhergehen, ist bekannt und kann weiter studiert werden. Es ist zu erwarten, daß in den Veränderungen, die einem meßbaren Hörverlust zugrunde liegen, auch das morphologische Substrat für den begleitenden Tinnitus zu suchen ist. Bei diesem Ansatz präsentiert sich aber zugleich ein Rätsel: Wie kommt es, daß bei einer bestimmten Krankheit, z. B. einem akustischen Trauma, einige Patienten Tinnitus haben und andere nicht, trotz identischer Ätiologie, identischen Hörverlustes und wahrscheinlich identischen morphologischen Schädigungsmusters? Die Unterscheidung zwischen beiden Gruppen, denen mit und denen ohne Tinnitus, kann mit den bisher verfügbaren Techniken auf morphologischer Basis oder auch anderer objektiver Befunde nicht getroffen werden. Man muß wohl annehmen, daß die den Tinnitus generierenden Veränderungen im submikroskopischen und funktionellen Bereich liegen, etwa dem der Membranen, Ionenkanäle, Zellorganellen und Synapsen.

Die ideale Methode zum Studium der Pathophysiologie des Tinnitus wäre in *geeigneten Tiermodellen* zu sehen. Spontane Erkrankungen die auch bei Tieren wahrscheinlich mit Tinnitus einhergehen, sind nicht bekannt. Es gibt aber vielversprechende Ansätze, bei Tieren experimentell Tinnitus zu erzeugen. Natriumsalicylat, das in hoher Dosis beim Menschen zuverlässig Tinnitus hervorruft, wurde im Tierversuch an Katzen, Meerschweinchen und Ratten eingesetzt (Evans u. Mitarb. 1981; Jastreboff 1987, 1988, 1990; Schreiner u. Snyder 1987). Die Auswirkungen, Schwerhörigkeit und Tinnitus, die man in Analogie zum Menschen erwarten kann, wurden elektrophysiologisch, pharmakologisch und besonders in Verhaltensstudien untersucht. Die Beobachtungen scheinen zu beweisen, daß die Tiere tatsächlich Tinnitus haben, diesen auch wahrnehmen und darauf reagieren.

So ermutigend diese Versuche auch sind, so muß man doch anmerken, daß Tinnitus infolge einer Intoxikation mit Salicylat beim Menschen sehr selten ist und sich in wesentlichen Eigenschaften von anderen Formen des Tinnitus unterscheidet, z. B. darin, daß der Tinnitus nach Absetzen des Medikamentes sofort wieder verschwindet. Darum ist der Salicylat-induzierte Tinnitus als Modell für andere klinisch relevante Formen nur mit Einschränkungen brauchbar.

Erfahrungen mit Tiermodellen zum Studium anderer Innenohrkrankheiten mahnen auch sonst zur Vorsicht vor übereilten *Analogieschlüssen.* So gelingt es z. B. zuverlässig, durch Verödung des Ductus endolymphaticus beim Meerschweinchen einen Hydrops des Innenohres zu erzeugen, der morphologisch dem Befund bei der Menièreschen Krankheit gleicht; aber die Tiere bekommen keine Schwindelanfälle (Kimura 1981), und ob sie Ohrensausen haben, läßt sich kaum

feststellen. Zwischen Morphologie und klinischer Manifestation besteht also nicht immer Übereinstimmung. Trotz dieser Einschränkungen sind von Tierversuchen zum Studium der Pathophysiologie des Tinnitus noch wichtige Erkenntnisse zu erwarten.

Versuche, Tinnitus beim Menschen bewußt herbeizuführen, sind hauptsächlich in Analogie zum akustischen Trauma mit starken Schallreizen unternommen worden. Da Tinnitus nach Knalltrauma und bei der Lärmschwerhörigkeit auch klinisch eine wichtige Rolle spielt, konnten durch diese Experimente einige relevante Erkenntnisse gewonnen werden (Kemp u. Plaisted 1986; Loeb u. Smith 1967; Man u. Naggan 1981).

Psychoakustische Experimente, bei denen der Tinnitus als Signal eingesetzt wird, haben bisher die wertvollsten Einsichten in die Pathophysiologie des Tinnitus erbracht. Die Messung der Tonhöhe und der subjektiven Lautheit von Tinnitus, die Interaktion des Tinnitus mit extern zugeführten Schallreizen, die Suche nach Schwebungen und das Studium der Verdeckbarkeit von Tinnitus haben eine Fülle von klinischen und experimentellen Daten ergeben, die in Konzepte zur Pathophysiologie des Tinnitus einbezogen werden können. Dieser psychoakustische Ansatz hat mehrere Vorteile: er zielt unmittelbar auf das relevante Symptom, kann bei allen Arten von Tinnitus angewendet und beliebig oft wiederholt werden, und er ist nicht invasiv.

Objektive akustische und elektrophysiologische Messungen an Patienten liefern weitere Informationen über die Pathophysiologie des Tinnitus. Dieser Ansatz umfaßt die Registrierung spontaner und evozierter oto-akustischer Emissionen vom Mittelohr, die Elektrokochleographie, die Registrierung evozierter elektrischer Reaktionen vom Stammhirn (BERA) und dem Cortex (CERA), die Registrierung akustisch evozierter magnetischer Felder im Cortex und das „brainmapping", d. h. das Studium der Verteilung bestimmter Stoffwechselvorgänge im Gehirn, wie die Aufnahme von Sauerstoff, Glucose und Amphetamin.

Jeder Fortschritt, der im Studium der *normalen Physiologie* des Hörsystems erzielt wird — und hier stehen Tierversuche ganz im Vordergrund — hat Auswirkungen auf die Hypothesen, die zur Pathophysiologie des Tinnitus aufgestellt werden können. Dies ist gerade in den letzten 10 Jahren durch die umwälzend neuen Erkenntnisse zur Funktion der äußeren Haarzellen besonders deutlich geworden. Der klinisch tätige Arzt, der sich mit Tinnitus beschäftigt, ist also gut beraten, wenn er die Fortschritte in den Grundlagenfächern Physiologie, Biochemie und Pharmakologie in Bezug auf das Hörsystem sorgfältig verfolgt.

2.3 Klassifikation und Pathophysiologie des Tinnitus

Eine Klassifikation des Tinnitus (historische Versuche s. Kap. 1.15) kann von *verschiedenen Merkmalen* ausgehen, z. B. vom Klangcharakter und der Frequenzzusammensetzung des Tinnitus (hochfrequent, niederfrequent, tonal, geräuschartig), von der Intensität und dem Grad der Belästigung (stark, schwach, erträglich, unerträglich), von der Dauer und dem Verlauf (akut, chronisch), von der Lokalisation der Störung (Mittelohr, Cochlea, zentral). Eine solche Einteilung ist nützlich, wenn damit Leitlinien verbunden sind für die Wahl der Therapie oder die Einschätzung der Prognose. Auch die *Pathophysiologie* und die *Ätiologie* können zu einer Klassifikation des Tinnitus herangezogen werden. Diese wäre teilweise deckungsgleich mit der Klassifikation nach der Lokalisation der Störung und hätte den höchsten nosologischen und klinischen Rang.

Keine der angedeuteten Klassifikationen kann aber alle klinisch relevanten Fragen berücksichtigen, und bei jeder muß eine Reihe unbekannter oder schlecht definierter Einzelheiten in Kauf genommen werden. Darum hat sich bisher auch keine einheitliche Klassifikation des Tinnitus durchsetzen können.

Die folgenden Abschnitte präsentieren Gesichtspunkte, die für die Pathophysiologie des Tinnitus relevant sind, in einer Anordnung, die verschiedene Aspekte miteinander verbindet, wie Lokalisation der Störung, Ätiologie und Symptomatologie. Wir sind noch weit entfernt davon, einen theoretischen Rahmen zu haben, in den alle Erscheinungsformen des Tinnitus zwanglos eingeordnet werden könnten.

2.4 Pathophysiologie objektiver Ohrgeräusche

Als *objektive Ohrgeräusche* werden solche bezeichnet, denen echte physikalische Schallschwingungen zugrunde liegen. Sie können auch von einem externen Beobachter wahrgenommen oder mit technischen Hilfsmitteln registriert werden.

Verursacht werden sie durch abnorme Strömung in Blutgefäßen oder durch Muskelaktionen. Objektive Ohrgeräusche sind selten, aber wenn sie auftreten, können sie von hohem Krankheitswert sein. *Subjektive Ohrgeräusche* (subjektiver Tinnitus) sind dadurch gekennzeichnet, daß sie von einem externen Beobachter nicht wahrgenommen oder registriert werden können und nicht auf physikalischen Schwingungen beruhen. Diese klassische Trennung zwischen objektivem und subjektivem Tinnitus aufgrund eines vorhandenen oder nichtvorhandenen physikalischen Korrelates zu den Wahrnehmungen des Patienten, die auf Duverney 1683 (vergl. Kap. 1.11) zurückgeht, verliert an Schärfe in dem Maße, in dem es gelingt, mit immer subtileren Methoden physikalische Prozesse von normalen und pathologischen Hörvorgängen darzustellen, wie z. B. oto-akustische Emissionen des Mittel- und Innenohres und elektromagnetische Felder des auditorischen Cortex, die mit den subjektiven Wahrnehmungen eines Tinnitus positiv oder negativ in Beziehung gebracht werden können.

Vaskuläre Störungen

Verschiedene *vegetative Körperfunktionen*, wie Atmung, Verdauung, Blutkreislauf, gehen mit der Erzeugung von Vibrationen und Geräuschen einher, die als akustische Signale wahrgenommen werden können. Unter normalen Bedingungen sind diese Geräusche leise, und sie werden vom Patienten, sofern er sie überhaupt bewußt registriert, als natürlich akzeptiert. Von Békésy (1951) hat darauf hingewiesen, daß die gewölbte Hörschwellenkurve mit der ausgeprägten Unempfindlichkeit für tiefe Frequenzen die meisten Geräuschanteile dieser vegetativen Körperfunktionen herausfiltert. Wenn sie alle hörbar wären, so würden sie äußere Schallsignale von mittlerer und hoher Frequenz, deren Wahrnehmung biologisch wichtig ist, verdecken.

Die eigene *Herztätigkeit* und die *Blutzirkulation* sind nur in der absoluten Stille eines schallgedämpften Raumes zu hören. Unter gewöhnlichen Umweltbedingungen werden sie nur wahrgenommen, wenn sie durch Streß oder körperliche Anstrengung verstärkt sind. Sie verschwinden wieder, wenn der Kreislauf zu normaler Aktion zurückkehrt. Wenn kreislaufbedingte Geräusche ständig hörbar sind, signalisieren sie eine pathologische Situation und nehmen die Bedeutung eines echten Tinnitus an. Der Patient empfindet dann ein pulsierendes Geräusch, das synchron mit der Herzaktion bzw. dem Puls ist. Lautheit und Frequenz des Geräusches verstärken sich unter Bedingungen, die zu Beschleunigung der Herzaktion und Steigerung des Blutdruckes führen; oft ist es auch abhängig von der Körperlage.

Vaskuläre Geräusche werden durch *Turbulenzen* in Blutgefäßen verursacht. Sie können oft vom Untersucher durch Auskultation oder Registrierung mit schallaufnehmenden Geräten nachgewiesen werden (historische Aspekte vergl. bei Duverney, Laennec, Schmalz, Engström u. Graf in Kap. 1). Die Auskultation des Schädels und der Carotiden ist bei allen Fällen von pulsierendem Tinnitus unerläßlich. Die Wahrnehmungen des Patienten und die objektive Registrierung des pulsierenden Geräusches kann oft durch Kompression der A. carotis, der V. jugularis oder der Emissarvene über dem Warzenfortsatz modifiziert oder ausgelöscht werden (Abb. 2.1).

Der Patient empfindet diese Geräusche je nach der Lokalisation der Gefäßveränderung nur in einem Ohr (rechts oder links) oder im ganzen Kopf. Wegen des pulsierenden Charakters und der nahezu stillen Intervalle zwischen den einzelnen Pulsen wird das *Hörvermögen* des Patienten, so wie es sich im Tonaudiogramm darstellt, nicht beeinträchtigt. Man findet deswegen in der Regel ein normales oder altersentsprechendes Tonaudiogramm. Das Sprachverständnis besonders für die kurzen Einsilber der Sprachaudiometrie kann aber deutlich gestört sein, da die lauten inneren Geräusche die Sprachsignale tatsächlich verdecken.

Vaskuläre Geräusche sind echte akustische Schwingungen. Sie können durch extern zugeführte Schallreize nur *verdeckt* werden, wenn diese eine beträchtliche Intensität und ein breites Spektrum haben. Die vom Patienten empfundene Lautheit seines vaskulären Tinnitus kann an der zur Verdeckung nötigen Geräuschintensität direkt und zuverlässig abgelesen werden, ganz im Gegensatz zu der Einschätzung der Lautheit bei subjektivem Tinnitus (s. Kap. 2.6, S. 52). Mit Tönen oder Schmalbandgeräuschen lassen sich echte breitbandige Geräusche, so also auch die Gefäßgeräusche, kaum verdecken. Darum gelingt es oft nicht, eine Verdeckungskurve aufzu-

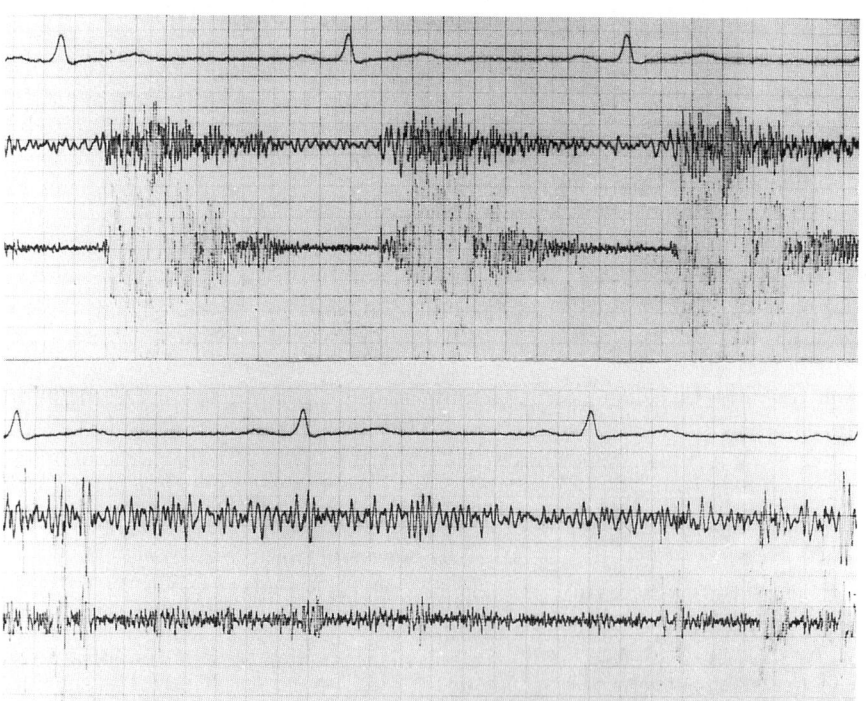

Abb. 2.1 Vaskulärer objektiver Tinnitus, bedingt durch arteriovenöse Anastomose zwischen A. occipitalis und einem venösen Plexus der Emissarvene und des Sinus sigmoideus. Oben: Registrierung von Ekg und Geräusch über dem Warzenfortsatz mit Hochpaß- und Tiefpaßfilter. Man erkennt die pulssynchronen Geräusche. Unten: Dieselben Registrierungen bei Kompression der A. occipitalis. Die Geräusche sind praktisch verschwunden

nehmen, bzw. es stellt sich ein sog. Persistenztyp der Verdeckung dar (s. Kap. 5.3, S. 89).

Wenn die Gefäßläsion das *Mittelohr* einbezieht (z. B. bei Glomustumoren) findet sich gewöhnlich eine Schalleitungsstörung. Bei der Tympanometrie kann man dann oft Fluktuationen der Impedanz synchron mit dem Puls aufzeichnen.

Folgende *Lokalisationen* und *Arten* von vaskulären Störungen sind am häufigsten Ursache von pathologischen wahrnehmbaren Geräuschen im Kopf:

Extra-kraniell:	Stenose der A. carotis
	Glomustumor der Carotis
Intra-kraniell:	arteriovenöser Shunt (Fistel)
	arterielles Aneurysma
	Tumor des Glomus jugulare
	Tumor des Glomus tympanicum
	persistierende A. stapedis
	allgemeine Zerebralsklerose

Da die meisten vaskulären Störungen, die mit Tinnitus einhergehen, einer chirurgischen Therapie zugänglich sind, und da der zugrundeliegende Prozeß potentiell gefährlich sein kann (z. B. intrakranielles Aneurysma), müssen alle Fälle von pulsierendem Tinnitus einer gründlichen Diagnostik zugeführt werden, bevor eine symptomatische Therapie in Betracht gezogen wird.

Muskuläre Störungen

Wenn quergestreifte Muskeln eine normale (tetanische) Kontraktion ausführen, produzieren sie einen „*Muskelton*", der durch Auskultation wahrzunehmen ist. Isotonische Kontraktionen der Kaumuskulatur, wie bei festem Zusammenbeißen der Zähne, können vom Individuum in ruhiger Umgebung gehört werden. Diese Geräusche treten normalerweise kaum in Erscheinung und sind selten eine Quelle für einen belästigenden Tinnitus. Sie können aber eine Rolle spielen in Zusammenhang mit einer Malokklusion des Gebisses und daraus resultierender Fehlbelastung der Kiefergelenke und einem pathologischen Tonus der Kaumuskulatur beim Bruxismus.

Muskuläre Störungen, die zu objektivem Tinnitus führen, zeigen sich meist in einer anderen Form. Die Patienten leiden an *klickenden Geräuschen* die von einem oder beiden Ohren abgestrahlt werden, so daß sie von einem externen Beobachter mit bloßem Ohr oder mit einem

Auskultationsschlauch gehört werden können. Gewöhnlich fühlen sich die Patienten durch diese Geräusche sehr belästigt. Die Wiederholungsrate der Klicks kann stark schwanken, von Salven bis zu 5 pro Sekunde bis zu ganz gelegentlich im Abstand von mehreren Sekunden auftretenden Klicks. Manche Patienten können die Geräusche willkürlich durch Grimassieren oder Aufmerksamkeitszuwendung zur Rachenregion erzeugen oder deren Folgefrequenz beeinflussen (Yamamoto u. Mitarb. 1985).

Für diese muskulär ausgelösten Ohrgeräusche gibt es wenigstens drei verschiedene Entstehungsmechanismen.

1. Öffnungsbewegungen der Eustachischen Röhre. Die Öffnung der Tube wird durch die koordinierte Aktion der beiden Gaumensegelmuskeln, M. tensor veli palatini und M. levator veli palatini, bewirkt. Die normalen reflektorischen Abläufe, bei denen diese Wirkung auf die Tube zustandekommt, sind das Schlucken und das Gähnen. Das klickende Geräusch bei Öffnung der Tube entsteht wahrscheinlich dadurch, daß die durch Adhäsion des Schleimfilmes miteinander verklebten Wände der Tube voneinander getrennt werden, wobei der Schleimfilm reißt, ähnlich wie bei schmatzenden Bewegungen von Lippen und Zunge. Einige Patienten fühlen sich durch diese klickenden Geräusche in den Ohren beim Schlucken irritiert, fürchten bisweilen auch, daß sie ihren Mitmenschen damit lästig werden könnten, wie durch übertriebene Geräusche beim Essen oder Atmen.

Manche Menschen können diese Geräusche auch produzieren, ohne zu schlucken, d. h. sie können ihre Tuben willkürlich öffnen. Taucher, Flieger und Fallschirmspringer werden trainiert, diese Öffnungsbewegungen der Tube zu erlernen.

Bei der reflektorischen oder willkürlichen Tubenöffnung gehen die Innervationsimpulse wohl immer in die Muskulatur beider Seiten, so daß die Geräusche in der Regel auch in beiden Ohren auftreten. Anatomische Besonderheiten, verschiedene Weite der Tuben, Zusammensetzung des Schleimes usw., können aber auch dazu führen, daß sich nur eine Tube öffnet. Das einseitige Auftreten der Geräusche spricht also nicht gegen diesen Entstehungsmechanismus.

2. Ein Myoklonus der Gaumen-, Tuben- und Mittelohrmuskeln ist in der Regel auf eine Seite beschränkt, so daß auch die damit verbundenen

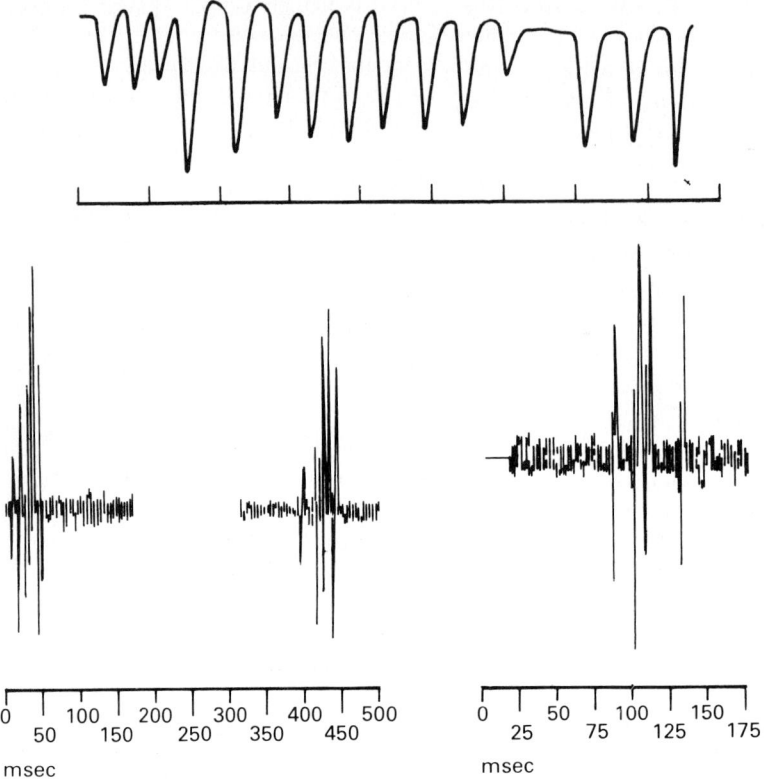

Abb. 2.**2** Objektiver muskulärer Tinnitus durch Myoklonus des M. stapedius. Oben: Registrierung der Impedanzänderungen des Trommelfelles durch die Stapediuskontraktionen. Man erkennt die unregelmäßige Abfolge mit 2–3 Clicks pro Sekunde. Unten: Oszillogramme von drei derartigen Clicks

Geräusche nur auf einer Seite auftreten. Die Patienten können diese Kontraktionen in der Regel nicht willkürlich beeinflussen. Bei der Untersuchung sieht man klonische Zuckungen einer Hälfte des Gaumensegels, welches hierbei angehoben und zur Seite der Kontraktion gezogen wird. Gelegentlich wurde diese Bewegungsform als palatinaler Nystagmus bezeichnet.

Entgegen den physiologischen tetanischen Kontraktionen der Gaumensegelmuskeln, die zur Tubenöffnung führen, handelt es sich hier wohl um Einzelzuckungen. Sie sind so kurz, daß eine Öffnung der Tube wahrscheinlich nicht zustande kommt. Aber sie beziehen vermutlich den M. tensor tympani mit ein, der seine Innervation aus demselben Zweig des 3. Astes des N. trigeminus erhält und gewissermaßen ein Abkömmling der Gaumenmuskeln ist. Die Sehne des M. tensor tympani setzt am Hammergriff an und kann so direkt am Trommelfell „zupfen". Unter dem

Operationsmikroskop sieht man manchmal die Bewegungen des Trommelfelles synchron mit den klickenden Geräuschen; oft läßt sich auch tympanometrisch eine Impedanzänderung des Trommelfelles synchron mit den Zuckungen des Gaumens registrieren (East u. Hazell 1987). Klinische Beobachtungen sprechen dafür, daß pathologische Veränderungen im Kleinhirn, vor allem aber in der unteren Olive, etwa als Folge einer umschriebenen Enzephalitis oder eines Mikroinfarktes, für diese Zuckungen verantwortlich sind (Diehl u. Wilmes 1990; Lapresle 1979).

3. Myoklonus des M. stapedius. Der M. stapedius wird vom N. facialis innerviert. Seine Sehne setzt am Köpfchen des Steigbügels an, und seine Kontraktion kippt den Steigbügel um dessen quere Achse. Diese Bewegung wird auf die anderen Gehörknöchelchen und letztlich auf das Trommelfell übertragen, wie an den Impedanzänderungen bei Auslösung des Stapediusreflexes sichtbar ist. Eine spasmodische Einzelzuckung des M. stapedius hat ähnliche Folgen wie die des M. tensor tympani: eine abrupte Auslenkung der Gehörknöchelchenkette und des Trommelfelles, der eine kurze gedämpfte Schwingung in der Eigenresonanz des Mittelohrapparates folgt (Abb. 2.**2**).

Es ist nicht bekannt, warum es gelegentlich zu solchen tic-artigen Zuckungen des M. stapedius (und eventuell des M. tensor tympani) kommt. Eine Analogie zum Facialis-Tic und der Trigeminusneuralgie (Tic douloureux) liegt aber nahe. Beide Hirnnerven, N. facialis und N. trigeminus, können in ihrem intrakraniellen Verlauf durch Kontakte mit einer pulsierenden Hirnarterie gereizt werden, und darauf reagieren sie mit blitzartig einschießenden Innervationsimpulsen. Für die tic-artigen Kontraktionen der Mittelohrmuskeln ist dieser Zusammenhang aber noch nicht nachgewiesen worden.

Manche Patienten können durch bestimmte Innervationsanstrengungen (Grimassieren) einen hohen singenden Ton „wie eine gespannte Saite" in ihren Ohren produzieren. Diese Wahrnehmung beruht möglicherweise auf einer willkürlichen Dauerkontraktion des M. stapedius und würde dann dem physiologischen Muskelton entsprechen, der nur durch die direkte Ankoppelung an das Hörsystem abnorm laut in Erscheinung tritt. Vermehrt, unwillkürlich und dann auch in belästigender Weise treten diese mit Tinnitus verbündenen Stapediuskontraktionen in der Regenerationsphase nach Facialislähmung und in Zusammenhang mit Massenbewegungen der mimischen Muskulatur auf. Sie lassen sich tympanometrisch nachweisen (s. Abb. 2.**2**) und durch eine Durchtrennung der Stapediussehne beseitigen (Yamamoto u. Mitarb. 1985).

Mittelohrstörungen

Akute und chronische Mittelohrentzündungen gehen manchmal mit subjektiven Ohrgeräuschen einher. Zum Teil sind diese sicher vaskulären Ursprungs, wie etwa das pulssynchrone Klopfen und Brausen bei akuter Entzündung infolge der Weitstellung und hohen Pulsamplitude in den Gefäßen. Andererseits schirmt die Schallleitungsstörung, die regelmäßig mit einem Mittelohrprozeß verbunden ist, das Innenohr gegen äußere Geräusche ab, die sonst die normalen körpereigenen Geräusche verdecken, so daß diese nun hörbar werden wie in einem schallgedämpften Raum. Dieser Mechanismus scheint auch für einige Komponenten des Tinnitus verantwortlich zu sein, der mit der *Otosklerose* vergesellschaftet

ist. Wenn durch eine erfolgreiche Operation die Schallleitungsschwerhörigkeit beseitigt ist, verschwindet dieser Anteil des Tinnitus. Offensichtlich gibt es aber bei der Otosklerose noch eine andere Komponente des Tinnitus, die wahrscheinlich in der Cochlea generiert wird und die sich durch eine Operation nicht beeinflussen läßt. Hierüber gibt es keine gesicherten Erkenntnisse.

2.5   Subjektive Ohrgeräusche

Als subjektive Ohrgeräusche bezeichnet man solche, die von einem externen Beobachter nicht wahrgenommen und mit physikalischen Mitteln nicht registriert werden können. In der Regel ist davon auszugehen, daß sie nicht auf physikalischen Schallschwingungen beruhen, also nicht-vibratorischer Art sind, wie Fowler es nannte (vergl. Kap. 1.16). Der Nachweis der oto-akustischen Emissionen, auch wenn sie wohl kaum eine große Rolle bei der Generierung von Tinnitus spielen, mahnt aber zur Vorsicht, die Annahme vom nicht-vibratorischen Charakter des „subjektiven Tinnitus" allzu apodiktisch zu vertreten.

Im ganzen Hörsystem ist die Cochlea wahrscheinlich der häufigste Sitz von Störungen und Fehlfunktionen, die Tinnitus verursachen können. Die physiologischen Vorgänge in der Schnecke sind sehr kompliziert und noch nicht vollständig bekannt. Gerade die Forschungen der letzten Jahre haben neue Erkenntnisse gebracht, durch die vermeintlich gesicherte Vorstellungen, die jahrzehntelang unbestritten als Lehrmeinung galten, umgeworfen worden sind, so daß ein Umdenken erforderlich wurde. Bevor mögliche pathologische Prozesse diskutiert werden, die der Generierung von Tinnitus zugrunde liegen können, ist es nötig, einen kurzen Überblick über die normale Funktion der Cochlea einschließlich ihrer Anatomie, Hydrodynamik, Elektrophysiologie und Biochemie zu geben. Da alle diese Aspekte sehr komplex sind, können sie hier nicht im Detail sondern nur in ziemlich grober Vereinfachung beschrieben werden.

Anatomische Aspekte der Cochlea

Die *knöcherne Schnecke* ist geformt wie eine Röhre von etwa 2 mm Durchmesser und

28 – 30 mm Länge. Diese Röhre ist um eine Achse, den Modiolus, in $2\frac{1}{2}$ Windungen schnekkenartig aufgewickelt. Die mechanischen Vorgänge in der Schnecke sind unabhängig von der spiralförmigen Anordnung, und sie können darum übersichtlicher in einem abgewickelten, gestreckten Modell des Schneckenganges demonstriert werden.

Ein Querschnitt des Schneckenganges zeigt, daß er in *drei parallele Kanäle* unterteilt ist. Der obere und der untere Kanal (scala vestibuli und scala tympani) stehen an der Schneckenspitze durch das Helicotrema miteinander in Verbindung. Diese beiden Kanäle sind Fortsetzungen des Subarachnoidalraumes und sind mit diesem durch den Aquaeductus cochleae verbunden. Sie enthalten eine Flüssigkeit, die Perilymphe, die mit dem Liquor cerebrospinalis identisch ist. Sie hat einen hohen Gehalt an Natrium (Na^+) und einen niedrigen Gehalt an Kalium (K^+) (Abb. 2.**3**).

Der mittlere Kanal, der eigentliche *Schneckengang* oder Ductus cochlearis, hat einen dreieckigen Querschnitt. Er ist mit Endolymphe gefüllt, die viel Kalium (K^+) und wenig Natrium (Na^+) enthält. Die obere Wand dieses Ganges, die Reißnersche Membran, ist dünn und trägt keine speziellen Strukturen. Jedoch hält sie eine strikte Trennung der beiden Flüssigkeiten, Endolymphe und Perilymphe, aufrecht. Deren unterschiedliche Elektrolytkonzentration entspricht etwa derjenigen zwischen intrazellularem und extrazellularem Raum und bedingt ein elektrisches Potential von etwa 80 mV an der dünnen Reißnerschen Membran.

Die seitliche Wand des Schneckenganges, die *Stria vascularis*, enthält die Blutgefäße und versorgt alle Strukturen der Cochlea mit Sauerstoff und ist verantwortlich für den Transport der Energieträger und Stoffwechselprodukte. In der Stria vascularis wird die Endolymphe produziert; resorbiert wird sie im Saccus endolymphaticus. Es gibt also eine langsame Strömung der Endolymphe von der Schneckenspitze über die Basalwindung zum Saccus endolymphaticus. Die Stria vascularis ist das wichtigste Organ zur Aufrechterhaltung des Volumens und der Zusammensetzung der Endolymphe.

Die untere Wand des Schneckenganges, die Basilarmembran, trägt das *Cortische Organ*. Die Basilarmembran hat eine unterschiedliche Breite:

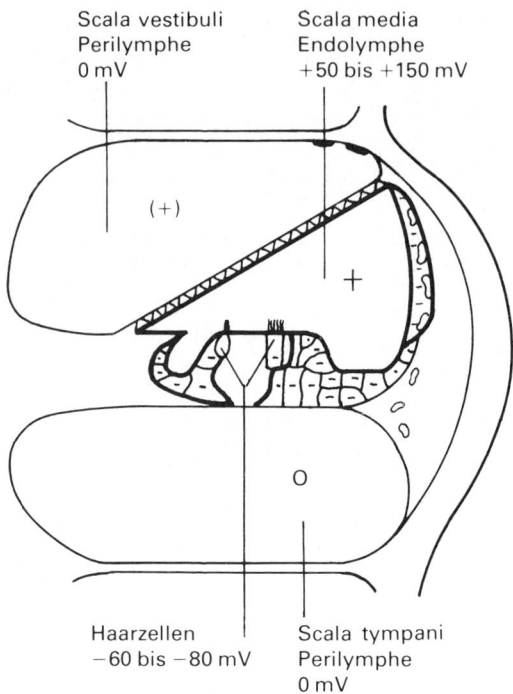

Scala vestibuli
Perilymphe
0 mV

Scala media
Endolymphe
+50 bis +150 mV

(+)

+

O

Haarzellen
−60 bis −80 mV

Scala tympani
Perilymphe
0 mV

Abb. 2.**3** Elektrische Potentiale in den einzelnen Kompartimenten der Cochlea. Bezogen auf den perilymphatischen Raum (Potential = 0 mV), hat der endolymphatische Raum ein positives Potential von +50 mV in der Schneckenspitze bis +150 mV nahe dem runden Fenster. Das intrazelluläre Potential der Haarzellen beträgt dagegen −60 mV bis −80 mV. An der Oberfläche der Haarzellen besteht daher eine Potentialdifferenz von etwa 140 mV. Die Potentiale beruhen im wesentlichen auf der verschiedenen Ionenverteilung: Perilymphe hat viel Na^+ (130 – 150 mval/l) und wenig K^+ (4−5 mval/l), Endolymphe hat viel K^+ (140−160 mval/l) und wenig Na^+ (12−16 mval/l (nach Tasaki u. Mitarb. 1954, umgezeichnet)

sie ist am schmalsten (0,15 mm) am Beginn der Schnecke, in der Basalwindung, und wächst bis zur Schneckenspitze (Apex) auf 0,45 mm an. Auf der Basilarmembran sind vier Reihen von Sinneszellen eingebettet in ein kompliziertes Gerüst von Pfeiler- und Stützzellen. Die Sinneszellen (Haarzellen) tragen auf ihrem Kopfende haarähnliche Strukturen, die in spezifischen Mustern angeordnet sind. Es gibt drei Reihen äußerer Haarzellen und eine Reihe innerer Haarzellen, insgesamt etwa 20000 – 25000, und zwar etwa 15000 äußere und 5000 innere Haarzellen. Alle diese Zellen sind bei der Geburt vorhanden als eine einmalige Ausstattung. Wenn Haarzellen zerstört

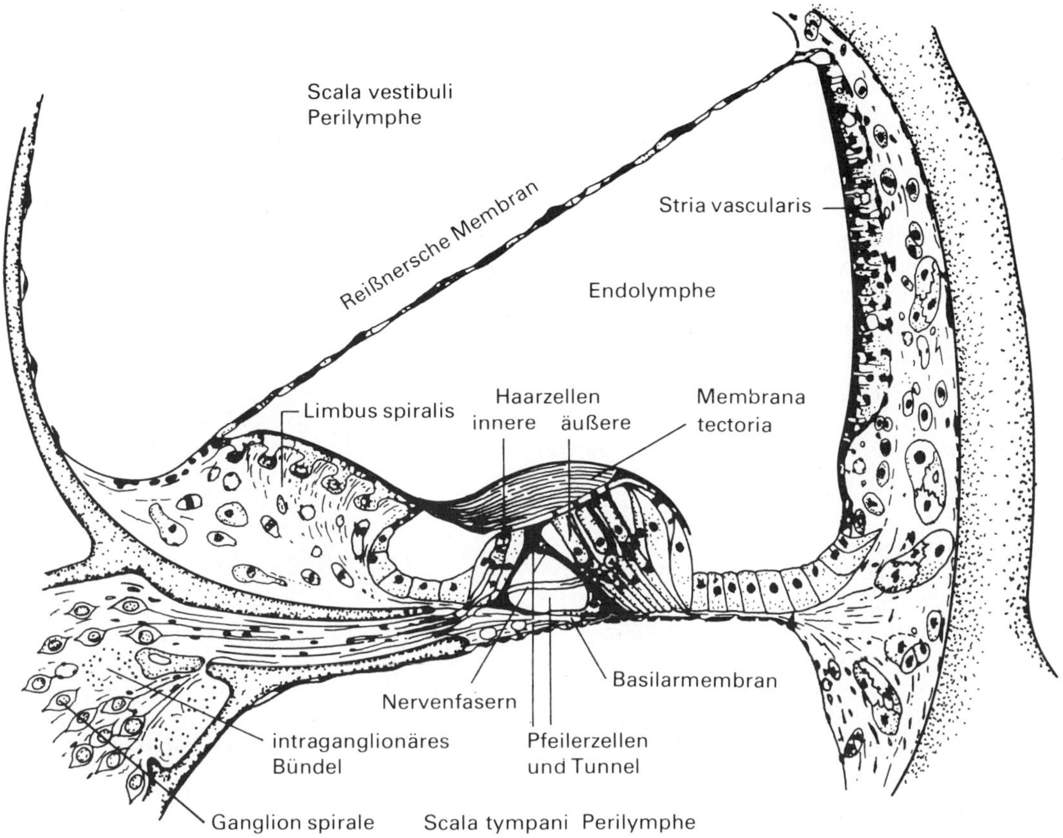

Scala vestibuli
Perilymphe

Reißnersche Membran

Stria vascularis

Endolymphe

Limbus spiralis

Haarzellen
innere äußere

Membrana
tectoria

Nervenfasern

intraganglionäres
Bündel

Pfeilerzellen
und Tunnel

Basilarmembran

Ganglion spirale   Scala tympani Perilymphe

Abb. 2.**4a**   Querschnitt durch den Schneckenkanal mit Cortischem Organ in der Übersicht (nach Iurato 1967, umgezeichnet)

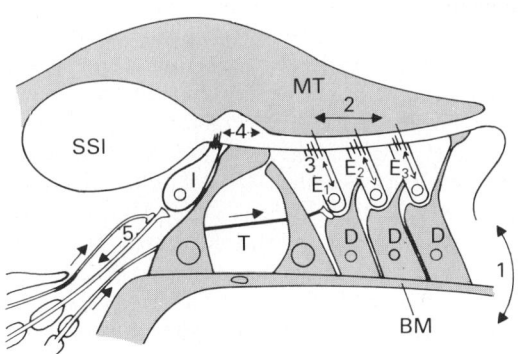

Abb. 2.**4b** Cortisches Organ, schematisch, mit Funktionsabläufen (in Anlehnung an Uziel u. Pujol 1990, umgezeichnet). MT = Membrana tectoria; SSI = Sulcus spiralis internus; T = Tunnel; BM = Basilarmembran; D = Deiters-Zellen; I = innere Haarzelle; E = äußere Haarzellen 1–3. Funktionsabläufe: 1. Schwingung der Basilarmembran mit aufsitzendem Cortischen Organ entsprechend der Wanderwelle nach von Békésy. 2. Relativbewegung der Membrana tectoria mit Abscherung der Zilien der äußeren Haarzellen, deren längste in der Membrana tectoria verankert sind. Dadurch Steuerung von Ionenkanälen und Auslösung aktiver Kontraktionen der äußeren Haarzellen. 3. Schnelle Kontraktionen der äußeren Haarzellen synchron mit dem einwirkenden Schallreiz, modifiziert durch überlagerte langsame Kontraktionen und Impulse aus efferenten Nervenbahnen. 4. Abscherung der Zilien der inneren Haarzellen durch Strömung der Endolymphe in der „Neubertschen Düse." Dadurch Steuerung von Ionenkanälen, Depolarisation und Freisetzung von Neurotransmittern. 5. Afferente Fortleitung der ausgelösten Nervenimpulse, modifiziert durch efferente Impulse

oder schwer beschädigt werden, gibt es keine
Regeneration, keinen Ersatz (Abb. 2.**4**).

Jede *äußere Haarzelle* hat 100 – 120 *Stereozilien*
(Haare), die aus dem Kopfende der Zelle und der
die einzelnen Zellen verbindenden Kutikularmembran herausragen. Die Haare sind verschieden lang; die längsten reichen bis an die über
dem Cortischen Organ liegende Deckmembran
(Membrana tectoria) und sind mit dieser fest
verbunden. Die Stereozilien der *inneren Haarzellen*, etwa 60 pro Zelle, sind nicht an die
Deckmembran angekoppelt.

Zwischen den Reihen der äußeren und inneren
Haarzellen befindet sich ein weiterer Gang, der
sogenannte *Tunnel*. Er ist mit Cortilymphe
gefüllt, und deren Zusammensetzung ähnelt
wieder der Perilymphe mit viel Natrium (Na$^+$)
und wenig Kalium (K$^+$). Die Haarzellen grenzen
also mit ihren haartragenden Kopfenden an die
Endolymphe (viel K$^+$) und mit ihren Seiten-
flächen und Fußenden an die Cortilymphe, bzw.
Perilymphe (viel Na$^+$). Infolge dieser verschiedenen Ionenkonzentrationen gibt es beträchtliche *elektrische Potentialdifferenzen* zwischen
den einzelnen Flüssigkeitsräumen (Perilymphe,
Endolymphe, Cortilymphe) und dem Inneren
der Haarzellen. Diese Potentiale werden durch
Ionenpumpen und energieverzehrende Stoffwechselprozesse aufrecht erhalten.

Der Bau der Haarzellen ist sehr kompliziert. Die
äußeren Haarzellen haben ein *Zytoskelett* aus
Aktin und Aktin-assoziierten Molekülen, ähnlich
den Muskelzellen, das ihnen die Fähigkeit zu
aktiven Bewegungen verleiht (Arnold u. Anniko
1989; Lim u. Mitarb. 1989; Zenner 1986/88)
(Abb. 2.**5**). Die inneren Haarzellen haben keine
solche kontraktilen Strukturen und sind anscheinend nicht aktiv beweglich.

Die inneren und äußeren Haarzellen sind durch
zwei Nervenfasersysteme mit den zentralen Stationen der Hörbahn verbunden. Afferente Fasern
leiten die Information vom peripheren Organ zu
Kerngebieten des Zentralnervensystems. Sie beginnen mit bipolaren Nervenzellen, etwa 30000 –
40000, die im Ganglion spirale im Modiolus
untergebracht sind. Die zentralen Fortsätze
dieser bipolaren Zellen ziehen zum Nucleus
cochlearis der gleichen Seite (ipsilateral) und der
Gegenseite (kontralateral) im Hirnstamm. Efferente Fasern erreichen die Cochlea über das
olivocochleäre Bündel, ebenfalls ipsi- und kontralateral, und vermitteln Informationen von zen-

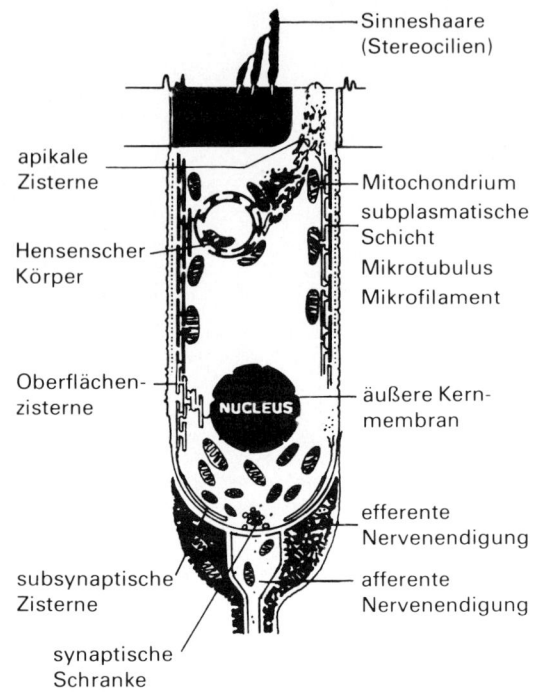

Abb. 2.**5** Bau einer äußeren Haarzelle. Die lami-
nären Strukturen unter der Zellwand ermöglichen
wahrscheinlich die Kontraktionen der Zelle durch
ihren Gehalt an Aktin, Myosin und Calmodulin,
einem Calcium-bindenden Protein (nach Lim u.
Mitarb. 1989, umgezeichnet)

tralen Stationen der Hörbahn zum peripheren
Organ.

Die Ankoppelung der Haarzellen an diese beiden neuralen Netzwerke ist sehr differenziert
(Abb. 2.**6**). Die *afferenten Nervenfasern* stehen
fast ausschließlich in Verbindung mit den inneren
Haarzellen: obwohl diese zahlenmäßig im Verhältnis 1 : 3 den äußeren Haarzellen unterlegen
sind, vereinigen sie doch 90 – 95% aller afferenten
Fasern auf sich. Jede innere Haarzelle ist
mit 20 – 30 unverzweigten afferenten Nervenfasern verbunden. Die äußeren Haarzellen sind nur
an 5 – 10% der afferenten Fasern angeschlos-
sen. Dabei zieht jede Faser eine Strecke von
0,6 – 1 mm entlang der Basilarmembran und
versorgt gleich eine ganze Traube von äußeren
Haarzellen. Das bedeutet, daß praktisch alle
Information, die von der Cochlea zu den
zentralen Stationen transportiert wird, von den
inneren Haarzellen ausgeht. Die äußeren Haarzellen haben dagegen eine reiche *efferente
Innervation* mit großen synaptischen Kontakt-

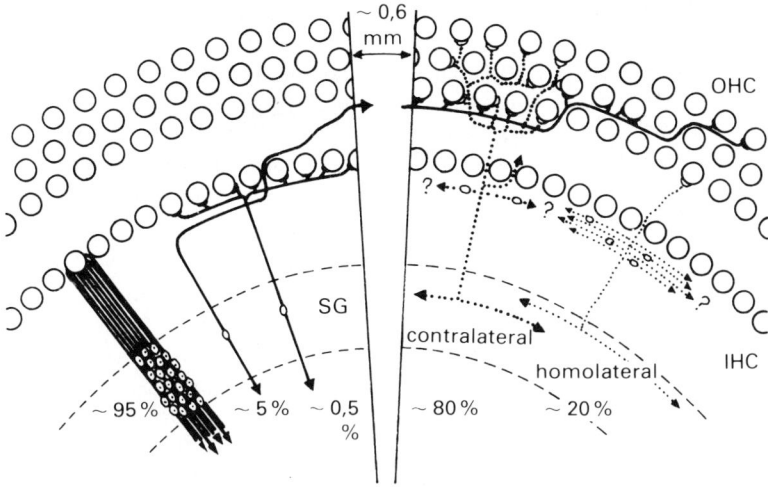

der afferenten Neuronen   der efferenten Neuronen

Abb. 2.**6a** Afferente und efferente Innervation der inneren und äußeren Haarzellen in der Ebene einer Schneckenwindung (nach Spoendlin 1973). Etwa 95% aller afferenten Neuronen (linke Bildhälfte) ziehen zu den inneren Haarzellen und enden dort ohne Aufzweigung. Nur 5% der afferenten Nervenendigungen gehen zu den äußeren Haarzellen, wobei jede Faser eine ganze Traube von Zellen entlang einem beträchtlichen Abschnitt der Basilarmembran berührt. Die efferenten Fasern (rechte Bildhälfte) kommen überwiegend von kontralateral und ziehen fast ausschließlich zu den äußeren Haarzellen. OHC = äußere Haarzellen; IHC = innere Haarzellen; SG = Ganglion spirale

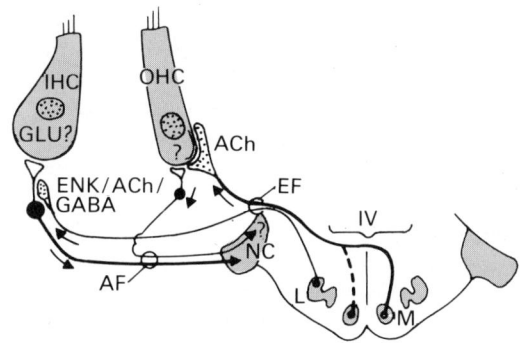

◄ Abb. 2.**6b** Afferente und efferente Innervation der einzelnen Haarzellen im Detail mit Neurotransmittern (nach Uziel u. Pujol 1990; umgezeichnet). IHC = innere Haarzelle; OHC = äußere Haarzelle; NC = Nucleus cochlearis; L u. M = lateraler und medialer Kern der oberen Olive am Boden des IV. Ventrikels (IV); EF = efferente Fasern aus dem medianen (dicke Fasern) und dem lateralen (dünne Fasern) System; AF = afferente Fasern mit den Neuronentypen I (dick) und II (dünn). Neurotransmitter: GLU = Glutamat; Ach = Acetylcholin; ENK = Enkephaline; GABA = Gammaaminobuttersäure

zonen zwischen den Nervenendigungen und der Zellmembran. Diese efferenten Fasern zu den äußeren Haarzellen kommen hauptsächlich gekreuzt vom Olivenkomplex der Gegenseite, während die inneren Haarzellen hauptsächlich efferente Fasern von derselben Seite erhalten (Spoendlin 1987/88).

Mechanische Vorgänge in der Cochlea

Wenn der Steigbügel kolbenartige oder kippende Bewegungen ausführt, wie er es bei Einwirkung von Luftschall tut, wird zunächst die *Basilar-*

membran an ihrem basalen Ende nahe der Stapesfußplatte ausgelenkt. Diese Auslenkung pflanzt sich dann in Form einer Wanderwelle entlang der Basilarmembran zur Schneckenspitze hin fort. Dabei wächst die Amplitude der Welle an, während ihre Fortpflanzungsgeschwindigkeit gleichzeitig abnimmt, so daß sich ein klar definiertes Maximum der Wanderwelle ergibt. Hinter diesem Maximum bricht die Welle rasch zusammen (Abb. 2.7).

Der Ort, wo sich das *Maximum der Wanderwelle* ausbildet, ist abhängig von der Frequenz der Steigbügelbewegungen: hohe Frequenzen bilden ihr Maximum nahe dem Stapes, während tiefe

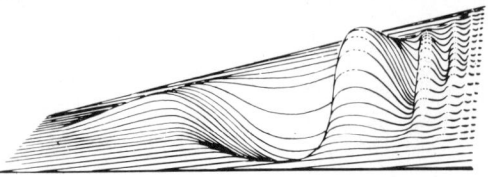

Abb. 2.7 Modell der Wanderwelle entlang der Basilarmembran. Die Dimensionen sind willkürlich gewählt, und die Auslenkung ist stark übertrieben; das Bild zeigt aber anschaulich den Bewegungsmodus (nach Tonndorf 1960). Tatsächlich ist die Basilarmembran ein ganz schmales Band von 0,15–0,45 mm Breite und 28–30 mm Länge; ein Bandmaß von 2 cm Breite und 150 cm Länge gäbe eine annähernd richtige Vorstellung. Die Auslenkungen liegen, mit dem Mössbauer-Effekt gemessen, in der Größenordnung von Angström-Einheiten (10^{-8} cm)

Frequenzen weiter zur Schneckenspitze vordringen. Dieser hydrodynamische Vorgang wird beeinflußt durch die von basal nach apikal zunehmende Breite der Basilarmembran, ihre Elastizität und die physikalischen Eigenschaften der übrigen beteiligten Strukturen, wie Flüssigkeiten, Deckmembran und Cortisches Organ. Er hat zur Folge, daß die Schallenergie systematisch entsprechend der einwirkenden Frequenz entlang der Basilarmembran verteilt wird.

Bei der Entdeckung dieser Hydrodynamik der Schnecke durch von Békésy und bei vielen späteren Beobachtern stellte sich das Maximum der Wanderwelle immer sehr breit dar und konnte das scharfe *Frequenzunterscheidungsvermögen* des Ohres nicht erklären. Darum glaubte man, es wäre nur eine grobe mechanische Vorstufe der Frequenzanalyse in der Schnecke, und es würden sich weitere Stufen anschließen, die man sich teils als mechanische, hauptsächlich aber als neurale Mechanismen vorstellte. Sie wurden als „zweites Filter" postuliert, das die stumpfe mechanische Frequenzanalyse „verschärfen" sollte. Dieses Konzept ist jetzt verlassen worden: ein „zweites Filter" scheint nicht mehr nötig zu sein.

Untersuchungen mit neuen Techniken (Mössbauer-Effekt) und an lebenden Tieren im Gegensatz zu den früheren Experimenten an Kadavern haben gezeigt, daß die mechanische Frequenzanalyse sehr viel genauer ist, als von Békésy sie gefunden hatte. Gold hatte schon 1948 die Hypothese aufgestellt, daß ein aktiver positiver Rückkopplungseffekt an der Frequenzanalyse beteiligt sein müßte, aber er konnte kein plausibles Konzept anbieten, worin er bestehen sollte. 1978 zeigte Kemp, daß normale Ohren akustische

Energie abstrahlen, spontan und als Anwort („Echo") auf einen externen Schallreiz. Diese Phänomene werden als *spontane bzw. evozierte oto-akustische Emissionen* bezeichnet. Ihre Entdeckung hat die Vorstellungen über die physiologischen Abläufe in der Schnecke gründlich gewandelt. Es ergibt sich heute etwa folgende Theorie:

Die äußeren Haarzellen des Cortischen Organs spielen eine *aktive Rolle* bei der Frequenzanalyse von Schallwellen in der Schnecke. Vermöge ihrer Fähigkeit zu aktiven Kontraktionen können sie die mechanischen Abläufe steuern. Durch langsame Kontraktionen können sie die Steifheit der Basilarmembran mit den aufsitzenden Strukturen bis in die Stereozilien in eng begrenzten Bereichen verändern und so die Form der Wanderwelle modifizieren. Es konnte aber gezeigt werden, daß die äußeren Haarzellen nicht nur langsame Kontraktionen ausführen können, sondern daß sie auf elektrische Reize hin auch hohen Frequenzen bis weit über 5000 Hz mit raschen Kontraktionen zu folgen vermögen (Ashmore 1987; Santos-Sacchi 1988; Zenner 1987). Durch eine solche mechanische Rückkopplung, bei der mit schnellen aktiven Kontraktionen phasengerecht die einwirkende Schallschwingung verstärkt wird, können sie die mechanische Reizung der inneren Haarzellen in scharf abgestimmten Bereichen unterstützen. Die aktiven periodischen Kontraktionen der äußeren Haarzellen sind die Quelle der oto-akustischen Emissionen. Die Aktion der äußeren Haarzellen kann wiederum durch efferente Impulse gesteuert werden entsprechend ihrer dichten Versorgung mit efferenten Synapsen, aber deren Funktion ist noch nicht befriedigend geklärt. In diesen wirkt wahrscheinlich GABA (Gammaaminobuttersäure) als Transmitter (Plinkert u. Mitarb. 1989).

Die Entdeckung, daß die Cochlea spontan akustische Energie aussenden kann, gewöhnlich in Forn von nahezu sinusförmigen Signalen, erweckte die Erwartung, daß in den zugrunde liegenden aktiven Prozessen auch die *Quelle von Tinnitus* zu suchen sei. Weitere Untersuchungen haben aber gezeigt, daß dies im allgemeinen nicht zutrifft. Oto-akustische Emissionen werden nur von normalhörenden Ohren produziert. Wenn sie in geschädigten Ohren nachweisbar sind, dann immer nur in Frequenzbereichen, in denen das Hörvermögen noch normal ist. Individuen mit lauten akustischen Emissionen hören diese nicht, und sie haben auch keinen subjektiven Tinnitus in dem betreffenden Frequenzbereich. Umgekehrt haben Patienten die an Tinnitus leiden, keine spontanen akustischen Emissionen entsprechender Frequenz. Beobachtungen, daß Tinnitus und oto-akustische Emissionen doch einmal zusammentreffen, sind seltene Ausnahmen und vielleicht nur zufälliger Natur (Penner 1988/89; Wilson 1987; Zwicker 1987).

Nach dieser Theorie wirken die äußeren Haarzellen als mechanische Verstärker in der Cochlea. Sie führen den inneren Haarzellen frequenzspezifisch mechanische Schwingungen zu, aber sie sind nicht direkt beteiligt bei der Transformation mechanischer Parameter in neutrale Aktivität. Dies ist allein die Domäne der inneren Haarzellen. Wenn diese Vorstellungen richtig sind, kann geschlossen werden, daß *subjektiver Tinnitus* nicht direkt im Bereich der äußeren Haarzellen entstehen kann, sondern daß die unterste Ebene, von der cochleärer Tinnitus als neurales Signal ausgehen kann, die inneren Haarzellen sein müssen.

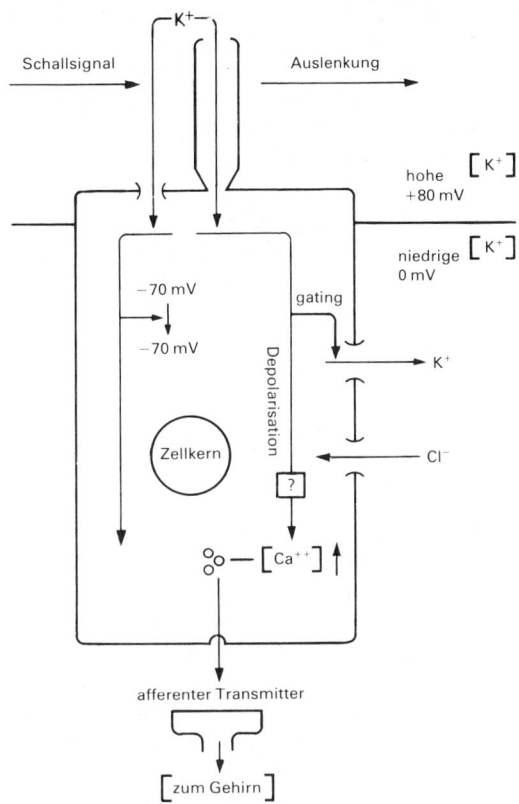

Abb. 2.**8**   Bau einer Haarzelle schematisch mit Ionenkanälen und Schritten der Transduktion von der mechanischen Bewegung zum neuralen Impuls (nach Zenner 1990)

Mechano-elektrische und biochemische Aspekte

Die mechanische Bewegung der Wanderwelle wird im Cortischen Organ in Veränderungen *elektrischer Potentiale* und schließlich in neurale Aktivität umgesetzt. Das Innere der Haarzellen ist infolge der spezifischen Ionenkonzentrationen, besonders der K^+-Ionen, elektronegativ gegenüber den angrenzenden Flüssigkeiten, Endolymphe, Cortilymphe und Perilymphe. Die größte Potentialdifferenz in Höhe von etwa $140 - 150$ mV besteht zwischen dem Zellinneren und der Endolymphe (Abb. 2.**8**).

In der Zellmembran der Haarzellen befinden sich *Kanäle*, die spezialisiert sind, den Durchtritt bestimmter Ionen zu steuern. So gibt es K^+-Kanäle, Cl^--Kanäle und Ca^{++}-Kanäle. Diese Kanäle sind am Kopfende der Zelle in Beziehung zu den Stereozilien und der Kutikularplatte lokalisiert, aber auch an den anderen Zellwänden, wo der Kontakt zur Cortilymphe und Perilymphe hergestellt wird (Zenner 1989).

Abscherende Bewegungen der Stereocilien, wie sie durch die Wanderwelle hervorgerufen werden, öffnen die K^+-Kanäle und lassen entsprechend

dem elektrochemischen Gradienten Kalium in die Zelle einströmen. Dieser Zufluß von positiven Ladungen *depolarisiert* die Zelle sehr rasch. Die Depolarisation steuert ihrerseits den Einstrom von Cl^--Ionen und reguliert damit den Ca^{++}-Spiegel in der Zelle. Diese beiden Faktoren, die Depolarisation und die Anwesenheit einer bestimmten Ca^{++}-Konzentration setzt einen Neurotransmitter frei, wahrscheinlich Glutamat (Eybalin u. Pujol 1989), der seinerseits die Synapsen in Kontakt mit der Zellmembran aktiviert. So wird ein Nervenimpuls ausgelöst, und ein Signal, in welchem gewisse Parameter des auslösenden physikalischen Reizes kodiert sind, wird zu höheren Stationen des Hörsystems zur weiteren Verarbeitung auf den Weg geschickt.

Der Ausstrom von K^+-Ionen aus dem Zellinneren in die Perilymphe und Cortilymphe durch

Kanäle in den Seitenwänden der Zelle wird während der Depolarisation dramatisch erhöht und trägt zur *Repolarisation* der Zelle bei. Nach einem solchen Zyklus der Depolarisation und Repolarisation ist die Zelle wieder bereit für eine neue Entladung.

Die Verteilung der spezifischen Rezeptoren für die einzelnen Neurotransmitter, Glutamat an den afferenten Synapsen der inneren Haarzellen und GABA an den efferenten Synapsen der äußeren Haarzellen, weist ein deutliches Gefälle von der Schneckenbasis zur Schneckenspitze auf, dessen Bedeutung noch unklar ist (Eybalin u. Pujol 1989; Plinkert u. Mitarb. 1989).

Die wesentliche Reaktion der *inneren Haarzellen* auf die Depolarisation ist die Transformation mechanischer Vibrationen in nervöse Signale. In den *äußeren Haarzellen* geht die Depolarisation der Zelle wahrscheinlich mit einer aktiven Bewegung (Kontraktion) des Zytoskelettes aus Aktin einher. Der Transduktionsprozeß in der äußeren Haarzelle ist reversibel, bzw. in zwei entgegengesetzten Richtungen wirksam: die mechanische Bewegung führt zu einer elektrischen Depolarisation, und die Depolarisation führt wiederum zu einer mechanischen Bewegung.

Solch ein System ist geeignet, eine *positive Rückkopplung* zu leisten, theoretisch ist es jedoch auch gefährdet, außer Kontrolle zu geraten. Die zugrunde liegenden Prozesse sind aber hochgradig nichtlinear, und darum wird rasch ein Stadium der Sättigung erreicht. Das ist wahrscheinlich der Grund, warum das System nicht außer Kontrolle gerät.

Es ist aber gut vorstellbar, daß dieses komplizierte System von Ionenkonzentrationen und elektrischen Potentialen, das hier nur sehr grob umrissen wurde, in einer solchen Weise gestört werden kann, daß Nervenentladungen auch ohne einwirkenden akustischen Reiz ausgelöst werden. Diese würden dann in den höheren Stationen weiter verarbeitet und Anlaß zu *subjektiven Wahrnehmungen* ohne physikalisch-akustisches Korrelat, also zu Tinnitus geben. Ursache für solche Entladungen könnten z. B. sein eine abnorme Verteilung bestimmter Ionen, Defekte an Ionenkanälen, Defekte an Membranen mit einem Leckstrom für bestimmte Ionen, Defekte in Enzymsystemen, die Stoffwechselprozesse steuern usw. Einige dieser hypothetischen Ursachen für die Generierung von Tinnitus sollen später noch im Detail diskutiert werden.

Muster der neuralen Entladungen; Ortstheorie und Periodizitätstheorie der Tonhöhenwahrnehmung

Das Konzept der *Wanderwelle* beinhaltet, daß die in die Schnecke eintretende Schallenergie entsprechend ihrer Frequenzzusammensetzung entlang der Basilarmembran verteilt wird: die Energie niederer Frequenzen wird zur Schneckenspitze transportiert, diejenige hoher Frequenzen bleibt auf die unteren Schneckenabschnitte konzentriert. Nur die Haarzellen im Bereich des Maximums der Wanderwelle werden in der oben beschriebenen Weise gereizt. Dadurch wird die Information über die Frequenz des Schallsignals kodiert durch den Ort auf der Basilarmembran, wo das Maximum der Wanderwelle ausgebildet wird, oder – in der nächsten Zuordnung – durch die Ordnungszahl der gereizten Haarzellen. Abbildung 2.**9** zeigt die Frequenzen in Beziehung zu ihrer Abbildung auf der Basilarmembran.

Die *tonotope Abbildung* der Frequenzen wird, von der Schnecke ausgehend, auch aufsteigend in allen Abschnitten des Hörsystems beibehalten: im Hörnerven, den Cochleariskernen bis hin zum Hörcortex (Pantev u. Mitarb. 1988).

Das Ortsprinzip der Frequenzanalyse in der Cochlea wird auch bestätigt durch *pathologische Befunde* und die Schädigungsmuster bei Läsionen aus verschiedenen Ursachen: bei einer Hochtonschwerhörigkeit findet man immer einen Verlust von Haarzellen in den unteren Abschnitten der Basilarmembran.

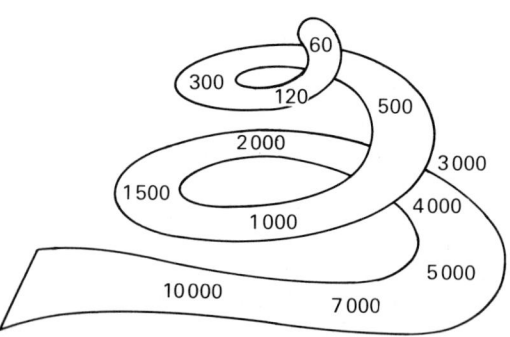

Abb. 2.**9**   Orte der maximalen Auslenkung der Basilarmembran in Abhängigkeit von der einwirkenden Frequenz: Ortsprinzip der Frequenzanalyse (nach Oosterveld 1983)

Hypothesen über die *Generierung von Tinnitus* in der Schnecke müssen dieses grundlegende Prinzip berücksichtigen. Der erste logische Ansatz könnte daher lauten: Tinnitus von definierter Tonhöhe wird wahrscheinlich in denjenigen Elementen generiert, die normalerweise bei der Wahrnehmung von Schallreizen eben dieser Tonhöhe aktiviert werden.

Die *Ortstheorie* der Tonhöhenwahrnehmung beschreibt jedoch nur ein Prinzip, wenn auch wahrscheinlich das wichtigste, mit dem das Hörsystem Frequenzen unterscheidet, identifiziert und kodiert. Es gibt daneben noch ein anderes Prinzip: die Periodizitätsanalyse. Die Haarzellen werden in der beschriebenen Weise nur dann erregt, und ein Nervenimpuls wird nur dann ausgeklinkt, wenn die Basilarmembran sich nach oben bewegt, nicht aber bei der Bewegung nach unten. Der Nervenimpuls ist dadurch an diejenige Phase des Schallreizes gekoppelt, die der Aufwärtsbewegung der Basilarmembran an dem durch die Wanderwelle bestimmten Abschnitt entspricht. Die einzelnen Haarzellen und Nervenfasern können zwar nicht auf jede der schnell aufeinander folgenden Aufwärtsbewegungen antworten, weil sie nach jeder Entladung eine gewisse refraktäre Pause haben, aber wenn sie antworten, dann in enger Koppelung an die Phase des Schallreizes. Darum ist in der zeitlichen Struktur des Erregungsmusters, das durch einen Schallreiz in den Nervenfasern erzeugt wird, die Frequenz des Schallreizes, d. h. seine *Periodizität*, und seine Phase kodiert, die Frequenz sogar so direkt, daß sie aus den Intervallen der Nervenimpulse regelrecht abgelesen werden kann (Abb. 2.**10**). Dies ist unabhängig von dem Ort auf der Basilarmembran, von dem die Impulse ausgehen.

So können die Haarzellen in der Basalwindung, die „eigentlich" für die Perzeption hoher Frequenzen „zuständig" sind, teilhaben an der *Codierung der Periodizität* eines tieffrequenten Signales. Ein harmonischer Klang, etwa ein musikalischer Akkord, hat eine gemeinsame Periodizität aller Komponenten, die dem Grundton entspricht. Als Beispiel: Die zwei Töne mit den Frequenzen 200 Hz und 300 Hz bilden eine Quinte. Die Überlagerung der beiden Schallschwingungen ergibt ein Muster, das sich mit einer Frequenz von 100 Hz wiederholt, es hat also eine Periodizität von 100 Hz. Diese Periodizität von 100 Hz wird vom Hörsystem als tiefer

Grundton zu der Quinte wahrgenommen, obwohl eine Schallschwingung mit dieser Frequenz physikalisch nicht vorhanden ist und auch auf der Basilarmembran nach der Ortstheorie nicht abgebildet wird. Dies wird als Residualeffekt oder „missing fundamental" bezeichnet und ist Ausdruck des zweiten Prinzips der Tonhöhenwahrnehmung, der Periodizitätsanalyse (Schouten 1970).

Phänomene, die der Periodizitätsanalyse und der Phasenkopplung zuzuschreiben sind, finden sich psychoakustisch und in elektro-physiologischen Korrelaten nur im *unteren und mittleren Frequenzbereich* bis maximal 3000−5000 Hz. Sie sind auf das 1. Neuron (Ganglion spirale, Hörnerv) beschränkt. Schon im Nucleus cochlearis ventralis und erst recht in den weiteren Stationen der Hörbahn sind sie nicht mehr direkt nachweisbar.

Bei der Diskussion über die Entstehung von Tinnitus darf dieses zusätzliche und ergänzende Prinzip der Tonhöhenwahrnehmung durch *Periodizitätsanalyse* nicht vernachlässigt werden.

Zentrale Verbindungen und Läsionen

Der *Hörnerv* enthält ungefähr 30000 Fasern, deren Durchmesser zwischen 3 und 10 µm beträgt. Die meisten Fasern weisen spontane Entladungen von Aktionspotentialen auf, wobei die Entladungsrate sehr unterschiedlich ist und sich zwischen wenigen Impulsen pro Minute und etwa 100 pro Sekunde bewegt (Harrison 1988). Die Anordnung der Fasern im Nervenquerschnitt spiegelt die tonotope Struktur der Cochlea wider, d. h. bestimmte Faserbündel sind bestimmten Frequenzen oder wahrgenommenen Tonhöhen zugeordnet.

Von einigen Hirnnerven der hinteren Schädelgrube ist bekannt, daß sie auf eine *Kompression durch Gefäßschlingen* mit einer pathologischen Aktivitätssteigerung oder auch mit einem progredienten Funktionsverlust reagieren können (Møller 1987). So ist eine vaskuläre Kompression oft die Ursache für eine Trigeminusneuralgie oder einen Facialisspasmus. Durch eine Operation, die sog. mikrovaskuläre Dekompression, wird in 90−95% solcher Fälle eine bleibende Heilung erzielt (Jannetta 1987).

Die Abschnitte der Hirnnerven, die mit *zentralem Myelin* (Oligodendrozyten) umscheidet sind, reagieren offensichtlich empfindlicher auf den Kontakt mit pulsierenden Gefäßen als die Abschnitte,

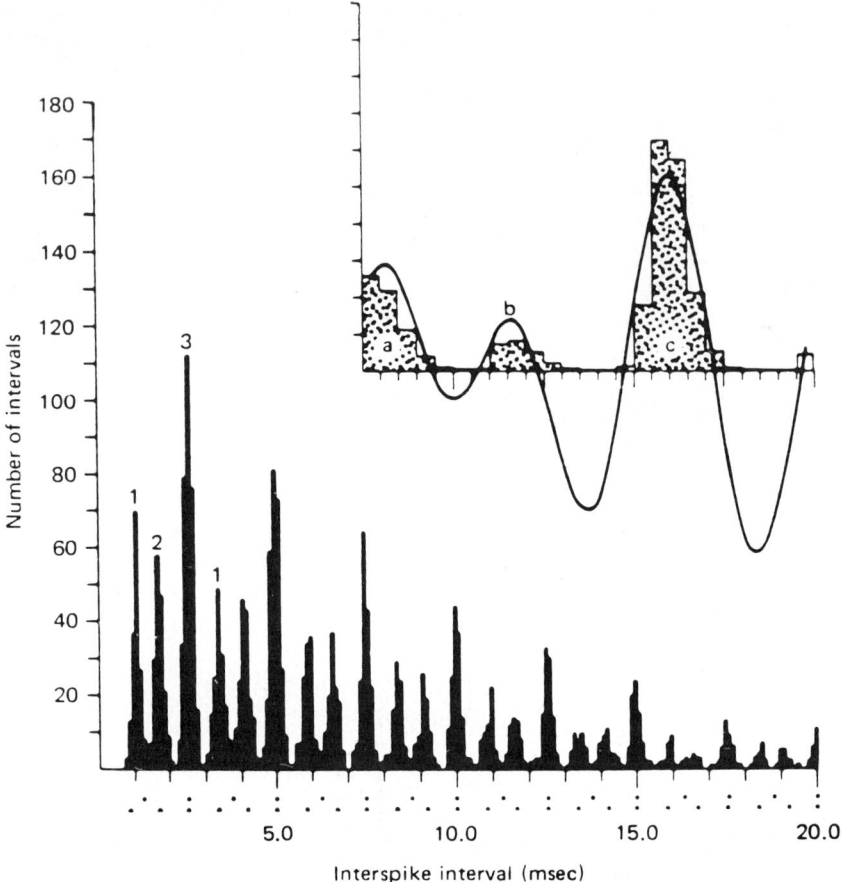

Abb. 2.**10** Histogramm der Entladungen einer Faser des Hörnerven bei Einwirkung von zwei Tönen im Abstand einer Quinte. Oben eingeblendet: das einwirkende akustische Signal, Quinte, Frequenzverhältnis 2:3, in bestimmter Phasenlage beider Töne. Unten: Histogramm der Entladungen. Aufgetragen ist die Häufigkeit, mit der bestimmte Intervalle zwischen jeweils zwei Entladungen auftreten. Durch phasengerechte Kopplung der Entladungen an das akustische Signal wird dessen Zeitmuster exakt wiedergegeben: Periodizitätsanalyse. Die Punkte unter dem Histogramm geben die ganzen Vielfachen der beiden Tonsignale an, in der oberen Reihe 4 auf 5 ms = 800 Hz; in der unteren Reihe 6 auf 5 ms = 1200 Hz (nach Rose u. Mitarb. 1969)

die von peripherem Myelin umscheidet sind. Im Hörnerven befindet sich der Übergang zwischen diesen beiden Abschnitten mit verschiedener Myelinscheide (Oberstein-Redlich-Zone) im inneren Gehörgang. Die gesamte intrakranielle Portion des Hörnerven ist also von zentralem Myelin umscheidet, und es ist daher zu erwarten, daß sie gegenüber vaskulärer Kompression besonders empfindlich ist. Wahrscheinlich wird hierdurch auch in gewissen Fällen Tinnitus erzeugt. Allerdings scheint Tinnitus dieser Genese nicht durch irgendwelche besonderen Merkmale, wie charakteristische Tonhöhe, Pulsation

u. dergleichen gekennzeichnet zu sein, die für eine Differentialdiagnose herangezogen werden könnten. Bisher hat jedenfalls die *mikrovaskuläre Dekompression des Hörnerven* nur in wenigen Fällen Tinnitus beheben können; aber das mag auch der unzureichenden präoperativen Selektion zuzuschreiben zu sein (Jannetta 1975/ 1987).

Alle Fasern des Hörnerven münden in den *Nucleus cochlearis*. Dort nimmt jede Faser Kontakt mit 75–100 Ganglienzellen auf. Jede Ganglienzelle des Cochleariskernes hat ihrerseits synaptische Verbindung mit zahlreichen Fasern

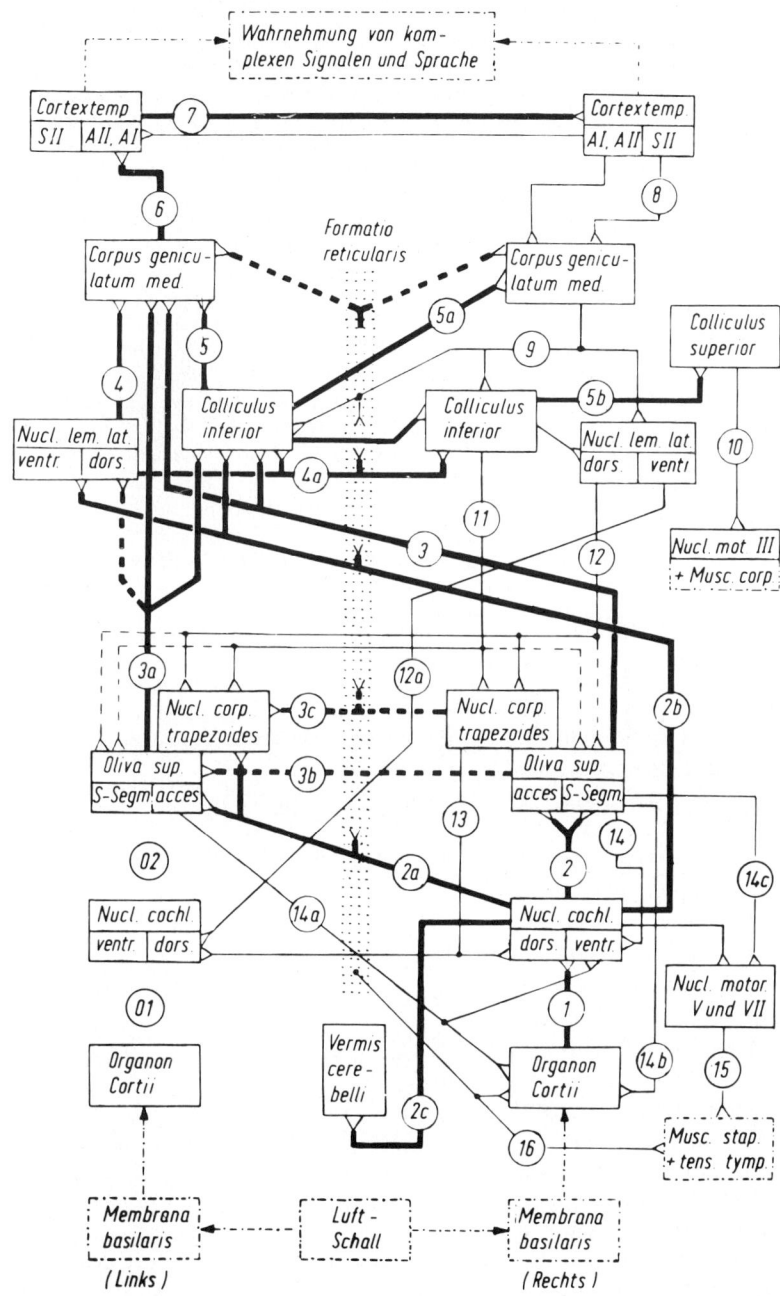

Abb. 2.11 Schematische Darstellung der zentralen Hörbahnen, die mit dem rechten Ohr in Verbindung stehen. Dicke Linien: afferente Bahnen vom Cortischen Organ bis zum Cortex aufsteigend. Dünne Linien: efferente Bahnen vom Cortex zum Cortischen Organ absteigend. Gestrichelte Linien: nicht sicher nachgewiesene Bahnen (nach Dunker 1972)

des Hörnerven. Dieses Konvergenz-Divergenz-Prinzip der neuralen Verbindungen ist typisch für das zentrale Nervensystem. Ein Schema der bekannten zentralen Hörbahnen (Abb. 2.11) zeigt, wie komplex das Netzwerk aus ipsilateralen, kontralateralen, afferenten und efferenten

Bahnen ist. Die tonotope Gliederung bleibt dabei erstaunlicherweise bis in die höchsten Ebenen erkennbar. Dieses Schema sollte als Warnung dienen vor allzu simplifizierenden Vorstellungen über einen „zentralen Tinnitus", der sich auf bestimmte umschriebene Strukturen einengen ließe. Vielmehr muß man in einem solchen vermaschten System damit rechnen, daß Rückkopplungsschleifen aktiviert werden, Hemmungsimpulse ausfallen, wodurch Spontanaktivitäten gebahnt werden, die normalerweise unterdrückt werden usw. Der Phantasie sind da keine Grenzen gesetzt; ziemlich sicher scheint aber, daß die meisten derartigen Prozesse mehrere Ebenen einbeziehen, so daß eine punktuelle Zuordnung der Funktionsstörung „Tinnitus" zu morphologischen Strukturen fragwürdig wird.

2.6 Merkmale von Tinnitus und ihre physiologischen Entsprechungen

Frequenz und Frequenzspektrum

Subjektiver Tinnitus wird von den Patienten gewöhnlich mit Ausdrücken beschrieben, wie Pfeifen, Klingeln, Zischen, Rauschen, Brausen, Dröhnen usw. Manchmal haben Patienten auch gleichzeitig mehrere Geräusche und Töne im Ohr und charakterisieren sie mit ihren sprachlichen Mitteln. Die physikalisch-physiologische Entsprechung zu der damit angedeuteten Wahrnehmungsqualität findet sich in der Frequenz und dem Frequenzspektrum eines Schallsignales.

Eine wichtige Methode der Tinnitusanalyse besteht darin, daß dem Patienten akustische Signale von verschiedenen Frequenzen und Frequenzspektren angeboten werden, wobei er angeben soll, welches dieser Signale seinem Tinnitus am ähnlichsten klingt. Wenn der Tinnitus tonalen Charakter hat, gelingt dies meist mit befriedigender Genauigkeit und Reproduzierbarkeit. Die Präzision, mit der zwei echte akustische Signale miteinander verglichen werden können, wird allerdings bei weitem nicht erreicht (Burns 1984; Penner 1983).

Wenn man die Verläßlichkeit solcher Messungen kritisch einschätzen will, muß man berücksichtigen, daß Tinnitus oft einem Ton extrem hoher Frequenz gleicht und daß das Tonhöhenunterscheidungsvermögen in die-

ser Region normalerweise schon eingeschränkt ist. Der höchste in der Musik gebrauchte Ton, das c^5, hat eine Frequenz von 4096 Hz. Das Tonhöhenunterscheidungsvermögen in den zwei Oktaven darüber, d. h. bis zu 8000 Hz und 16000 Hz, also bis an die obere Tongrenze für Normalhörende, ist um das Zwei- bis Dreifache schlechter als im mittleren Frequenzbereich (vergl. Ranke 1953). Da die dem Tinnitus ähnliche Frequenz in Hz angegeben wird, muß man bedenken, daß Frequenzunterschiede, z. B. bei wiederholten Messungen, immer relativ zu bewerten sind: 1000 Hz und 2000 Hz stehen im Abstand einer ganzen Oktave zueinander (Verhältnis 1 : 2), 8000 Hz und 9000 Hz aber nur im Abstand von einem Ganzton (Verhältnis 8 : 9). Wenn also bei wiederholten Messungen im hohen Frequenzbereich die Einzelwerte um rund 1000 Hz variieren, ist das relativ gering und liegt in dem Grenzbereich dessen, was musikalisch Ungeschulte überhaupt leisten können.

Darüber hinaus haben Patienten mit Tinnitus im Hochtonbereich meist auch einen Hörverlust in den hohen Frequenzen, und dadurch kann ihr Tonhöhenunterscheidungsvermögen weiter eingeschränkt sein (Dauman u. Cazals 1989). Auch ihr Reaktionsvermögen, gemessen an der Reaktionszeit auf Schallreize, ist im Tinnitus-Frequenzbereich beeinträchtigt (Goodwin u. Johnson 1980). Erschwerend kommt schließlich noch hinzu, daß Tinnitus oft keinen klaren Toncharakter hat, sondern eher einem Schmalbandgeräusch ähnelt. Aus all diesen Gründen mag es manchmal scheinen, als könnten die Patienten die Tonhöhe ihres Tinnitus nicht sehr zuverlässig angeben.

Bei der Erkennung und Benennung von Einzeltönen in der Musik treten oft Oktavverwechslungen auf: der Ton wird zwar nach seiner Bezeichnung im Tonsystem richtig erkannt, aber der Hörer ordnet ihn einer falschen Oktave zu, eine Oktave zu hoch oder zu niedrig. Manche Autoren (Vernon 1977) meinen, daß derartige Oktavverwechslungen auch bei dem Tonhöhenvergleich von Tinnitus mit externen Tönen sehr häufig seien. Es ist aber eher unwahrscheinlich, daß dies in systematischer Weise geschieht. Die Oktavverwechslung in der Musik beruht darauf, daß die in der Musik gebrauchten „Töne" eigentlich Klänge sind, die aus mehreren Komponenten, den Harmonischen, zusammengesetzt sind. Unter diesen Harmonischen sind die beiden ersten mit dem Frequenzverhältnis 1 : 2 immer besonders deutlich vertreten, d. h. die Oktave zum Verwechseln ist also real im Klang vorhanden. Hinzu kommt, daß im Hörsystem durch die Periodizitätsanalyse (s. S. 47) selbst noch ein tiefer Grundton, in der Regel die untere Oktave, hinzugefügt wird. Die physikalisch reinen Töne des Audiometers haben keine solche Harmonischen, und es gibt keinerlei Anhalt dafür, daß tonaler subjektiver Tinnitus diese Eigenschaft eines zusammengesetzten musikalischen Klanges mit Harmonischen hätte. Nur ein solcher Klang würde aber die Voraussetzung für Oktavverwechslungen bieten.

Tonaler Tinnitus entspricht in der Tonhöhe oft den Frequenzen, die im Audiogramm einen stärkeren *Hörverlust* aufweisen. Darum und aus Gründen, die später erörtert werden, ist es wahrscheinlich, daß die Wahrnehmung der Tonhöhe eines Tinnitus vom Ort der Schädigung, entsprechend der Ortstheorie der Frequenzanalyse, bestimmt wird und nicht von der Periodizität der Nervenimpulse. Es sei auch daran erinnert, daß die Periodizitätsanalyse nur für Frequenzen unterhalb von 3000–4000 Hz wirksam werden kann, für Tinnitus mit höherer Tonlage also ohnehin nicht in Betracht kommt.

Bei der Wahrnehmung von *Schmalbandgeräuschen* und *Breitbandgeräuschen* spielt die Phasenkopplung, d. h. die exakte Entsprechung der Nervenimpulse zu den Nulldurchgängen der Schallwelle, eine wichtige Rolle für Phänomene des binauralen Hörens, wie das Richtungshören, die Schallokalisation, die Projektion der Schallquelle und die Demaskierung. Tinnitus, der einem Schmalband- oder Breitbandgeräusch ähnelt, zeigt keine solchen Eigenschaften, die auf eine Phasenkopplung schließen ließen. Darum scheint auch in dieser spektralen Qualität von Tinnitus der Ort der Generierung wichtiger zu sein als eine allfällige Periodizitätsanalyse.

Schwebungen

Wenn zwei Töne benachbarter Frequenz, z. B. von 500 Hz und 502 Hz, gleichzeitig dem Ohr angeboten werden, so hört man einen Ton, dessen Amplitude (Lautstärke) mit einer Rate von 2 pro Sekunde (gleich der Differenz beider Tonfrequenzen) schwankt. Dieses Phänomen wird als *Schwebung* bezeichnet und spielt in der Musik und bei der Stimmung von Musikinstrumenten eine wichtige Rolle. So muß ein Klavierstimmer, um eine temperierte Stimmung zu erzielen, alle Quinten um einen definierten Betrag gegenüber dem reinen Schwingungsverhältnis von 2:3 verstimmen, und die Dosierung dieser Unreinheit gelingt ihm am einfachsten, indem er die auftretenden Schwebungen zählt. Abbildung 2.12 zeigt das Auftreten von Schwebungen bei zwei Schwingungen mit einem Frequenzverhältnis von 9:10.

Wenn die beiden Töne gleichzeitig *dichotisch* angeboten werden, einer dem rechten, der andere dem linken Ohr, nimmt man den Ton oszillierend zwischen rechtem und linkem Ohr wahr, oder auch kreisend um den Kopf. Dies wird verursacht durch die ständig wechselnde Phasenbeziehung zwischen beiden Tönen, denn diese stellt das Korrelat für das Richtungshören dar.

Alle diese Phänomene basieren darauf, daß die akustischen Signale *phasengerecht* in den Hörschnecken aufgenommen und phasengerecht in den unteren Ebenen des Hörsystems durch Nervenimpulse repräsentiert werden. Es sind also Phänomene der Periodizitätsanalyse, und darum sind sie auch an die unteren und mittleren Frequenzregionen gebunden.

Viele Forscher haben versucht, *Schwebungen mit einem tonalen Tinnitus* als der einen Komponente und einem externen Ton dicht benachbarter Frequenz als der anderen Komponente zu erzeugen. Es gibt aber keine überzeugende Mitteilung, daß dies jemals gelungen sei. Das kann als starker Beweis dafür angesehen werden, daß Tinnitus, der in der Cochlea oder den unteren Ebenen des Hörsystems generiert wird, nicht durch phasengekoppelte Nervenimpulse oder eine irgendwie geartete Periodizität repräsentiert wird.

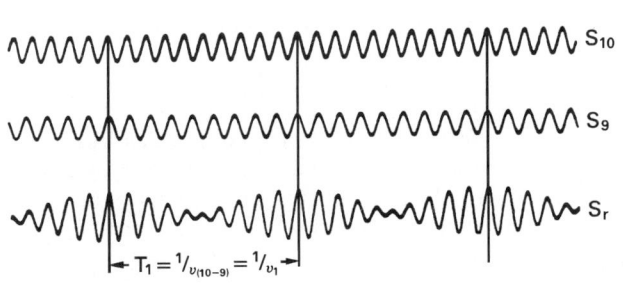

Abb. 2.12 Die Entstehung von Schwebungen durch Überlagerung von Sinuswellen dicht benachbarter Frequenzen, hier 10 Hz und 9 Hz. Die „Pulsrate" der Schwebung ist gleich der Differenz der beiden Tonfrequenzen. Die Tatsache, daß es nicht gelingt, mit Tinnitus als einer Komponente und einem echten Ton benachbarter Frequenz Schwebungen zu erzeugen, ist ein wichtiger Beweis dafür, daß die Tonhöhe bei Tinnitus nicht durch ◄ Periodizitätsanalyse zustande kommt

Lautheit

Ein normales Ohr verkraftet den ungeheuren Intensitätsbereich von 13 Zehnerpotenzen in Form von Schallenergie vom gerade Hörbaren bis zur Schmerzgrenze. Auf den ersten Blick könnte man geneigt sein anzunehmen, daß die Belästigung durch Tinnitus mit dessen *subjektiver Lautheit* korreliert ist. Patienten, die an Tinnitus leiden, haben oft das Gefühl, ihr Tinnitus sei von unerträglicher Lautheit und bewirke, daß sie Sprache schlecht verstünden, weil er die Sprachlaute überlagern würde. Wenn jedoch die Lautheit von Tinnitus durch Vergleich mit Schallsignalen ähnlichen Frequenzspektrums im gleichen Ohr oder im Gegenohr gemessen wird, findet man meist, daß die dem Tinnitus gleichgesetzte Lautheit nur im Bereich von 3 – 10 dB SL, d. h. über der individuellen Hörschwelle, liegt. Dies bedeutet in der Tat eine sehr geringe Lautheit, selbst wenn man in dem betroffenen Ohr ein Rekruitment unterstellt. Auch die Umrechnung von dB SL in Sone, eine rein psychoakustische Einheit für Lautheitsempfindung, liefert keine entscheidend andere Bewertung (Hallam u. Mitarb. 1985; Hinchcliffe u. Chambers 1983; Tylor u. Conrad-Arens 1983). Jakes u. Mitarb. (1986) haben deshalb eine ganz auf das Individuum zugeschnittene Lautheitseinheit PLU (Personal Loudness Unit) eingeführt, die besser mit der Belästigung durch den Tinnitus korrelieren soll. Dennoch bleibt die Diskrepanz unaufgelöst und zeigt, daß Lautheitsmessungen von Tinnitus, gleichgültig mit welcher Methode oder welchen Einheiten, kein gutes Maß für die subjektive Belästigung durch Tinnitus liefern.

Die Vorgänge, durch die das Hörsystem die *Lautheit kodiert*, sind noch nicht völlig aufgeklärt. Es scheint, daß die Gesamtheit der neuralen Entladungen und deren Verteilung in der gesamten Population von afferenten Fasern die Information über die Lautheit enthält. Wenn ein reiner Ton dem Ohr mit geringer Schallstärke angeboten wird, antwortet zunächst nur eine Faser, eben jene, deren Bestfrequenz getroffen wurde. Wenn die Intensität des Tones erhöht wird, steigt zunächst die Entladungsrate der Fasern an; aber dieser Spielraum deckt nur eine dynamische Breite von ca. 40 – 50 dB, dann ist das Maximum der Entladungsrate der Faser erreicht. Es treten aber gleichzeitig andere Fasern hinzu, deren Bestfrequenz in der Nähe liegt, so

daß die neurale Aktivität insgesamt ansteigt (Harrison 1988).

Signalparameter und Lautheit sind noch in einer anderen, spektralen Dimension miteinander verknüpft. Im pyschoakustischen Experiment erzeugt ein Ton bestimmter Intensität eine bestimmte subjektive Lautheit. Wenn ein zweiter Ton mit derselben Intensität, aber in der Frequenz um einen Halbton oder einen Ganzton verschieden, dem ersten Ton beigegeben wird, erhöht sich die Lautheit nur wenig, etwa um den Faktor 1,3. Wenn aber der Abstand zwischen beiden Tönen auf der Frequenzskala vergrößert wird, erreicht man plötzlich eine kritische Region, jenseits derer die Lautheit der beiden Töne beträchtlich zunimmt. Dieser Abstand wird *kritische Bandbreite* genannt. Im mittleren und hohen Frequenzbereich beträgt sie etwa 1/3 Oktave. Es gibt im normalhörenden Ohr 24 derartige kritische Bandbreiten oder Frequenzgruppen. Sie spielen auch eine bedeutende Rolle bei allen Verdeckungsprozessen. Man nimmt an, daß die Elemente entlang der Basilarmembran, Haarzellen und ihre Nervenverbindungen, bei der Einwirkung von Schallreizen funktionell zu kleinen Abschnitten, eben jenen Frequenzgruppen, zusammengefaßt werden, um gewisse Aufgaben bei der Kodierung der Lautheit, Frequenzanalyse und in Maskierungsprozessen zu übernehmen (Fletcher 1940; Scharf 1970; Shailer u. Mitarb. 1981; Zwicker 1982).

Nicht nur die Tonhöhe wird im auditorischen Cortex durch eine räumliche Gliederung repräsentiert: tonotope Organisation (Pantev u. Mitarb. 1988), sondern auch die Lautheit: amplitope Organisation (Hoke 1988). Mit ansteigender Frequenz verlagert sich die Quelle, die ein frequenzbezogenes biomagnetisches Signal generiert, von oberflächlicheren zu tieferen Regionen des Cortex. Die geringsten Intensitäten werden dagegen in der Tiefe, die höheren Intensitäten näher der Oberfläche abgebildet (Abb. 2.**13**). Iso-Frequenzlinien und Iso-Intensitätslinien bilden also zwei Netze von parallelen Trajektorien, die sich überkreuzen (Hoke 1988).

Die Diskussion über die Verdeckbarkeit von Tinnitus in einem der nächsten Kapitel wird zeigen, daß Tinnitus sich in vieler Hinsicht *anders verhält* als ein physikalischer Schallreiz, der eine vergleichbare Wahrnehmung erzeugt. Dies gilt offensichtlich auch für die Kodierung der Lautheit. Die Belästigung durch Tinnitus und die ambivalente Einschätzung seiner Lautheit könnten darauf beruhen, daß die neuralen Merkmale für Lautheit und die neuralen Merkmale für Frequenzspektrum bei Tinnitus nicht in einem solchen Muster zusammengefügt werden, wie es von einem physikalischen Reiz als physiologische

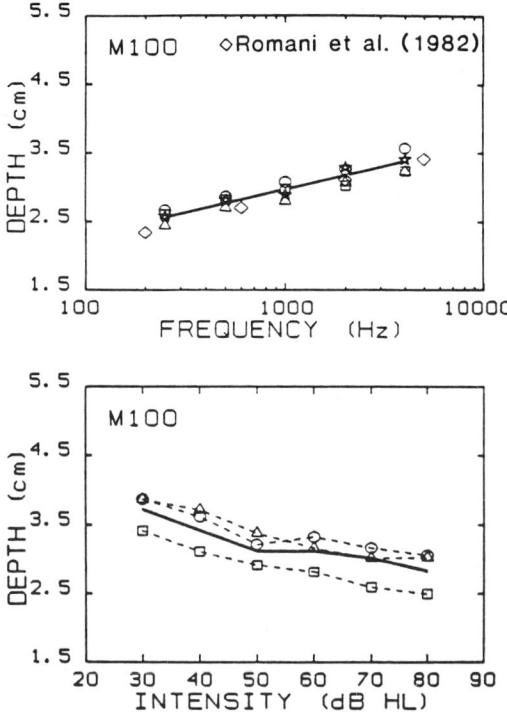

Abb. 2.**13** Akustisch evozierte Magnetfelder im Hörcortex zeigen eine klare tonotope Abbildung der Frequenzen oder Tonhöhen (oberes Bild): tiefe Töne nahe der Oberfläche, hohe Töne weiter in der Tiefe. Ebenso gibt es eine amplitope Abbildung der Lautstärke (unteres Bild): geringe Intensitäten werden in der Tiefe, große Intensitäten nahe der Oberfläche repräsentiert. Für jede Frequenz gibt es eine Iso-Intensitätslinie und für jede Lautstärke eine Iso-Frequenzlinie. So entsteht ein Gitter von sich kreuzenden Trajektorien (nach Hoke 1988)

Antwort geschieht. Das ergibt sich schon daraus, daß ein physikalischer Schallreiz immer im Zusammenwirken von Ortsprinzip und Periodizitätsprinzip kodiert wird, wobei wahrscheinlich auch efferente Impulse bahnend und hemmend einwirken, während Tinnitus als pathologische Erregung isolierter Elemente dieses neurale Umfeld wahrscheinlich nicht hat. Messungen der elektromagnetischen Felder im Hörcortex zeigen denn auch, daß die Abbildung von Schallsignalen im Cortex bei Patienten mit Tinnitus deutlich unterschieden ist von derjenigen bei Normalpersonen ohne Tinnitus (Hoke u. Mitarb. 1989).

Bei normalhörenden Personen ohne Tinnitus erzeugt eine akustische Reizung mit Tonimpulsen Magnetfelder über dem Hörcortex der Gegen-

seite, die in Analogie zu den langsamen evozierten elektrischen Potentialen eine typische Wellenform mit einem deutlichen Ausschlag bei 100 ms Latenz (M 100) und einem entgegengerichteten Ausschlag bei einer Latenz von 200 ms (M 200) bilden. Bei Patienten mit Tinnitus stellt sich diese zweite Welle nicht oder nur sehr gering ausgeprägt dar, obwohl ihr elektrisches Äquivalent vorhanden ist (Abb. 2.**14**). Der Quotient zwischen beiden Wellen (M 200/M 100) scheint ein objektives Maß für das Vorhandensein von Tinnitus zu sein. Da das zu registrierende Magnetfeld von der Richtung der elektrischen Dipole abhängt, die es induzieren − die elektrische Ableitung ist dagegen unabhängig von der Ausrichtung ihrer Quelle − muß man annehmen, daß sich die räumliche Anordnung der Dipole, die die M 200 Welle generieren, bei Tinnituspatienten verändert hat. Die Repräsentanz von Schallsignalen im Hörcortex ist also bei Tinnituspatienten nachweislich anders als bei Individuen ohne Tinnitus. Bei einem Patienten mit akutem Tinnitus nach Schalltrauma konnte auch die Rückkehr zum normalen biomagnetischen Reaktionsmuster parallel zum Verschwinden des Tinnitus demonstriert werden (Pantev u. Mitarb. 1989).

Eine Analogie zum Tinnitus könnte im *Jucken der Haut* und im *Phantomschmerz* eines amputierten Gliedes gesehen werden, bei denen ebenfalls eine ungewöhnliche Kombination von taktilen Empfindungen, Schmerz, Tiefensensibilität und sympathischer Irritation beteiligt ist.

Lokalisation und Projektion

Patienten, die an Tinnitus leiden, können gewöhnlich sagen, von wo der Tinnitus kommt, wo er empfunden wird. Die üblichen *Lokalisationen* sind: rechtes Ohr, linkes Ohr, beide Ohren, im Kopf. Die Lokalisation im Kopf wird manchmal noch weiter differenziert: in der rechten oder linken Seite, in der Mitte, im Hinterkopf usw. Bei akut beginnendem Tinnitus, wenn der Patient zum ersten Mal mit dieser Erscheinung konfrontiert wird, *projiziert* er die Wahrnehmung oft in die Umgebung und sucht nach einer natürlichen Quelle für den ungewohnten Laut, z. B. in der Zentralheizung, im Kühlschrank, vermutet ein Insekt, ein Ereignis auf der Straße usw. Bei chronischem Tinnitus sind solche Projektionen in die Umgebung selten; wenn sie persistieren, sind sie in hohem Maße verdächtig auf eine psychotische Erkrankung. In der normalen psychoakustischen Situation tragen verschiedene Parameter dazu bei, daß ein Individuum in die Lage versetzt wird, akustische Wahrnehmungen,

die ja eigentlich in seinem Gehirn lokalisiert sind, Schallquellen im dreidimensionalen Raum der Umgebung zuzuordnen. Diese Parameter sollen im Bezug zu der pathologischen Situation beim Tinnitus nachfolgend besprochen werden.

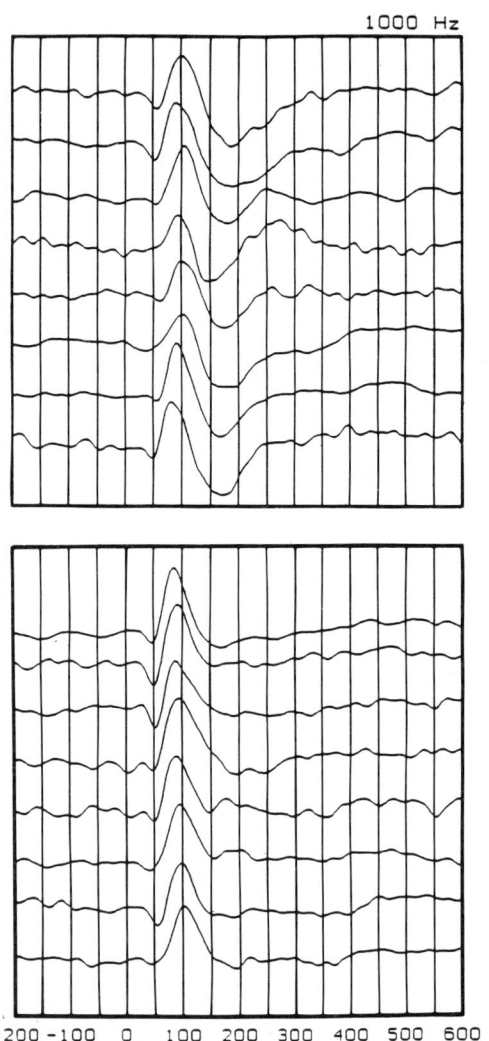

Abb. 2.**14** Akustisch evozierte Magnetfelder im auditorischen Cortex zeigen, daß Schallsignale bei Patienten, die an Tinnitus leiden, anders zentral repräsentiert werden als bei Individuen ohne Tinnitus. Registriert wurden die magnetischen Signale als Reaktion auf eine Reizung mit Tonimpulsen von 1000 Hz, 500 ms, An- und Abstiegzeit 15 ms. Oben: 8 Normalpersonen, zufällig ausgewählt aus einem Kollektiv von 40. Typisch ist die große diphasische Welle mit den Maxima bei 100 und 200 ms (M100; M200). Unten: 8 Patienten mit Tinnitus, zufällig ausgewählt aus einem Kollektiv von 25. Typisch ist die geringe Ausbildung oder das Fehlen der Welle bei 200 ms (M200) (nach Hoke u. Mitarb. 1989)

Kohärenz und Fusion

Wenn die akustischen Signale, die beide Ohren erreichen, kohärent sind, werden sie zu einem *einheitlichen Eindruck fusioniert.* Die Kohärenz von akustischen Signalen ist gegeben, wenn sie von demselben physikalischen Prozeß, einer einheitlichen Schallquelle, ausgehen und wesentliche Charakteristika gemeinsam haben, besonders ein gemeinsames Zeitmuster, welches periodisch, nicht-periodisch oder zufällig sein kann.

Folgendes Beispiel mag die Bedeutung der *Kohärenz* erläutern. Der Ausgang eines Rauschgenerators, z. B. eines Audiometers, wird gleichzeitig über Kopfhörer beiden Ohren einer Versuchsperson zugeführt. Die Wahrnehmungen beider Ohren fusionieren sofort und formen einen einheitlichen Höreindruck: es ist ein einziges Geräusch. Diese Wahrnehmung ist zwingend, und die Versuchsperson kann die beiden Geräusche im rechten und linken Ohr auch nicht willkürlich trennen oder auseinanderhalten. Als nächstes werden zwei Rauschgeneratoren von gleicher Bauart verwendet, und das Geräusch des einen wird dem rechten Ohr, das Geräusch des anderen dem linken Ohr zugeführt. Man kann auch das Geräusch eines Generators auf Tonband aufnehmen und dann verschiedene Abschnitte des Bandes gleichzeitig beiden Ohren vorspielen. Obwohl die Geräusche in beiden Ohren hinsichtlich der Lautstärke und des Frequenzspektrums identisch sind, lassen sich die Wahrnehmungen in beiden Ohren nun nicht fusionieren: es sind zwei verschiedene Geräusche, eines im rechten und eines im linken Ohr. Auch dieser Eindruck ist zwingend, und die Versuchsperson kann auch willkürlich beide Geräusche nicht zu einem einheitlichen Eindruck verschmelzen. Die Schallsignale in beiden Kanälen sind nicht kohärent, sie haben nicht dasselbe Zeitmuster. Sie haben zwar statistisch identische Merkmale, sind aber in ihren tatsächlichen Abläufen nicht miteinander korreliert.

Die Kohärenz eines Signales, das in zwei getrennten Kanälen übertragen wird, kann *strapaziert* und schrittweise *abgebaut* werden, z. B. durch Amplitudenveränderungen, Spitzenbeschneidung, zeitliche Verschiebung, Phasendrehung, Filterung, Überlagerung mit anderen Signalen usw. Dabei treten neue Wahrnehmungsphänomene auf, bis schließlich beide Signale auseinanderfallen und getrennte, nicht mehr fusionierbare Höreindrücke vermitteln.

Der physiologische Prozeß, der es erlaubt, die Kohärenz der dem rechten und linken Ohr zugeführten Signale zu identifizieren und zu quantifizieren, ist an eine *phasengekoppelte Kodierung* der Signale gebunden. Er entspricht mathematisch etwa einer fortlaufenden (on line) Kreuzkorrelation beider Signale. Die Ortstheorie der Frequenzanalyse kann das allein nicht erklären. Wesentlich ist, daß auch diese Phänomene auf die unteren und mittleren Frequenzen beschränkt sind.

Lokalisation und Lateralisation des Höreindruckes

Wenn die Signale, die beide Ohren erreichen, kohärent sind, was bei natürlichen Schallquellen in natürlicher Umgebung immer der Fall ist, wird die Lokalisation des fusionierten Höreindruckes bestimmt durch die *relative Lautheit* auf beiden Ohren und die *Laufzeitdifferenz* zwischen beiden Ohren. Wenn beide Signale gleich laut sind und beide Ohren exakt zur selben Zeit erreichen, wird der Höreindruck in die Mitte des Kopfes lokalisiert. Wenn eine Lautheitsdifferenz zwischen beiden Ohren von $5-10$ dB oder mehr besteht, rückt der Höreindruck zur Seite des stärker beschallten Ohres. Wenn zwischen dem Eintreffen des Signales auf beiden Ohren eine Zeitdifferenz von 10^{-4} s oder mehr besteht, rückt der Höreindruck zur Seite des Ohres, das den Schall etwas früher empfängt.

Die *Laufzeitdifferenz* wird oft mit *Phasendifferenz* verwechselt. Sie ist gleichbedeutend mit der Phasendifferenz, wenn nur eine Frequenz betrachtet wird. Bei einem komplexen Signal, wie einem Rauschen, beschreibt die Phasendifferenz den tatsächlichen Vorgang aber nicht zutreffend. Ein akustisches Signal, das von der rechten Seite kommt, trifft das rechte Ohr zunächst und erst nach etwa 0,6 ms auch das linke. Für eine Frequenzkomponente von 100 Hz bedeutet das einen Phasenwinkel von 21,6°, für 500 Hz einen Phasenwinkel von 108°, für 1000 Hz einen Phasenwinkel von 216° und für 5000 Hz einen Phasenwinkel von 432°. Darum ist die Laufzeitdifferenz des gesamten Signales wesentlich und nicht so sehr der Phasenwinkel der einzelnen Komponenten.

Unter experimentellen Bedingungen empfindet eine Versuchsperson bei Intensitätsdifferenzen oder Laufzeitdifferenzen, daß der Höreindruck in das rechte oder linke Ohr wandert. Sie kann nicht wahrnehmen, ob das jeweils andere Ohr am Hörvorgang überhaupt beteiligt ist oder nicht. Eine nur einseitige Beschallung erzeugt praktisch denselben Höreindruck wie eine binaurale Beschallung mit entsprechender Intensitäts- bzw. Laufzeitdifferenz. Die Ergänzung durch das abgeschwächte oder zeitverzögerte Signal auf dem abgewandten Ohr ändert nur ganz geringfügig das Volumen des Höreindruckes, nicht aber dessen Lokalisation.

In der normalen psychoakustischen Situation mit einer natürlichen Schallquelle in der Umgebung ändern sich die Muster der Schallsignale, die zu beiden Ohren gelangen, ständig entweder durch *Bewegungen des Kopfes* oder durch *Bewegungen der Schallquelle*. Durch Erfahrung, Lernen und die Verknüpfung aller Sinneswahrnehmungen wird das Individuum in die Lage versetzt, seine Höreindrücke nach außen zu projizieren und einer äußeren Schallquelle zuzuordnen. Die Höreindrücke sind nun nicht mehr in seinem Kopf, im rechten oder linken Ohr, sondern sie werden Teil der äußeren Umgebung.

Wenn man diese Aspekte der binauralen Verarbeitung akustischer Signale auf die Wahrnehmung von subjektivem Tinnitus überträgt, kann man folgende *Schlüsse* ziehen:

1. Tinnitus, der im rechten Ohr *und* im linken Ohr gehört wird, stammt wahrscheinlich von zwei Quellen, deren Signale nicht fusioniert werden können, um einen einheitlichen Höreindruck zu formen. Sie können zwar nach Intensität und spektraler Zusammensetzung ähnlich sein, sind aber nicht kohärent oder phasengekoppelt und nicht durch ein gemeinsames Zeitmuster verbunden.

2. Tinnitus, der *nur* im rechten oder *nur* im linken Ohr gehört wird, kommt wahrscheinlich auch aus diesem Ohr. Wollte man annehmen, daß auch das andere Ohr beteiligt sei, ohne daß dessen Beitrag zu hören wäre, so müßte dieses ein Signal produzieren, welches kohärent zu dem des ersten Ohres wäre, nur etwas schwächer oder zeitverzögert gegenüber dem des ersten Ohres. Eine solche Situation ist höchst unwahrscheinlich.

3. Tinnitus „*im Kopf*" oder in bestimmten Teilen des Kopfes könnte durch Fusion der in beiden Ohren generierten Signale entstehen. Aber diese beiden Signale müßten dazu kohärent sein. Es ist schwer vorstellbar, wie eine Kohärenz zwischen pathologischen Prozessen in beiden Ohren zustande kommen sollte. Darum ist anzunehmen, daß Tinnitus „*im Kopf*" wahrscheinlich in Ebenen des Hörsystems generiert wird, in denen

die periphere Kodierung der Kohärenz überwunden ist und der übergeordneten Kodierung
der Lokalisation gewichen ist.

4. *Masker* zur symptomatischen Behandlung
von Tinnitus ersetzen die interne „Schallquelle
Tinnitus" durch eine externe Geräuschquelle.
Abgesehen von den Qualitäten, die dieses Geräusch haben muß, um den Tinnitus zu überdek-
ken, scheinen Lokalisation und Projektion des
Höreindruckes von großer Bedeutung zu sein.
Eine der Strategien kann darin bestehen, Maskierungsgeräusche zu produzieren, die leicht nach
außen projiziert werden können und so Teil der
Umgebung werden. Der bewußte Einsatz natürlicher Schallquellen der Umgebung, wie Rund-
funk, Ventilatorgeräusch, Zimmerspringbrunnen
usw. hat genau dieses Prinzip zum Ziel. Der
kreative und intelligente Einsatz von elektroakustischen Maskern sollte alle diese Aspekte des
binauralen Hörens mit Kohärenz, Intensitäts-
und Laufzeitdifferenzen, Lokalisation und Projektion des Höreindruckes mit einbeziehen, z. B.
durch stereophone Zuleitung geeigneter Signale
von Tonbandkassetten (Walkman).

Maskierung (Verdeckung)

Die *Wechselwirkungen zwischen zwei akustischen
Signalen*, die gleichzeitig einem Ohr angeboten
werden, sind in psychoakustischen Experimenten
am Menschen und in elektrophysiologischen
Untersuchungen an Tieren recht genau erforscht.
Sie sind abhängig von der Intensität beider
Signale, ihrer Frequenzzusammensetzung und
der Zeit ihrer Darbietung. Eine dieser Wechselwirkungen zwischen zwei reinen Tönen eng benachbarter Frequenz in Form der Schwebungen
ist schon erörtert worden (s. S. 51). Es konnte
dabei gezeigt werden, daß sich Tinnitus nicht
verhält wie eine durch einen physikalischen
Ton ausgelöste Wahrnehmung.

Eine andere Art der Interaktion zwischen zwei
akustischen Signalen ist die *Verdeckung oder
Maskierung*. Als Verdeckung bezeichnet man
die Tatsache, daß die Wahrnehmungsschwelle
eines akustischen Signales durch die Gegenwart
eines zweiten, verdeckenden Signales erhöht
wird. Beispiel: Die Hörschwelle eines Tones von
1000 Hz sei 0 dB. In Gegenwart eines weißen
Geräusches von 50 dB ist die Hörschwelle des
1000 Hz-Tones erhöht auf 50 oder 52 dB. Oberhalb dieser „Mithörschwelle" steigt die Lautheit

des Tones mit der Intensität genau so wie ohne
verdeckendes Geräusch, sie zeigt also das Phänomen des Rekruitments. Darum hat das Hören
unter Einwirkung eines Verdeckungsgeräusches
Ähnlichkeit mit einer cochleären Schwerhörigkeit. Dies ist bekanntlich die Grundlage der
Geräuschaudiometrie nach Langenbeck.

In *psychoakustischen Experimenten* können die
maskierenden und maskierten Signale durch ihre
physikalischen Eigenschaften, Frequenz oder
Frequenzspektrum, Intensität und Darbietungszeit genau beschrieben werden. Wenn zwei akustische Signale A und B bekannter Parameter
einem normalhörenden Ohr zugeführt werden,
kann man genau vorhersagen, was die Versuchsperson hören wird, nämlich je nach Konstellation: 1) Signal A und B werden nebeneinander
gehört, oder 2) nur Signal A wird gehört, da dieses
das Signal B verdeckt, oder 3) nur Signal B wird
gehört, da dieses das Signal A verdeckt. Das
bezieht sich auch auf den komplizierten Zeitverlauf der Reaktion, Beginn, Dauer und Ende
jedes der beiden Signale, die prästimulatori-
sche, perstimulatorische und poststimulatorische
Phase.

Die Abbildungen 2.**15**, 2.**16**, 2.**17** zeigen die
wichtigsten Ergebnisse derartiger Verdeckungsversuche an klassischen Beispielen.

Wenn *Tinnitus als das zu verdeckende Signal*
benutzt wird, kann das Ergebnis nicht vorhergesagt werden. Die Gründe dafür sind vielfältig.
Obwohl das maskierende Signal durch seine
physikalischen Eigenschaften exakt definiert werden kann, ist sein Wahrnehmungsäquivalent im
individuellen Fall unbekannt, da das Hörvermögen des Tinnituspatienten nicht normal ist.
Das Frequenzspektrum des Maskierungsgeräusches kann in der Wahrnehmung z. B. durch
einen Hochtonverlust, der wie ein Tiefpaßfilter
wirkt, verzerrt sein. Die Lautheit kann durch eine
angehobene Hörschwelle und Recruitment verändert sein. Der Zeitverlauf der Reaktion kann
durch Adaptation und Hörermüdung beeinflußt
sein.

Das zu maskierende Signal soll nun der *Tinnitus*
sein. Dessen Frequenzspektrum, Lautheit und
Zeitverlauf sind aber nur in Annäherung und
fraglichen Analogien definiert (vergl. z. B. die
Lautheit, Kap. 2.6, S. 52). Daher sind beide
Komponenten bei der Verdeckung von Tinnitus
schlecht definiert, und dies erklärt z. T. die
mangelhafte Voraussagbarkeit eines derartigen

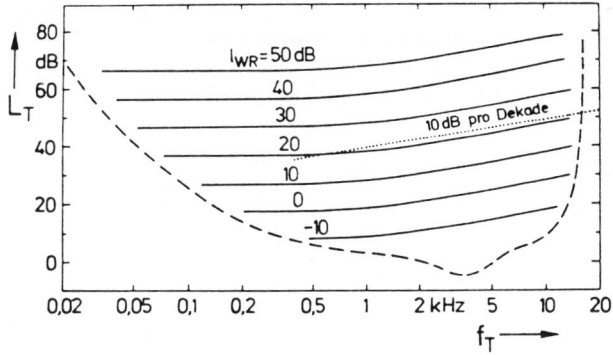

Abb. 2.15 Die verdeckende Wirkung von Breitbandrauschen erstreckt sich über den gesamten Frequenzbereich. Die Linien kennzeichnen die Mithörschwellen, d. h. die Intensitäten, bei denen Töne in Gegenwart der verschiedenen Pegel des weißen Rauschens gerade eben wahrgenommen werden. Mithörschwellen und Geräuschpegel stehen in einer klaren Beziehung. Diese Wirkung von Geräuschen wird in der Geräuschaudiometrie nach Langenbeck und zur Verdeckung von Tinnitus angewandt (nach Zwicker 1982)

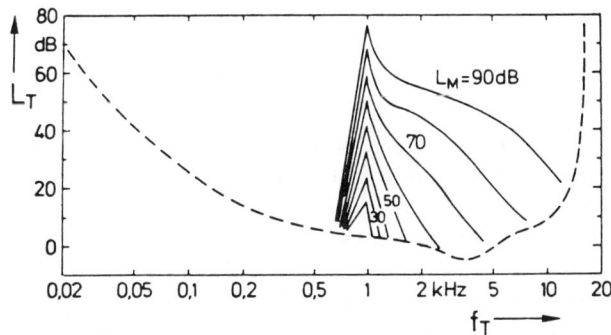

Abb. 2.16 Die verdeckende Wirkung eines Tones ist unsymmetrisch: sie erstreckt sich hauptsächlich auf die höheren Frequenzen, nur in geringem Maße auf die tieferen. Die Ausbreitung auf die benachbarten Frequenzen ist zudem stark von der Intensität abhängig. Dargestellt sind die Mithörschwellen, d. h. die Intensitäten, bei denen Töne verschiedener Frequenz in Gegenwart des maskierenden Tones von 1000 Hz bei den eingetragenen Lautstärken gerade wahrnehmbar sind (nach Zwicker 1982). Tinnitus läßt sich meist durch Töne verdecken, wobei aber andere Verdeckungsmuster als das hier gezeigte auftreten. Tinnitus verhält sich also nicht wie ein echter akustischer Reiz

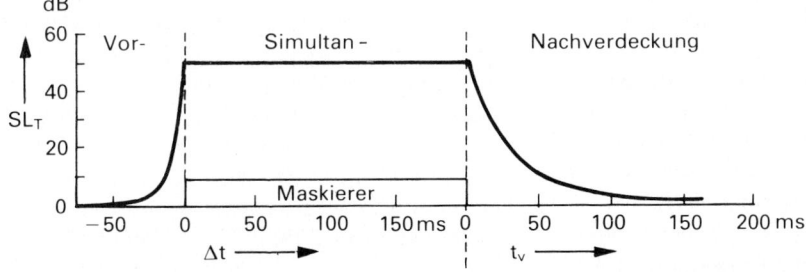

Abb. 2.17 Zeitverlauf des Verdeckungseffektes eines akustischen Signales auf ein anderes. Der Effekt erstreckt sich in der Größenordnung von Millisekunden über die Darbietungszeit des Maskierers hinaus (Nachverdeckung), (nach Zwicker 1982). Bei der Verdeckung von Tinnitus sind es oft mehrere Sekunden bis Minuten (Residualinhibition)

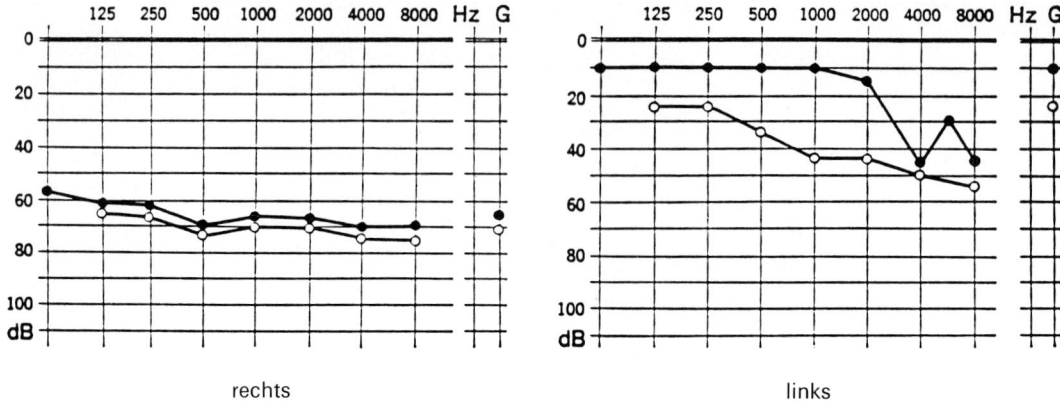

rechts

links

Abb. 2.18 Ipsilaterale und kontralaterale Verdeckung eines rechtsseitigen Tinnitus bei M. Menière. Rechts pantonaler Hörverlust von 60–70 dB, Tinnitus vom Charakter eines Breitbandrauschens. Jeder Ton des gesamten Frequenzbereiches, der eben die Hörschwelle überschreitet (offene Kreise), löscht den Tinnitus aus. Dies wird als „Kongruenztyp" der Tinnitusverdeckung bezeichnet. Einen solchen Verdeckungstyp „Ton verdeckt Geräusch" gibt es mit physikalischen Reizen nicht. Auf dem linken Ohr mit Ausnahme des geringen Hochtonverlustes normales Hörvermögen. Töne geringer Intensitäten (offene Kreise) löschen den Tinnitus im Gegenohr aus. Ein physikalisches Überhören ist ausgeschlossen. Es muß sich ipsilateral und kontralateral um nervale Hemmungsvorgänge handeln (nach Feldmann 1971)

Verdeckungsversuches. Der Hauptgrund sind jedoch nicht diese Imponderabilien sondern die entscheidende Tatsache, daß Tinnitus sich im Verdeckungsversuch anders verhält als eine durch einen externen akustischen Reiz ausgelöste Wahrnehmung (Feldmann 1969, 1971, 1981, 1987, Mitchell 1983).

In der normalen psychoakustischen Situation mit zwei akustischen Signalen verdeckt eine *tiefe* Frequenz eine *hohe* leichter als umgekehrt (vergl. Abb. 2.16). Bei tonähnlichem Tinnitus ist diese Frequenzabhängigkeit meist nicht vorhanden, oder sie ist sogar umgekehrt: Töne von höherer Tonlage als der Tinnitus verdecken diesen besser als tiefe Töne.

In der normalen psychoakustischen Situation ist es praktisch nicht möglich, ein *Breitbandgeräusch* durch einen *Ton* zu verdecken. Tinnitus, der einem weißen Rauschen oder einem Breitbandgeräusch ähnelt, kann dagegen oft durch Einzeltöne beliebiger Frequenz und von minimaler, gerade eben hörbarer Lautstärke ausgelöscht werden. Das ist geradezu pathognomonisch bei M. Menière (Abb. 2.18).

Bei den gewöhnlichen psychoakustischen Verdeckungsexperimenten werden beide Signale, das verdeckende und das zu verdeckende, *demselben Ohr* zugeführt. Der Maskierungseffekt erstreckt sich aber geringfügig auch auf das andere Ohr

(zentrale Maskierung [Zwislocki 1971; Penner 1987]), ohne daß durch große Intensitäten physikalisch ein Überhören in das Gegenohr stattfindet. Einseitiger Tinnitus kann ebenfalls oft durch Schallreize vom Gegenohr aus unterdrückt werden, und zwar schon bei Lautstärken, die sicher nicht übergehört werden (Abb. 2.18) (Feldmann 1969, 1971). Die normale zentrale Maskierung zeigt keine Frequenzspezifität und ähnelt hierin der Reaktion mancher Tinnitusformen auf Schallreize (Penner 1987). Bei diesen kontralateralen Effekten sind wahrscheinlich die efferenten Bahnen wesentlich beteiligt.

Grundlegende Unterschiede zwischen Tinnitus und einem physikalischen Schallreiz sind auch im *Zeitverlauf der Verdeckungswirkung* deutlich (Feldmann 1984; Penner 1980, 1981, 1987). In der normalen psychoakustischen Situation besteht während der Darbietung beider Signale (Simultanphase) ein stabiler Zustand, in dem sich die Verdeckungswirkung nicht ändert (Abb. 2.17). Mit Tinnitus als dem zu verdeckenden Signal gibt es dagegen drei verschiedene Reaktionsmuster (Abb. 2.19):

a) einen stabilen Zustand wie im psychoakustischen Experiment;

b) eine Ermüdung der Maskierung oder wachsende Refraktärität des Tinnitus, so daß

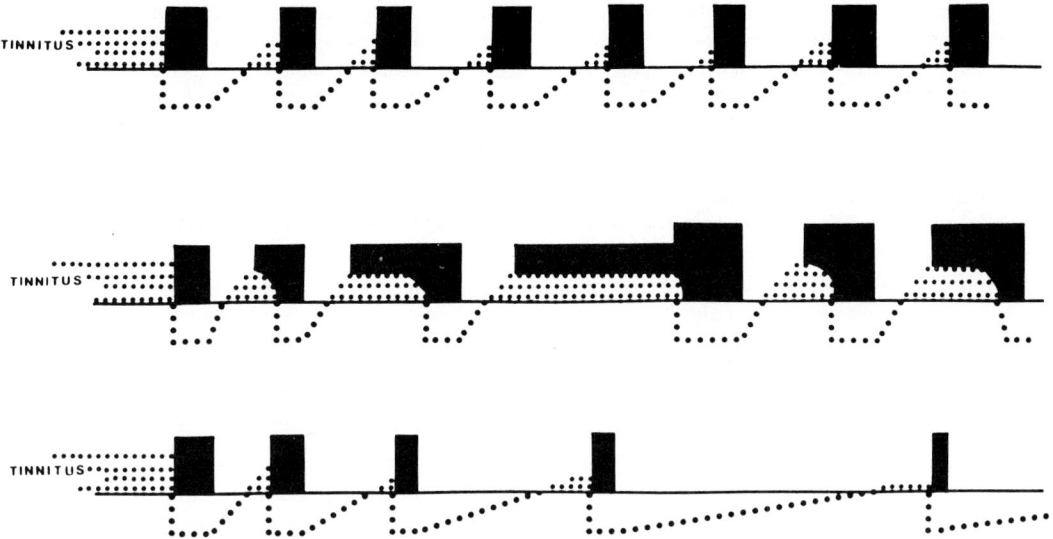

Abb. 2.**19** Zeitgang der Verdeckung von Tinnitus in drei typischen Reaktionsweisen. Die horizontale durchgehende Linie ist die Wahrnehmungsebene. Punktiert der Tinnitus, schwarz das Verdeckungssignal. Der Patient steuert mit einer Taste selbst das Verdeckungsgeräusch: sobald er den Tinnitus nicht mehr hört, soll er die Taste loslassen; tritt der Tinnitus wieder auf, soll er die Taste wieder drücken. Oben: stabile Reaktion. Das Geräusch verdeckt den Tinnitus sofort. Der Patient findet einen Rhythmus, bei dem er den Tinnitus mit richtig dosierten Geräuschblöcken auch in den Intervallen weitgehend maskiert halten kann. Mitte: Ermüdung der Verdeckungswirkung oder wachsende Refraktärität des Tinnitus. Das Geräusch verdeckt den Tinnitus zunehmend schlechter, so daß es in der Intensität verstärkt werden muß. Unten: Ermüdung des Tinnitus. Die Geräuschimpulse können immer kürzer, die Intervalle immer länger werden, bis der Tinnitus verschwunden bleibt: Residual-Inhibition (nach Feldmann 1984)

immer lautere und längere Verdeckungssignale benötigt werden, um den Tinnitus unhörbar zu halten;

c) eine Ermüdung des Tinnitus, so daß die Intensität des Verdeckungssignales verringert werden kann (Lautstärke und Einwirkungsdauer), um den Tinnitus unhörbar zu halten.

Die Ermüdung des Tinnitus wird besonders deutlich, wenn nach Abschalten des Verdeckungsschalles der Tinnitus noch eine gewisse Zeit unterdrückt bleibt (Feldmann 1971). Dies nennt man „*Residual-Inhibition*" (Vernon 1977). Solange der Verdeckungsschall mit konstanter Intensität einwirkt, ist das Verhalten des Tinnitus während dieser Phase nicht direkt meßbar. Wenn die Intensität des Maskierungssignales jedoch stufenweise reduziert wird, oder der Patient die Intensität oder die Dauer des Maskierungssignales selbst steuern darf (Abb. 2.**19**), kann unter der Maskierungswirkung bei vielen Patienten ein allmähliches Schwinden des Tinnitus demonstriert werden.

Bei der normalen psychoakustischen Verdeckung mit zwei akustischen Signalen erstreckt sich die Verdeckungswirkung in die poststimulatorische Phase nur für wenige Millisekunden, die sog. *Nachverdeckung*. Die Tatsache, daß sich bei Tinnitus oft eine verlängerte Nachwirkung der Verdeckung, eine „Residual-Inhibition", von vielen Sekunden oder gar Minuten findet, ist ein besonders überzeugender Beweis dafür, daß Tinnitus etwas grundsätzlich anderes ist als die Verarbeitung eines physikalischen Schallreizes (Feldmann 1969/1971).

Aus Ergebnissen elektrophysiologischer Untersuchungen mit Ableitungen von verschiedenen Ebenen bis hinunter zu den Haarzellen, aus direkten Beobachtungen der Basilarmembran und aus Experimenten mit Unterdrückung otoakustischer Emissionen kann man schließen, daß die *Simultanverdeckung* in der normalen psychoakustischen Situation mit zwei konkurrierenden Signalen vor der neuralen Transformation stattfindet, d. h. auf der Ebene der mechanischen

Bewegungen in der Cochlea. Die *poststimulatorische Verdeckung* wird auf der Ebene der ersten Synapse oder darüber bewirkt (Scherer 1984; Zwicker 1987; Zwicker u. Mitarb. 1987).

Es ist sicher, daß *subjektiver Tinnitus* im allgemeinen nicht mit mechanischen Vibrationen der Basilarmembran einhergeht. Dies erklärt auch, warum Tinnitus nicht dasselbe neurale Erregungsmuster bietet wie ein physikalischer Schallreiz mit vergleichbarem Wahrnehmungsmuster. Die externen Schallsignale, die zur Verdeckung eines Tinnitus eingesetzt werden, setzen dagegen mechanische Schwingungen der Basilarmembran in Gang mit einer Wanderwelle und einem scharf abgestimmten Amplitudenmaximum, entsprechend der einwirkenden Frequenz. Diese Schwingungen treffen jedoch nicht auf konkurrierende mechanische Bewegungen, die dem Tinnitus zugeordnet wären. Dem Verdeckungsprozeß beim Tinnitus fehlt also das wichtige *vibratorische Element*, das den stabilen Zustand während der Simultanphase der Verdeckung in der normalen psychoakustischen Situation bestimmt. Darum kann die Maskierung des Tinnitus erst auf einer Ebene beginnen, auf der normalerweise die poststimulatorische Verdeckung stattfindet, d. h. auf der Ebene der *neuralen Transformation* oder der ersten Synapse. Dieses Konzept, das sich aus neuen experimentellen Befunden ergibt, stützt die Theorie, die Feldmann seit 1969 vorgetragen hat, daß nämlich die Maskierung von Tinnitus ein Prozeß neuraler Hemmung sei: der lateralen Hemmung in Bezug auf die benachbarten Elemente entlang der Basilarmembran in einem Ohr, und der kontralateralen Hemmung im anderen Ohr, die möglicherweise über das efferente Nervensytem geleitet wird. Höhere Ebenen können selbstverständlich auch beteiligt sein.

Verdeckungsversuche gehören zu den vielversprechendsten Ansätzen bei Untersuchungen zur Pathophysiologie des Tinnitus. Sie zeigen ganz klar, daß es verschiedene Arten von Tinnitus gibt.

2.7   Allgemeine Hypothesen zur Pathophysiologie des Tinnitus

Tinnitus ist eine Funktionsstörung des Hörsystems, die von *verschiedenen Strukturen und Ebenen* ausgehen kann. Das Hörsystem besteht aus sehr komplizierten peripheren Organen und einer Vielzahl von afferenten und efferenten Bahnen und Kernen. Sie bilden zusammen ein Netzwerk, das zu logistischen Operationen der höchsten Ordnung fähig ist, wie Gewöhnung, Erkennen, Gedächtnis und Lernen. Das Ziel, eine komplexe Funktionsstörung einer bestimmten Struktur zuordnen zu wollen, wird in einem solchen vermaschten System fragwürdig.

Das wird am besten demonstriert durch das Schicksal von Patienten, die nach einer *Otoskleroseoperation* an unerträglichem Tinnitus litten (Douek 1987). Zu Beginn, gleich nach der Stapedektomie war die Schädigung mit Innenohrabfall und vestibulären Störungen eindeutig im peripheren Organ lokalisiert. Um den Tinnitus, der zum beherrschenden Symptom geworden war, zu beseitigen oder zu bessern, wurden bei mehreren Patienten weitere Operationen ausgeführt: Verschluß einer Perilymphfistel, Zerstörung der Cochlea, Labyrinthektomie bis zur Durchtrennung der Hörnerven. Nach jeder Intervention war der Tinnitus nur für eine kurze Zeit reduziert, kehrte dann aber wieder zurück. Auf Dauer konnte kein Patient durch diese Eingriffe von seinem Tinnitus befreit werden. Der Ort der Schädigung, von dem der Tinnitus ausging oder unterhalten wurde, muß sich also bei jedem Eingriff weiter nach zentral verlagert haben. Die Durchtrennung des N. cochlearis medial des Ganglion spirale ist jedenfalls erfolgreicher als die alleinige Labyrinthektomie, die oft vermehrten Tinnitus zur Folge hat (Pulec 1984). Wigand u. Mitarb. (1982), die auch über positive Ergebnisse nach Durchtrennung des Hörnerven berichten, fanden in einer größeren Zahl ihrer Fälle, daß der Tinnitus nach einigen Wochen wiederkehrte als ein in das tote Ohr lokalisierter „Phantom-Tinnitus", der durch Geräuschbelastung des hörenden Gegenohres in unangenehmer Weise verstärkt wurde.

Im Hörsytem gibt es auf jeder Ebene auch ohne Einwirkung von äußeren Reizen eine *Spontanaktivität* der Neurone mit Entladungsraten von 0 bis etwa 100 pro Sekunde für die einzelne Einheit (Kim u. Molnar 1979). Wir haben gelernt, diese Hintergrundaktivität als völlige Stille zu interpretieren. Diese Hintergrundaktivität wird nun durch akustische Reize in gewisser Weise moduliert, und diese Modulationen werden interpretiert als die Gegenwart eines akustischen Signales. Die elementarste Leistung des Hörsystems ist demnach zu erkennen, ob ein Schallsignal vorhanden ist oder nicht, also zu unterscheiden zwischen Stille und Nicht-Stille (Møller 1984).

Die *Modulation der Hintergrundaktivität* kann in einer Vermehrung oder einer Verminderung der Entladungsrate einzelner Fasern bestehen oder auch in der Kombination dieser beiden Reaktionsweisen, wobei z. B. Areale erhöhter Entladungsrate von Arealen gehemmter Spontanaktivität umgeben sein können. Oder die Modulation kann darin bestehen, daß die Entladungen in benachbarten Fasern synchronisiert werden, etwa durch Phasenkopplung an das einwirkende akustische Signal.

Tinnitus ahmt ein akustisches Signal nach. Obwohl sich Tinnitus in den unteren Ebenen des Hörsystems in mancher Hinsicht *nicht* wie ein physikalisch-akustischer Reiz verhält, wie oben gezeigt wurde, wird er in höheren Ebenen offensichtlich durch ein Erregungsmuster abgebildet, das dem eines realen Reizes sehr ähnlich sein muß. Dadurch wird der unerfahrene Patient zunächst verleitet, seinen Tinnitus für einen echten Schallreiz zu halten. Die Modulation der Spontanaktivität in den höheren Ebenen muß also sehr ähnlich sein, ob sie nun durch einen pathologischen Prozeß als Tinnitus unterhalten oder durch einen akustischen Reiz ausgelöst wird. Untersuchungen der akustisch evozierten Magnetfelder im auditorischen Cortex haben aber gezeigt, daß sich bei Tinnituspatienten gewisse Parameter der kortikalen Repräsentation von Schallreizen abnorm verhalten (s. Abb. 2.**14**) (Hoke u. Mitarb. 1989). Wenn der Tinnitus verschwindet, normalisiert sich auch das zentrale Repräsentationsmuster wieder (Pantev u. Mitarb. 1989).

Møller (1984) hat die Vorstellung entwickelt, daß einige Arten von Tinnitus durch eine *abnorme Korrelation oder Synchronisation* der neuralen Aktivität in Hörnervenfasern entstehen könnten. Wenn ein pathologischer Prozeß zu einer Korrelation der Spontanaktivität in verschiedenen Nervenfasern führen würde, so wäre diese pathologische Korrelation nicht zu unterscheiden von dem Erregungsmuster, das durch Phasenkopplung an einen echten Schallreiz ausgelöst würde. Darum könnte dieses Erregungsmuster in höheren Ebenen als echter Schall interpretiert werden.

Ein pathologischer Prozeß, der eine solche Synchronisation der Spontanaktivität herbeiführen könnte, wäre ein teilweiser *Zusammenbruch der Myelinscheiden.* Dadurch würde ein direkter elektrischer Kontakt zwischen den Axonen hergestellt, und es käme zu sogenannten ephaptischen Übertragungen der Erregung, einem „Übersprechen" zwischen benachbarten Fasern. Die Fasern im Hörnerven und in den Ganglien

sind eng gepackt, und die isolierenden Myelinscheiden sind sehr dünn, so daß sie durch ein Trauma leicht geschädigt werden können. Eine ähnliche pathologische Synchronisation könnte auch durch einen Zusammenbruch der Isolierung zwischen einzelnen Haarzellen entstehen.

Diese Theorie könnte die Beobachtung erklären, daß Tinnitus im Gefolge einer chirurgischen Läsion bei einer Stapesoperation durch die weitere Zerstörung der Cochlea und eine Durchtrennung des Hörnerven nicht beseitigt werden konnte. Jeder chirurgische Eingriff könnte eine *neue Ebene von Läsionen* gesetzt haben, auf der die Isolierung beschädigt wurde, zuerst auf der Ebene der Haarzellen, dann in den afferenten Fasern, die von den Haarzellen kommen, und schließlich in den Fasern des Hörnerven.

Diese Theorie stützt sich auf das Konzept der *Periodizitätsanalyse.* Es ist schwierig zu erklären, wie die hohe Tonlage, die für Tinnitus oft charakteristisch ist, durch die Synchronisation der Entladungen vieler Fasern erzeugt und aufrecht erhalten werden kann. Die Fasern des Hörnerven haben eine Refraktärphase von 1,25 ms, was bedeutet, daß eine einzelne Faser nur mit einer Rate von maximal 800 pro Sekunde feuern kann. Wo ist da der Schrittmacher, der die korrelierte Entladungsrate benachbarter Fasern steuert, die eine Tonhöhe von 5000 oder 10000 Hz, für Tinnitus nichts Ungewöhnliches, repräsentieren? Man könnte argumentieren, daß es nicht die Entladungsrate im Sinne der Periodizitätsanalyse sein muß, die für die Tonhöhenwahrnehmung des Tinnitus verantwortlich ist, sondern die Zuordnung der betroffenen Fasern im Rahmen der tonotopen Organisation; aber dann bleibt ungeklärt, warum Tinnitus mit Toncharakter fast ausschließlich in den hohen Frequenzen angesiedelt ist.

In den Kapiteln über *Schwebungen* und *Maskierung* ist dargelegt worden, daß die Tonhöhe von Tinnitus nur schwerlich auf der Basis der Periodizitätsanalyse erklärt werden kann.

Wenn der Ortstheorie der Vorrang eingeräumt wird, bietet sich ein *einfaches Modell der Tinnitusgenerierung* an (Feldmann 1988). Wie oben erörtert wurde (Kap. 2.5., S. 45), öffnet und schließt die Scherbewegung der Stereozilien auf den Köpfen der Haarzellen Kaliumkanäle, wodurch eine Depolarisierung der Zellen, eine Freisetzung eines Transmitters und schließlich

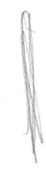

die Aktivierung afferenter Synapsen ausgelöst wird. Ein Defekt in der Kutikularmembran oder im Ionenkanal selbst würde ein Leck und einen konstanten Einstrom von Kalium bewirken, und dieser würde die Zelle periodisch depolarisieren und damit neurale Entladungen auslösen. Da der Ort der feuernden Haarzelle die Tonhöhe bestimmt und nicht die phasenkorrelierte Periodizität der Entladungen, würde dies die Konstanz der Tonhöhe und die enge Beziehung zur Pathologie und dem Sitz der Schädigung in der Cochlea erklären. Bekanntlich ist die Tonhöhe des Tinnitus oft mit einem Steilabfall oder einer Senke im Audiogramm korreliert.

Diese *pathologische Erregung* einer Haarzelle oder einer kleinen Gruppe von Haarzellen unterscheidet sich von dem *normalen Erregungsmuster*, das durch einen akustischen Reiz aktiviert wird. Es fehlt ihm die zur Tonhöhe gehörige Periodizität als ergänzendes Merkmal, und es fehlt das mechanische und neurale Umfeld, das mit einer echten Schallreizung verbunden ist: die Bewegung der Basilarmembran, der Beitrag der äußeren Haarzellen und das Hemmungsmuster von benachbarten neuralen Einheiten.

Experimente mit spontanen und evozierten *oto-akustischen Emissionen* scheinen zu beweisen, daß die äußeren Haarzellen durch eine mechano-elektro-mechanische Umsetzung wie ein Verstärker mit positiver Rückkopplung wirken. Die Informationsübermittlung an das Nervensystem wird ausschließlich oder doch ganz überwiegend von den inneren Haarzellen bewerkstelligt. Da bei subjektivem Tinnitus keine mechanischen Vibrationen vorhanden sind (keine mit dem Tinnitus assoziierte spontane otoakustische Emissionen), kann man schließen, daß die äußeren Haarzellen im allgemeinen nicht direkt an der Generierung von Tinnitus beteiligt sind. Die *unterste Ebene*, auf der neurale Impulse als Tinnitus generiert werden können, sind demgemäß die *inneren Haarzellen*. Denkbare Modelle, wie solche pathologischen Entladungen zustande kommen könnten, sind:

a) Defekte an Ionenkanälen und Membranen mit konsekutivem Leckstrom;

b) Defekte der Isolierung mit konsekutiver Synchronisation der Entladungen benachbarter Zellen, wobei die Tonhöhenwahrnehmung nicht durch die Entladungsrate (Periodizitätsanalyse) sondern durch den Ort der Läsion bestimmt wird;

c) tonische Kontraktionen der äußeren Haarzellen mit konsekutiver Scherbewegung der Zilien an den zugeordneten inneren Haarzellen.

Tonndorf (1980) hat die Hypothese aufgestellt, daß eine *Entkopplung der Zilien* der äußeren Haarzellen von der Tektorialmembran den Rauschpegel am Eingang der Zellen anheben würde, und diese ziliäre Dysfunktion könnte die Grundlage des Tinnitus bei akuten kochleären Läsionen sein. Nach der Entkopplung der Tektorialmembran von den stützenden äußeren Haarzellen könnte diese sich auch auf die inneren Haarzellen niedersenken und deren Zilien abscheren und so zu Tinnitus führen (Jastreboff 1990).

Für chronische kochleäre Störungen, die mit Tinnitus einhergehen, zog Tonndorf (1987) eine Parallele zum *Schmerz* und der Gate-Control-Theorie (Kontrollschrankentheorie) von Melzack und Wall (1965), sowie den Erkenntnissen von Cannon und Rosenblueth (1937), die eine erhöhte Spontanaktivität in deafferentierten Strukturen und Neuronen als pathophysiologisches Substrat des Schmerzes nachweisen konnten. Nach dieser Theorie wird die Fortleitung von Schmerzsignalen durch zwei Bahnen gesteuert, die durch dicke und dünne Fasern gekennzeichnet sind. Beide ziehen in die Substantia gelatinosa des Hinterhorns des Rückenmarks und zu den zentralen Transmissionszellen (T-Zellen). Diese bilden zusammen das Kontrollschrankensystem. Die dicken Fasern üben eine Hemmung auf die T-Zellen aus und halten die Schranke geschlossen. Die dünnen Fasern öffnen sie. Die Erregung der T-Zellen wird zum Aktionszentrum geleitet, welches die Schmerzempfindung auslöst. Die dünnen Fasern adaptieren langsam und halten darum die Schranke lange offen. Die dicken Fasern reagieren, wenn sie aktiviert werden, anfangs sehr stark und halten die Schranke geschlossen; aber sie adaptieren schneller, so daß sich die Schranke unter dem Einfluß der länger anhaltenden Aktivität der dünnen Fasern wieder öffnet. Die dicken Fasern können durch mechanische Reize, z. B. Kratzen, reaktiviert werden, so daß sie die Schranke wieder vorübergehend schließen. Das Verhältnis der Aktivitäten beider Faserpopulationen bestimmt den Erregungszustand der T-Zellen und damit das Auftreten von Schmerz.

Im Hörsystem gibt es *zwei Arten von afferenten Fasern*: dünne, die von den äußeren Haarzellen kommen, und dicke, die von den inneren Haarzellen kommen. So könnte eine Denervierung der Cochlea durch ein funktionelles Ungleichgewicht zwischen beiden Fasersystemen einen Tinnitus auslösen. Wenn alle Haarzellen zerstört sind, wie bei vollständiger Taubheit, würde die Aktivität der dünnen Fasern überwiegen und zu Tinnitus führen. Wenn die Hörstörung ausschließlich auf dem Verlust der äußeren Haarzellen beruhte, wäre die Denervierung der dünnen Fasern der bestimmende Faktor. Die Gate-Control-Theorie ist inzwischen in wesentlichen ihrer Postulate widerlegt worden (Schmidt 1972), so daß auch ihre Übertragung auf die Tinnitusgenerierung problematisch erscheint. Das bleibende Verdienst der Gate-Control-Theorie ist aber, darauf hingewiesen zu haben, daß auch der nozizeptive Zustrom in das Rückenmark schon auf der Ebene der ersten zentralen Neurone durch lokale und deszendierende Einflüsse erheblich moduliert werden kann. Die Vorstellung, daß efferente Impulse pathologische Aktivitäten im peripheren Organ modulieren können, ist sicher auch für Hypothesen zur Pathophysiologie des Tinnitus wertvoll.

Andere Hypothesen über die Generierung von Tinnitus gehen von Veränderungen der *Osmolalität* oder anderer *biochemischer Parameter* in den Schneckenflüssigkeiten aus. Obwohl sie in mancher Hinsicht plausibel erscheinen, können sie nicht erklären, warum Tinnitus, nach seinem Frequenzspektrum zu urteilen, meist auf eine bestimmte Region neuraler Einheiten beschränkt ist, während Veränderungen der biochemischen Parameter der Schneckenflüssigkeiten das ganze Organ betreffen müßten. Dies wird bei der Menièrschen Krankheit noch einmal zu diskutieren sein.

Obwohl wir über die Pathophysiologie des Tinnitus nur wenig wissen, scheint doch eines außer Frage zu sein: es gibt nicht nur eine Art, einen Sitz und einen Ursprung von Tinnitus, sondern eine Vielzahl von Arten, Orten und Entstehungsweisen. Darum ist es unwahrscheinlich, daß es eine einheitliche Hypothese über die Pathophysiologie des Tinnitus geben kann, die alle Erscheinungsformen erklären könnte. Die verschiedenen hier vorgetragenen Hypothesen sollen daher nur der Versuch sein, einige wenige Ansätze aufzuzeigen.

2.8 Pathologie und Pathophysiologie gut definierter, mit Tinnitus assoziierter Krankheiten

Akutes akustisches Trauma

Ein *akutes* akustisches Trauma durch Knall oder extreme Lärmeinwirkung verursacht einen erheblichen *Innenohrhörschaden*, der meist mit Tinnitus verbunden ist. Beim *chronischen* Lärmtrauma sind die Folgeerscheinungen ähnlich, aber der Tinnitus tritt nicht so regelmäßig auf wie beim akuten Trauma. Eine starke interindividuelle Variabilität zeigt sich auch beim experimentellen, durch Schall ausgelösten Tinnitus (Kemp u. Plaisted 1986; Loeb u. Smith 1967). Das akute akustische Trauma kann im Tierversuch hinsichtlich der Morphologie und des Hörverlustes gut untersucht werden. Obwohl es keinen direkten Beweis dafür gibt, ist doch anzunehmen, daß auch Tiere nach einem akuten akustischen Trauma Tinnitus haben. Darum ist das akute akustische Trauma eine der am besten untersuchten Innenohrschädigungen, die mit Tinnitus einhergehen.

Der Innenohrhörschaden nach einem akustischen Trauma ist gekennzeichnet durch einen Hochtonverlust mit einer Senke um 4000 Hz. Der Tinnitus ist meist von tonalem Charakter und wird im Tonhöhenvergleich mit Audiometertönen in der Regel in die Region des Steilabfalles der Hörkurve lokalisiert, also in die *Übergangszone* zwischen normalem und maximal geschädigtem Areal des Haarzellagers (Abb. 2.**20**). Bei etwas geringeren Schäden fällt die Tonhöhe des Tinnitus aber oft auch mit dem Maximum der Senke zusammen. Demnach scheint Tinnitus am ehesten mit solchen Arealen korreliert zu sein, in denen das Corti-Organ nur teilweise geschädigt ist (Spoendlin 1987).

Im Tierexperiment (Meerschweinchen, die starkem Impulslärm ausgesetzt worden sind) zeigt sich unmittelbar nach der Lärmexposition ein konstantes *Schädigungsmuster* in der Cochlea. Der größte Schaden tritt im oberen Teil der Basalwindung und dem unteren Teil der 2. Windung auf. Gegen die Schneckenspitze und das Ende der Basalwindung sind die Auswirkungen geringer. Das Schädigungsmuster kann, abgestuft von gering- bis hochgradig, etwa wie folgt beschrieben werden (Spoendlin 1987):

— leichte Deformierung des Zellkörpers der äußeren Haarzellen und vermehrte Dichte der Nervenendigungen;

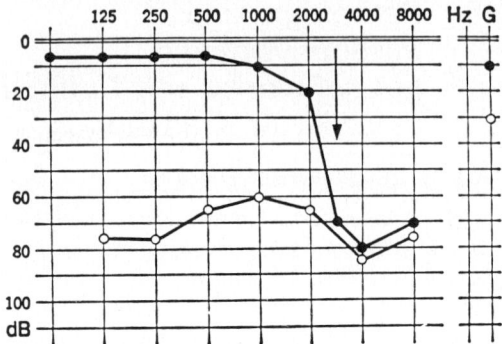

Abb. 2.**20** Lärmschwerhörigkeit mit Senke von 80 dB bei 4.000 Hz. Der Tinnitus wird mit einem Ton von 2.750 Hz verglichen, er liegt also im Bereich des Steilabfalles der Hörkurve nur wenige dB oberhalb der Hörschwelle. Er läßt sich verdecken durch Töne von 70–80 dB, d. h. im Frequenzbereich des Tinnitus und darüber bei schwellennahen Intensitäten, in den tieferen Frequenzen bei stark überschwelligen Intensitäten. Schwellenkurve und Verdeckungskurve konvergieren: Konvergenztyp der Tinnitusverdeckung. Nach dem normalen Verdeckungsmuster müßten tiefe Töne besser verdecken als hohe; also auch hier abweichendes Verhalten des Tinnitus gegenüber einem echten physikalischen Ton (nach Feldmann 1971)

– schwere Deformierung der äußeren Haarzellen mit Schwellung des Zellkörpers und Veränderungen des Zytoplasmas,
– Schwellung der afferenten Dendriten, die mit den inneren Haarzellen verbunden sind;
– sichtbare Änderungen der Stereozilien der äußeren Haarzellen;
– Zerfall der äußeren Haarzellen mit ausgedehnten Membranrupturen;
– Deformierung der inneren Haarzellen;
– Zerstörung der äußeren Haarzellen und des Stützapparates;
– Zerstörung des ganzen Cortischen Organs.

Da die *Tonhöhe des Tinnitus* gewöhnlich der Übergangszone zwischen maximaler Schädigung und erhaltener Struktur entspricht, darf man auch das pathologisch-anatomische Korrelat zur Generierung von Tinnitus in dieser Zone erwarten. Das herausragende Merkmal in dieser Zone ist die Schädigung der äußeren Haarzellen. Die inneren Haarzellen sind sehr viel widerstandsfähiger. Selbst in Arealen, in denen die äußeren Haarzellen völlig aufgelöst sind, erscheinen die inneren Haarzellen morphologisch noch normal. Nach längerer Überlebenszeit nach der akuten Exposition degenerieren die äußeren Haarzellen und verschwinden schließlich vollkommen in großen Abschnitten der Cochlea, während die inneren Haarzellen überleben und intakt bleiben.

In Zonen geringerer Schädigung, wo nur leichte Deformierungen der äußeren Haarzellen sichtbar sind, ist möglicherweise deren Motorik schon gestört, so daß ihre Steuerwirkung auf die inneren Haarzellen beeinträchtigt ist.

Es konnte gezeigt werden, daß die *Stereozilien* der äußeren Haarzellen unter starker akustischer Belastung ihre Steifheit verlieren (Saunders u. Flock 1986; Tilney u. Mitarb. 1982). Dies ist aber zunächst eine reversible Reaktion. Gleichzeitig nimmt die Dichte der efferenten und afferenten Nervenendigungen an der Basis der äußeren Haarzellen zu. Die spontane Entladungsrate der cochleären Neuronen ist in den Arealen mit lärmbedingten Schäden signifikant höher als in den nichtgeschädigten Arealen (Salvi u. Ahroon 1983).

Die vorherrschende und manchmal selektive Schädigung der äußeren Haarzellen und folglich eine *Dissoziation der äußeren und inneren Haarzellen* scheint das wichtigste pathologisch-anatomische Korrelat zur Generierung abnormer Spontanentladungen zu sein, die als Tinnitus in Erscheinung treten (Tilney u. Mitarb. 1982). Der genaue Mechanismus, durch den Tinnitus hierbei ausgelöst wird, ist jedoch noch nicht bekannt. Denkbar sind verschiedene der oben diskutierten Modelle:

– Synchronisation der Entladungen benachbarter Elemente durch Schädigung der Isolation (Møller 1987);
– Denervierung der dicken und dünnen afferenten Fasern (Gate-Control-Theorie) (Tonndorf 1987);
– Entkopplung der Stereozilien von der Tektorialmembran mit Absinken derselben auf die inneren Haarzellen (Jastreboff 1990);
– Leck-Ionenstrom durch Schädigung der Zellmembran oder der Ionenkanäle (Feldmann 1988).

Beobachtungen, die für die letzte Hypothese der *geschädigten Membranen und Ionenkanäle* sprechen, sind oben schon erörtert worden. Zusätzlich wäre anzumerken, daß die morphologisch sichtbare Zerstörung der Zellen tatsächlich an den Membranen beginnt und daß die spontane Entladungsrate in lärmgeschädigten Arealen deutlich erhöht ist. Da die Transformation, durch die Tinnitus als neurales Signal entstehen kann, nur auf der Ebene der inneren Haarzellen stattfindet, sind die entscheidenden Schäden wohl doch an den inneren Haarzellen zu erwarten, allerdings im submikroskopischen, molekularen Bereich, entsprechend den diffizilen Aufgaben der biologischen Membranen und Ionenkanäle.

Menièresche Krankheit

Bei der Menièreschen Krankheit gehören *Schall-empfindungsschwerhörigkeit* und *Tinnitus* zu den führenden Symptomen. In den frühen Stadien der Krankheit treten diese vorzugsweise in Zusammenhang mit Schwindelanfällen auf und verschwinden wieder in den anfallsfreien Intervallen. Oft beginnt eine Menièresche Krankheit aber auch nur mit diesen cochleären Symptomen, so daß sie einem Hörsturz gleicht, und erst die später hinzukommenden Schwindelanfälle ermöglichen dann, die richtige Diagnose zu stellen. In späteren Stadien sind Schwerhörigkeit und Tinnitus ständig vorhanden, fluktuieren aber in Zusammenhang mit den Schwindelattacken.

Im Gegensatz zum akustischen Trauma beginnt die Schwerhörigkeit beim Morbus Menière in den *tiefen Frequenzen.* Später breitet sie sich zu den hohen Frequenzen aus, so daß eine flache Kurve mit einem pantonalen Hörverlust resultiert. Der Tinnitus ähnelt oft einem Breitbandgeräusch oder einem tiefen Brausen. Er wird im Vergleich mit Audiometertönen oder -geräuschen nur von gering überschwelliger Intensität angegeben, wenn auch die subjektiv empfundene Lautheit und der Grad der Belästigung sehr hoch sein können. Charakteristischerweise läßt sich der Menière-Tinnitus durch Einzeltöne von beliebiger Frequenz und geringer überschwelliger Intensität auslöschen (maskieren). Oft gelingt dies auch mit Schallreizen, die dem gesunden Gegenohr angeboten werden (s. Abb. 2.**18**).

Das pathologisch-anatomische Substrat der Menièreschen Krankheit ist gut bekannt: es besteht eine Erweiterung des endolymphatischen Raumes *(endolymphatischer Hydrops)*, wobei sich die Reißnersche Membran weit in die Scala vestibuli vorwölbt. Der Anfall wird wahrscheinlich dadurch ausgelöst, daß die Reißnersche Membran durch die Überdehnung einreißt und Endolymphe und Perilymphe sich vermischen (Schuknecht 1981). Dies führt zu einem Zusammenbruch der normalen elektrischen Potentiale und zu einer K^+-Intoxikation der Haarzellen bzw. der Nervenfasern, die zu den Haarzellen führen (Zenner 1987)). Morphologische Veränderungen am Cortischen Organ mit Verlust von Haarzellen, Atrophie der Stützzellen und Verformung der Tektorialmembran werden erst im Spätstadium des M. Menière nachweisbar (Schuknecht 1981).

Die Funktion der Cochlea mit ihren komplizierten Flüssigkeitsräumen und Ionenkonzentrationen ist abhängig von einer *Homöostase* der verschiedenen Parameter. Zenner (1987) hat nachgewiesen, daß eine Kaliumvergiftung der Perilymphe die äußeren Haarzellen zu einer Kontraktion in ihrer Längsachse zwingt, die anfangs noch reversibel ist, bei längerer Dauer aber in einen bleibenden Zustand der Verkürzung übergeht. Diese Kontraktion führt zu einer Scherbewegung der Stereozilien oder gar zu ihrer Loslösung von der Tektorialmembran. Das wiederum hat Auswirkungen auf die positive mechanische Rückkopplung, die ja auf schnellen, phasengekoppelten, schwingungsartigen Kontraktionen der äußeren Haarzellen beruht. Alle diese Vorgänge könnten für die Entstehung des Tinnitus beim Morbus Menière verantwortlich gemacht werden (Eggermont 1983; Evans u. Mitarb. 1981; Gold 1948; Kemp 1978).

Dulon u. Mitarb. (1987) haben gezeigt, daß geringe Veränderungen der *Osmolalität* des umgebenden Mediums bei In-vitro-Versuchen an isolierten äußeren Haarzellen schnelle Kontraktionen (durch Hypoosmolalität) oder Elongationen (durch Hyperosmolalität) bewirken, die reversibel sind. Die Autoren diskutieren, daß eine Fluktuation der Osmolalität der Innenohrflüssigkeiten der eigentliche auslösende Mechanismus bei der Menièreschen Krankheit sein könnte und daß eine Ruptur der Reißnerschen Membran nicht unbedingt vorausgesetzt werden muß, um alle charakteristischen Symptome zu erklären.

Pujol u. Mitarb. (1987) haben beobachtet, daß in der chronischen Phase des Morbus Menière keine *oto-akustische Emissionen* evoziert werden können, obwohl die äußeren Haarzellen morphologisch intakt erscheinen. Nach der Gabe von Glycerin und parallel mit der dadurch bewirkten leichten Anhebung der Hörschwelle können aber wieder evozierte oto-akustische Emissionen registriert werden wie bei einem normalen Ohr.

Ausgehend von diesen Beobachtungen soll hier eine andere *Hypothese* zur Entstehung von Schwerhörigkeit und Tinnitus bei der Menièreschen Krankheit entwickelt werden (Feldmann 1988).

Veränderungen der Osmolalität (hypo-osmotisch) oder eine K^+-Intoxikation verursachen eine *Kontraktion der äußeren Haarzellen.* Diese beeinflußt die normale Funktion der äußeren Haarzellen, so daß sie ihrer Aufgabe, durch mechanische positive Rückkopplung die Reizung der inneren Haarzellen zu verstärken, nicht mehr nachkommen können. Daraus ließe sich die Schwellenanhebung erklären, aber noch nicht die Generierung von Tinnitus. Es war schon in

Kap. 2.7. herausgestellt worden, daß die unterste Ebene, auf der Tinnitus als neurale (Pseudo-) Information produziert werden kann, die inneren Haarzellen sind. Die längsten Stereozilien der äußeren Haarzellen sind fest mit der Tektorial-membran verbunden; die Zilien der inneren Haarzellen haben hingegen keinen direkten Kontakt zur Tektorialmembran. Eine Kontrak-tion der äußeren Haarzellen durch K^+-Intoxika-tion oder Hypo-Osmolalität müßte die Tektorial-membran abwärts ziehen in Richtung auf die Basilarmembran. Dadurch würde sie sich den Zilien der inneren Haarzellen nähern und diese eventuell berühren oder gar verbiegen. Dies wäre der adäquate Reiz für die inneren Haarzellen und würde zu einer *Erhöhung ihrer Spontanent-ladungen* führen. Da dies alle inneren Haarzellen in der Region betrifft, in der sich die äußeren Haarzellen kontrahiert haben und da ihre Spontanaktivität ohne Synchronisation oder Phasenkopplung erhöht wäre, müßte das resul-tierende neurale Erregungsmuster dem ähneln, wie es durch ein Breitbandgeräusch erzeugt wird.

Die Kontraktion der äußeren Haarzellen infolge der Hypo-Osmolalität oder der K^+-Intoxikation beeinträchtigt ihre Fähigkeit, auf Schallreize mit *phasenkorrelierten mechanischen Schwingungen* zu reagieren, daher der meßbare Hörverlust und die Beobachtung, daß keine oto-akustischen Emissionen evoziert werden können. Die osmoti-sche Wirkung von Glycerin korrigiert diese Störung vorübergehend, läßt die äußeren Haar-zellen wieder ihre normale Länge einnehmen, stellt wieder eine annähernd normale Hörfähig-keit her, läßt wieder evozierte oto-akustische Emissionen auftreten, hebt die Tektorialmem-bran von den inneren Haarzellen ab und vermindert dadurch deren spontane Entladungs-rate, d. h. verringert den Tinnitus.

Unter normalen Bedingungen zwingt die Ein-wirkung eines physikalischen Schallreizes alle sensorischen Einheiten in dem der einwirkenden Frequenz zugeordneten Areal (entsprechend der Ortstheorie) zu einer *phasenkorrelierten Synchro-nisation* ihrer Entladungen, und gleichzeitig hemmt sie die Spontanaktivität in den benach-barten Arealen durch laterale Inhibition. Wenn dieses Konzept richtig ist, und wenn Tinnitus bei der Menièreschen Krankheit durch eine erhöhte Spontanaktivität der inneren Haarzellen verur-sacht wird, dann ist gut vorstellbar, daß jeder physikalische Schallreiz, der die Wahrnehmungs-schwelle überschreitet, diese pathologische Spon-tanaktivität moduliert, und zwar in ähnlicher Weise wie in einem normalen Ohr, teils durch Phasenkopplung und Synchronisation, teils durch Hemmung. Bei der Menièrschen Krank-heit läßt sich Tinnitus gewöhnlich leicht durch jeden Ton oder anderen Schallreiz *auslöschen, inhibieren,* der gerade eben die Hörschwelle über-schreitet. Im normalen psychoakustischen Ver-such mit zwei echten Schallsignalen ist es nicht möglich, ein Breitbandgeräusch, wie es dem Tin-nitus bei der Menièreschen Krankheit entspricht, durch reine Töne zu verdecken, es sei denn, man verwendet extreme Intensitäten nahe der Schmerzschwelle. Der Auslöscheffekt, den ein-zelne Töne geringer Lautstärke auf den Tinnitus ausüben, kann darum nicht durch vergleichbare Prozesse der physiologischen Schallverdeckung erklärt werden. Er muß auf einer lateralen Hem-mung der Spontanaktivität beruhen. Daran sind wahrscheinlich die efferenten Bahnen wesentlich beteiligt. Das geht besonders auch daraus hervor, daß eine Hemmung des Tinnitus oft auch durch Schallreize bewirkt werden kann, die dem *ge-sunden Gegenohr* zugeführt werden (Abb. 2.**18**). Alles dieses läßt sich mit der hier vorgetragenen Hypothese gut vereinbaren.

Salicylintoxikation

Hohe Dosen von Salicylat können beim Men-schen eine reversible Hörstörung mit Tinni-tus verursachen. Darum sind Salicylate auch bevorzugt zum Studium von Tinnitus im *Tier-versuch* eingesetzt worden (Evans 1981; Jast-reboff u. Mitarb. 1987, 1988; Schreiner u. Snyder 1987). Nach Gaben von Salicylaten lassen sich keine morphologischen Veränderun-gen in der Cochlea nachweisen, aber es findet sich eine signifikante Erhöhung der Spontanak-tivität in den cochleären Neuronen (Schreiner u. Snyder 1987).

Salicylate sind *Antagonisten zu den Prostaglandi-nen,* und diese sind wahrscheinlich beteiligt, die Steifheit der Stereozilien zu regeln. Vielleicht findet nach Salicylatgaben ein ähnlicher Vorgang statt, wie er hier für die Menièresche Krankheit postuliert worden ist: Kontraktion der äußeren Haarzellen, Annäherung der Tektorialmembran an die inneren Haarzellen, Zunahme der Spon-tannaktivität. Diese Hypothese könnte jedenfalls alle Symptome der Salicylatintoxikation erklä-ren, nicht zuletzt ihre Reversibilität.

Hörsturz

Über das *pathologisch-anatomische Substrat* des Hörsturzes ist wenig bekannt, da nur wenige Felsenbeine von Patienten mit einem Hörsturz in der Vorgeschichte untersucht worden sind. In den meisten dieser Fälle fanden sich Veränderungen in der Cochlea, wie sie nach Virusinfektionen gesehen werden. Darum sind manche Autoren auch der Auffassung, dem Hörsturz liege eine Virusinfektion zugrunde. Aus klinischer Sicht gibt es aber eine große Zahl von Krankheitszuständen, die zur Symptomatologie einer plötzlich einsetzenden Innenohrhörstörung führen und die zunächst unzutreffend als Hörsturz eingeordnet werden (Feldmann 1981; Lehnhardt 1984).

Es gibt eine Form von idiopathischem, plötzlichem Innenohrhörverlust, die einer Menièreschen Krankheit sehr ähnlich sieht, nur daß sie *nicht mit Schwindelanfällen* einhergeht. Sie beginnt plötzlich, ist einseitig, oft mit akut einsetzendem Tinnitus verbunden. Der Hörverlust kann isoliert die tiefen oder hohen Tonlagen betreffen oder den gesamten Frequenzbereich umfassen, geringgradig oder hochgradig sein. Oft ist er fluktuierend. Man vermutet als Ursache eine Durchblutungsstörung, die Verlegung eines kleinen Zweiges der A. labyrinthi, entweder durch einen Spasmus der Arterie oder Veränderungen der Fließeigenschaften des Blutes mit Aggregation der Erythrozyten. Die Behandlung mit blutverdünnenden Infusionen und rheologisch wirksamen Medikamenten führt, wenn sie frühzeitig begonnen wird, oft zur vollständigen Restitution des Hörvermögens und zum Verschwinden des Tinnitus. Rezidive sind aber nichts Ungewöhnliches. Die Tonhöhe oder das Frequenzspektrum des Tinnitus spiegeln gewöhnlich den Hörverlust wider, so wie er sich im Tonaudiogramm darstellt.

Der plötzliche Beginn und die Reversibilität der Symptome, Hörverlust und Tinnitus, lassen an eine *ähnliche Pathophysiologie* wie beim Morbus Menière denken. Da jedoch keine Schwindelanfälle auftreten, kann man annehmen, daß es nicht zu Rupturen der Reißnerschen Membran kommt. Die experimentellen Befunde von Dulon u. Mitarb. (1987) könnten eine Erklärung liefern. Fluktuierende Veränderungen der Osmolalität der Endolymphe oder der Perilymphe auf dem Boden von Kreislaufstörungen oder metabolischen Entgleisungen könnten für die klinischen Symptome verantwortlich sein. Eine Kontraktion der äußeren Haarzellen, hervorgerufen durch die Änderung der Osmolalität, würde die normale Funktion des Cortischen Organs beeinträchtigen und eine abnorme spontane Entladungsrate in den inneren Haarzellen in Gang setzen, wie es für die Menièresche Krankheit diskutiert worden ist. Die gute Reaktion auf Hämodilution könnte diese Hypothese stützen.

Literatur

Arnold, W., M. Anniko: Structural basis for an isometric contraction of human outer hair cells. ORL 51, 321 – 324 (1989)

Arnold, W., M. Anniko: Supporting and membrane structures of human outer hair cells: Evidence for an isometric contraction. ORL 51, 339 – 353 (1989)

Ashmore, J. F.: A fast motile response in guinea-pig outer hair cells: The cellular basis of the cochlear amplifier. J Physiol (Lond) 388, 323 – 347 (1987)

Békésy, G. von: The mechanical properties of the ear. In: Handbook of Experimental Psychology. Hrsg. von S. S. Stevens, John Wiley & Sons, New York 1951, p. 1075 – 1115

Burns, E. M.: A comparison of variability among measurements of subjective tinnitus and objective stimuli. Audiology 23, 426 – 440 (1984)

Cannon, W. B., A. Rosenblueth: The supersensitivity of denervated structures. McMillan & Co., New York 1937

Dauman, R., Y. Cazals: Auditory frequency selectivity and tinnitus. Arch Otorhinolaryngol 246, 252 – 255 (1989)

Diehl, G. E., E. Wilmes: Zur Ätiologie und Klinik des palatinalen Myoklonus. Laryngo-Rhino-Otol 69, 369 – 372 (1990)

Douek, E.: Tinnitus following surgery. In: Third Int. Tinnitus Seminar, Münster 1987. Hrsg. von H. Feldmann, Harsch Verlag, Karlsruhe 1987, S. 64 – 69.

Dulon, D., J.-M. Aran, J. Schacht: Osmotically induced motility of outer hair cells: Implications for Menière's disease. Arch Otorhinolaryngol 244, 104 – 107 (1987)

Dunker, E.: Physiologie des Hörens II. Zentrale Bahnsysteme und Verarbeitung akustischer Nachrichten. In: Physiologie des Menschen, Bd. 12. Hrsg. von O. H. Gauer, K. Kramer, R. Jung, Urban und Schwarzenberg, Berlin 1972, S. 59 – 125

East, C. A., J. W. P. Hazell: The supression of palatal (or intra-tympanic) myoclonus by tinnitus masking devices. J Laryngol Otol 101, 1230 – 1234 (1987)

Eggermont, J. J.: Tinnitus: some thoughts about its origin. J Laryng Otol Suppl. 9, 31 – 37 (1983)

Evans, E. F., J. P. Wilson, T. A. Borerwe: Animal models of tinnitus. In: Tinnitus, Ciba Foundation Symposium 85, Pitman Book, London 1981, p. 108 – 138

Eybalin, M., R. Pujol: Cochlear neuroactive substances. Arch Otorhinolaryngol 246, 228 – 234 (1989)

Feldmann, H.: Untersuchungen zur Verdeckung subjektiver Ohrgeräusche – ein Beitrag zur Pathophysiologie des Ohrensausens. Z Laryng Rhinol Otol 48, 528 – 545 (1969)

Feldmann, H.: Homolateral and contralateral masking of tinnitus by noise-bands and by pure tones. Audiology 10, 138 – 144 (1971)

Feldmann, H.: Homolateral and contralateral masking of tinnitus. J Laryng Otol Suppl 4, 60 – 70 (1981)

Feldmann, H.: Sudden hearing loss: A clinical survey Adv Oto-Rhino-Laryng 27, Karger, Basel 1981, S. 40 – 69

Feldmann, H.: Tinnitus masking curves (updates and review). J Laryng Otol, Suppl 9, 157 – 160 (1984)

Feldmann, H.: Masking phenomena in tinnitus. Third Int. Tinnitus Seminar, Münster 1987. Hrsg. von H. Feldmann, Harsch Verlag, Karlsruhe 1987, S. 224 – 228

Feldmann, H.: Pathophysiology of tinnitus. In: M. Kitahara (Hrsg): Tinnitus – Pathophysiology and Management. Igaku-Shoin, Tokyo, New York 1988, S. 7 – 35

Fletcher, H.: Auditory patterns. Rev Modern Physics 12, 47 – 65 (1940)

Goodwin, P. E., R. M. Johnson: A comparison of reaction times to tinnitus and nontinnitus frequencies. Ear and Hearing 1, 148 – 155 (1980)

Gold, T.: Hearing II. The physical basis of the action of the cochlea. Proc Roy Soc Lond Ser B 135, 492 – 498 (1948)

Harrison, R. V.: The physiology of the cochlear nerve. In: Physiology of the Ear. Hrsg. von A. F. Jahn, J. Santos-Sacchi, Raven Press, New York 1988, S. 359 – 384

Hallam, R. S., S. C. Jakes, C. Chambers, R. Hinchcliffe: A comparison of different methods for assessing the 'intensity' of tinnitus. Acta oto-laryngol (Stockh) 99, 501 – 508 (1985)

Hinchcliffe, R., Chr. Chambers: Loudness of tinnitus: An approach to measurement. Advanc Oto-Rhino-Laryng 29, 163 – 173 (1983)

Hoke, M.: SQUID-based measuring techniques – A challenge for the functional diagnostics in medicine. In: B. Kramer (Hrsg): The Art of Measurement VICHI Verlagsgesellschaft, Weinheim 1988, S. 287 – 335

Hoke, M., H. Feldmann, C. Pantev, B. Lütkenhöner, K. Lehnertz: Objective evidence of tinnitus in auditory evoked magnetic fields. Hearing Res 37, 281 – 286 (1989)

Iurato, S.: Submicroscopic structure of the inner ear. Pergamon Press, Oxford 1967

Jakes, S. C., R. S. Hallam, C. Chambers, R. Hinchcliffe: Matched and self-reported loudness of tinnitus: Methods and sources of error. Audiology 25, 92 – 100 (1986)

Jannetta, P. J.: Neurovascular cross-compression in patients with hyperactive dysfunction of the eighth cranial nerve. Surg Forum 26, 467 – 469, 1975

Jannetta, P. J.: Microvascular decompression of the cochlear nerve as treatment of tinnitus. In: Third Int. Tinnitus Seminar Münster 1987, Hrsg. von H. Feldmann, Harsch Verlag, Karlsruhe 1987, S. 348 – 352

Jastreboff, P. J., J. F. Brennan, C. T. Sasaki: Behavioral and electrophysiological model of tinnitus. In: Third Int. Tinnitus Seminar, Münster 1987, Hrsg. von H. Feldmann, Harsch Verlag, Karlsruhe 1987, S. 95 – 99

Jastreboff, P. J., J. F. Brennan, C. T. Sasaki: An animal model for tinnitus. Laryngoscope 98, 280 – 286 (1988)

Jastreboff, P. J., J. F. Brennan, J. K. Coleman, C. T. Sasaki: Phantom auditory sensation in rats: An animal model for tinnitus. Behav Neurosci 102, 811 – 822 (1988)

Jastreboff, P. J.: Phantom auditory perception (tinnitus): mechanisms of generation and perception. Neurosci Res 8, 221 – 254 (1990)

Kemp, D. T.: Stimulated acoustic emission from within the human auditory system. J acoust Soc Amer 64, 1386 – 1391 (1978)

Kemp, S., I. Plaisted: Tinnitus induced by tones. J Speech Hearing Res 29, 65 – 70 (1986)

Kim, D. O., C. E. Molnar: A population study of cochlear nerve fibres: Comparison of spatial distributions of average-rate and phase locking measures of responses to single tones. J Neurophysiol 42, 16 – 30 (1979)

Kimura, R. S.: Recent observations on experimental endolymphatic hydrops. In: Menière's Disease, Pathogenesis, Diagnosis and Treatment. Hrsg. von K.-H. Vosteen et al. Thieme Verlag Stuttgart 1981, S. 15 – 23

Lapresle, J.: Rhythmic palatal myoclonus and the dentatoolivary pathway. J Neurol 220. 223 – 230 (1979)

Lehnhardt, E.: Klinik der Innenohrschwerhörigkeiten, Arch. Oto-Rhino-Laryng, Suppl 1984/I, 58 – 223 (1984)

Lim, D. J., Y. Hahamure, Y. Ohashi: Structural organization of the outer hair cell wall. Acta oto-laryngol (Stockh) 107, 398 – 405 (1989)

Loeb, M., R. P. Smith: Relation of induced tinnitus to physical characteristics of the inducing stimuli. J acoust Soc Amer 42, 453 – 455 (1967)

Man, A., L. Naggan: Characteristics of tinnitus in acoustic trauma. Audiology 20, 72 – 78 (1981)

Melzack, R., P. D. Wall: Pain mechanism: A new theory. Science 150, 971 – 979 (1965)

Mitchell, C.: The masking of tinnitus with pure tones. Audiology 22, 73 – 87 (1983)

Møller, A. R.: Pathophysiology of tinnitus. Ann Otol Rhinol Laryngol 93, 39 – 44 (1984)

Møller, A. R.: Can injury to the auditory nerve cause tinnitus? In: Third Int. Tinnitus Seminar Münster 1987, Hrsg. von H. Feldmann, Harsch Verlag, Karlsruhe 1987, S. 58 – 63

Møller, M. B.: Vascular compression of the eighth nerve as cause of tinnitus. In: Third Int. Tinnitus Seminar Münster 1987, Hrsg. von H. Feldmann, Harsch Verlag, Karlsruhe 1987, S. 340 – 347

Oosterveld, W. J.: Bild-Atlas 'Innenohr'. Duphar Pharma GmbH & Co KG, 3000 Hannover 1, 1983

Pantev, C., M. Hoke, K. Lehnertz, B. Lütkenhöner, G. Anogianakis, W. Wittkowski: Tonotopic organization of the human auditory cortex revealed by transient auditory evoked magnetic fields. Electroenceph clin Neurophysiol 69, 160 – 170 (1988)

Pantev, C., M. Hoke, B. Lütkenhöner, K. Lehnertz, W. Kumpf: Tinnitus remission objectified by neuromagnetic measurements. Hearing Res 40, 261 – 264 (1989)

Penner, M. J.: Two-tone forward masking patterns and tinnitus. J Speech Hearing Res 23, 779 – 786 (1980)

Penner, M. J., S. Brauth, L. Hood: The temporal course of the masking of tinnitus as a basis for inferring its origin. J Speech Hearing Res 24, 257 – 261 (1981)

Penner, M. J.: The annoyance of tinnitus and the noise required to mask it. J Speech Hearing Res 26, 73 – 76 (1983)

Penner, M. J.: Variability in matches to subjective tinnitus. J Speech Hearing Res 26, 263 – 267 (1983)

Penner, M. J.: Tinnitus as a source of internal noise. J Speech Hearing Res 29, 400 – 406 (1986)

Penner, M. J.: Masking of tinnitus and central masking. J Speech Hearing Res 30, 147 – 152 (1987)

Penner, M. J.: Audible and annoying spontaneous otoacoustic emissions. A case study. Arch Otolaryngol Head Neck Surg 114, 150 – 153 (1988)

Penner, M. J.: Aspirin abolishes tinnitus caused by spontaneous otoacoustic emissions. Arch. Otolaryngol. Head Neck Surg 115, 871 – 875 (1989)

Plinkert, P. K.; H. Möhler, H. P. Zenner: A subpopulation of outer thair cells possessing GABA receptors with tonotopic organization. Arch Otorhinolaryngol 246, 417 – 422 (1989)

Pujol, R.: Persönliche Mitteilung (1987)

Pulec, J. J.: Tinnitus: Surgical therapy. Amer J Otol 5, 479 – 480 (1984)

Ranke, O. F.: Physiologie des Gehörs. Springer Verlag, Berlin 1953

Rose, J. E., J. F. Brugge, D. J. Anderson, J. F. Hind: Some possible neural correlates of combination tones. J Neurophysiol 32, 402 – 423 (1969)

Salvi, R. J., W. A. Ahroon: Tinnitus and neural activity. J Speech Hear Res 26, 629 – 632 (1983)

Santos-Sacchi, J.: Cochlear physiology. In: Physiology of the Ear. Hrsg. A. F. Jahn, J. Santos-Sacchi, Raven Press, New York 1988, S. 271 – 293

Saunders, J. C., A. Flock: Changes in cochlear haircell stereocilia stiffness following overstimulation. Hearing Res 22, 323 (1986)

Scharf, B.: Critical bands. In: J. V. Tobias (Hrsg.): Foundations of Modern Auditory Theory. Academic Press, New York 1970, Bd. 1, S. 157 – 202

Scherer, A.: Evozierte oto-akustische Emissionen bei Vor- und Nachverdeckung. Acustica 56, 34 – 40 (1984)

Schmidt, R. F.: Die Gate-Control-Theorie des Schmerzes: eine unwahrscheinliche Hypothese. In: Janzen, R. et al. (Hrsg.): Schmerz, Thieme Verlag, Stuttgart 1972

Schouten, J. F.: The residue revisited. In: R. Plomp, G. F. Smoorenburg (Hrsg.): Frequency analysis and periodicity detection in hearing. Leiden 1940

Schreiner, Ch. E., R. L. Snyder: A physiological animal model of peripheral tinnitus. In: Third Int. Tinnitus Seminar, Münster 1987, Hrsg. von H. Feldmann, Harsch Verlag, Karlsruhe 1987, S. 100 – 106

Schuknecht, H.: The pathophysiology of Menière's disease. In: Menière's Disease, Pathogenesis, Diagnosis and Treatment. Hrsg. K.-H. Vosteen et al. Thieme Verlag, Stuttgart 1981, S. 10 – 15

Shailer, M. J., R. S. Tyler, R. R. Coles: Critical masking bands for sensorineural tinnitus. Scand Audio 10, 157 – 162 (1981)

Spoendlin, H.: Innervationsprinzipien der Cochlea. In: Funktion und Therapie des Innenohres. Hals-Nasen-Ohren-Heilkunde Bd. 23, J. A. Barth, Leipzig 1973

Spoendlin, H.: Inner ear pathology and tinnitus. In: Third Int. Tinnitus Seminar, Münster 1987, Hrsg. von H. Feldmann, Harsch Verlag, Karlsruhe 1987, S. 42 – 51

Spoendlin, H.: Neural anatomy of the inner ear. In: A. F. Jahn, J. Santos-Sacchi (Hrsg.): Physiology of the Ear. Raven Press, New York 1988, S. 201 to 219

Tasaki, I., H. Davis, D. H. Eldredge: Exploration of cochlear potentials in Guinea pig with microelectrode. J Acoust Soc Amer 26, 765 – 773 (1954)

Tilney, L. G., J. C. Saunders, E. Engelman, D. J. DeRosier: Changes in the organization of actin filaments in the stereocilia of noise-damaged lizard cochleae. Hearing Res 7, 181 – 197 (1982)

Tonndorf, J.: Dimensional analysis of cochlear models. J Acoust Soc Am 32, 493 – 497 (1960)

Tonndorf, J.: Acute cochlear disorder: The combination of hearing loss, recruitment, poor speech discrimination, and tinnitus. Ann Otol 89, 353 – 358 (1980)

Tonndorf, J.: The origin of tinnitus – A new hypothesis: An analogy with pain. In: Third Int. Tinnitus Seminar, Münster 1987, Hrsg. von H. Feldmann, Harsch Verlag, Karlsruhe 1987, S. 70 – 74

Tyler, R., D. Conrad-Armes: The determination of tinnitus loudness considering the effects of recruitment. J Speech Hearing Res 26, 59 – 72 (1983)

Uziel, A., R. Pujol: Organe de Corti. In: Données actuelles sur la physiologie et la pathologie de l'oreille interne. Société francaise d'oto-rhino-laryngologie et de pathologie cervico-faciale. Arnette, Paris 1990, S. 15 – 34

Vernon, J. A.: Attempts to relieve tinnitus. J Amer Audiol Soc 2, 124 – 131 (1977)

Wigand, M. E., F. C. Hellweg, M. Berg: Tinnitus nach Eingriffen am achten Hirnnerven. Laryng Rhinol Otol 61, 132 – 134 (1982)

Wilson, J. P.: Theory of tinnitus generation. In: J. W. P. Hazell (Hrsg.): Tinnitus. Churchill Livingstone. Edinburgh 1987, S. 20 – 45

Yamamoto, E., H. Nishimura, M. Iwanaga: Tinnitus and/or hearing loss elicited by facial mimetic movements. Laryngoscope 95, 966–970 (1985)

Zenner, H. P.: Motile responses in outer hair cells. Hearing Res 22, 83–90 (1986)

Zenner, H. P.: Modern aspects of hair cell biochemistry, motility and tinnitus. In: Third Int. Tinnitus Seminar, Münster 1987, Hrsg. von H. Feldmann, Harsch Verlag, Karlsruhe 1987, S. 52–57

Zenner, H. P.: Motility of outer hair cells as an active, actin-mediated process. Acta Otolaryngol (Stockh) 105, 39–44 (1988)

Zenner, H. P.: Cochlear hair cell metabolism: Clinical aspects. In: Sensorineural Hearing Loss and Equilibrium Disturbances. Hrsg. J. Helms, Thieme Verlag, Stuttgart 1989, S. 7–12

Zwicker, E.: Psychoakustik. Springer Verlag, Berlin 1982

Zwicker, E.: Objective oto-acoustic emissions and their uncorrelation to tinnitus. In: Third Int. Tinnitus Seminar, Münster 1987, Hrsg. von H. Feldmann, Harsch Verlag, Karlsruhe 1987, S. 75–81

Zwicker, E.: Masking in normal ears — Psychoacoustical facts and physiological correlates. In: Third Int. Tinnitus Seminar, Münster 1987, Hrsg. von H. Feldmann, Harsch Verlag, Karlsruhe 1987, S. 214–223

Zwicker, E., M. Stecker, J. Hind: Relations between masking, otoacoustic emissions, and evoked potentials. Acustica 64, 102–109 (1987)

Zwislocki, J. J.: Central masking and neural activity in the cochlear nucleus. Audiology 10, 48–59 (1971)

3. Epidemiologie

T. Lenarz

3.1 Prävalenz

Obwohl Ohrgeräusche eines der *häufigsten otologischen Symptome* darstellen, finden sich nur wenige Literaturangaben zu Inzidenz und Prävalenz. Die ausführlichsten epidemiologischen Studien stammen aus Großbritannien (National Study of Hearing, NSH, seit 1978 u. General Household Survey, OPCS, seit 1981). Die Daten wurden aus Fragebogenangaben mit Pilot- und Hauptphase sowie den Befragungs- und Untersuchungsergebnissen von Tinnitusbetroffenen, die eine diagnostisch-therapeutische Einrichtung aufsuchten, gewonnen. Als repräsentativ für die Lebensbedingungen einer Industriegesellschaft wurden dabei Bevölkerungsstichproben aus vier Großstädten angesehen.

Schätzungen zur *Prävalenz* und Angaben zu allgemeinen klinischen Gesichtspunkten liegen ebenfalls aus den USA vor (Leske 1981; Meikle u. Taylor-Walsh 1984). Basisdaten zur Situation in Deutschland finden sich in einer Studie des Grünen Kreuzes. Übereinstimmend ergeben sich dabei folgende Angaben zur Häufigkeit von Ohrgeräuschen:

- Unter den Lebensbedingungen einer Industriegesellschaft tritt bei 35–45% aller Erwachsenen über 17 Jahren zu irgendeinem Zeitpunkt ein transientes oder permanentes Ohrgeräusch unterschiedlicher Lautheit auf.
- Bei 15% hält das Geräusch länger als 5 Minuten an.
- Etwa 8% fühlen sich durch ihr Ohrgeräusch in ihrem Alltag belästigt oder weisen Schlafstörungen auf.
- Bei 0,5% der Erwachsenen hat das Ohrgeräusch den Stellenwert einer eigenständigen Erkrankung, die zu einer wesentlichen Beeinträchtigung der Lebensqualität durch Konzentrations- und Schlafstörungen, reaktiven Depressionen und Angstzuständen führt. Bezogen auf den Bevölkerungsanteil der Erwachsenen in Deutschland umfaßt diese Gruppe ca. 400000 Personen.

Die Zahlen sind abhängig von der zugrundegelegten Definition von Tinnitus. Die quantitative Unterteilung nach Schweregrad des Ohrgeräusches macht deutlich, daß nur ein kleiner Teil aller Betroffenen ein *Symptom mit Krankheitswert* aufweist, für das eine Behandlungsbedürftigkeit besteht. Die genannten Absolutzahlen weisen auf die quantitative Dimension hin, die damit die Größenordnung anderer otologischer Krankheitsbilder erreicht. Die weitaus größte Gruppe berichtet dagegen über intermittierend auftretenden Tinnitus von weniger als fünf Minuten Dauer, dem sicherlich kein Krankheitswert zukommt.

3.2 Ätiologische Faktoren

Alter und Lärm

Nach der NHS-Studie besteht ein positiver Zusammenhang zwischen Tinnitusprävalenz sowie Lebensalter und Lärmbelastung. Alter und Lärm tragen additiv zur Wahrscheinlichkeit des Auftretens von Tinnitus bei. Mit zunehmendem Lebensalter nimmt auch die Dauer der Lärmbelastung zu. Im Vergleich zur Kontrollgruppe ist das Tinnitusrisiko unter beruflicher Lärmbelastung um den Faktor 2 höher. Je nach Altersgruppe liegt die Prävalenz zwischen 11,0 und 23,5%. Persönlichem Lärmschutz kommt dabei möglicherweise eine protektive Funktion zu. Für die Tinnituswahrscheinlichkeit in Abhängigkeit von *Freizeitlärm* besteht dagegen eine negative Korrelation zum Lebensalter. Das Betroffensein jüngerer Altersgruppen weist auf laute Musik (Diskotheken, Walkman) als Einflußfaktoren hin (MRC 1987). Diese Zusammenhänge werden durch die Daten von Nagel u. Drexel (1989) bestätigt. Dagegen fanden McShane u. Mitarb. (1987) keinen Zusammenhang zwischen Tinnitusprävalenz einerseits, Lebensalter und Lärmexposition andererseits, falls diese länger als 10 Jahre betrug, und schreiben dies der mangelhaften Reliabilität und Validität verfügbarer Methoden zur Tinnitusbestimmung zu. Nach Dieroff u. Meißner (1987) weisen nur 4,6% aller *Lärmarbeiter* mit einer mittleren Lärmexposition von 100 – 105 db(A) einen konstanten hochfrequenten Tinnitus auf. Auch hier wird auf die methodischen Probleme bei der Tinnituserfassung hingewiesen.

Geschlecht

Nach der Mehrzahl der Studien liegt die Tinnitusprävalenz bei *Frauen höher* als bei Männern. Nach der MRC-Studie betragen die Werte 11,0 gegenüber 10,1%, nach der OPCS-Studie 16 gegenüber 13% in Großbritannien (MRC 1987). Für die USA werden Werte von 35 bzw. 30% angegeben (Leske 1981). Betrachtet man nur die Personen mit beeinträchtigter Lebensqualität, fallen die Unterschiede noch deutlicher aus. Erklärt werden könnte diese Differenz mit einer erhöhten Aufmerksamkeit von Frauen gegenüber körperlichen Symptomen und deren Einfluß auf das allgemeine Wohlbefinden. Dagegen steigt der Anteil der Männer mit dem Alter, wohl als Folge der zunehmenden Dauer beruflicher Lärmexposition. Dagegen fanden Axelsson u. Ringdahl (1987) eine höhere Prävalenz bei Männern (16,5 gegenüber 12,1%), was aber möglicherweise auf methodische Probleme der Studie zurückzuführen ist.

Dagegen suchten mehr männliche als weibliche Tinnitusbetroffene eine diagnostisch-therapeutische Einrichtung auf (Meikle 1985), was auf die Auswirkungen von Tinnitus auf das Berufsleben hinweist.

Sozioökonomischer Status

Nach der MRC-Studie ist Tinnitus ein über alle sozioökonomischen Gruppen verteiltes Symptom, dessen Prävalenz in der Gruppe der *Arbeitslosen am höchsten*, in der Gruppe der *Selbständigen am niedrigsten* ist. Dagegen suchten sozioökonomisch besser gestellte Gruppen häufiger diagnostisch-therapeutische Einrichtungen auf, was mit dem Gesundheits- und Krankheitsverhalten allgemein korreliert. Auch hier fanden sich, bezogen auf das Auftreten von tinnitusbedingten Schlafstörungen, höhere Prävalenzwerte bei Frauen. Weitere Abhängigkeiten von sozialen Schichtfaktoren wie Bildungsniveau fanden sich dagegen nicht (MRC 1987).

3.3   Klinische Faktoren

Manifestationsalter und Tinnitusdauer

Ein starker Anstieg in der Anzahl der Tinnituspatienten, also Betroffene, die professionell diagnostische oder therapeutische Hilfe in Anspruch nahmen, findet sich ab dem 45. Lebensjahr. Die mittlere Tinnitusdauer beträgt dabei zwischen einem und fünf oder mehr als fünf Jahre (Hazell u. Mitarb. 1985; Lenarz 1989; Meikle u. Taylor-Walsh 1984). Anhand einer klinischen Studie an 128 Patienten mit permanentem Tinnitus konnte Lenarz (1989) die in Abbildung 3.1

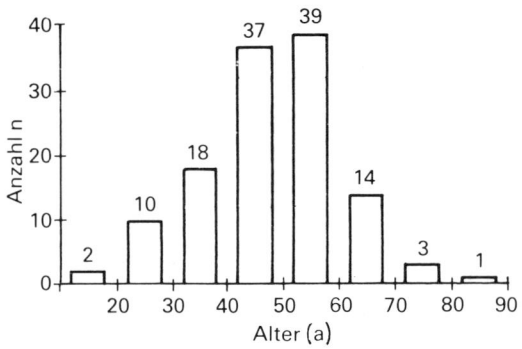

Abb. 3.1 Altersverteilung von Tinnituspatienten. $\bar{x}$ = 48,3 a, sd = 12,7 a (aus: Lenarz 1989)

dargestellte Altersverteilung ermitteln. Demnach überwiegen die Patienten, die älter als 40 Jahre zum Zeitpunkt der Untersuchung waren. Die *Häufung um das 50. Lebensjahr* weist auf besondere Faktoren wie beruflicher Streß, allgemeine Lebenskrise in der Lebensmitte, einsetzende Presbyakusis oder Lärmschwerhörigkeit hin.

Seitenverhältnis

Das *linke Ohr* ist häufiger als das rechte betroffen (Axelsson u. Ringdahl 1987; Hazell u. Mitarb. 1985; Kuyper u. Mitarb. 1987; Lenarz 1989; MRC 1987; Meikle u. Taylor-Walsh 1984). Dies kann im Zusammenhang mit der Händigkeit interpretiert werden. Ein weiterer Faktor könnte die asymmetrische Lärmexposition sein, wie sie beim Mündungsknall von Schußwaffen auftritt.

Tinnitusfrequenz und -lautheit

Subjektiv empfundene und psychoakustisch bestimmte Tinnitusfrequenzen korrelieren mäßig
miteinander. Dabei dominieren *hochfrequente
Geräusche*, was mit dem Überwiegen hochfrequenter Hörverluste in Einklang steht (Hazell
u. Mitarb. 1985; Kuyper u. Mitarb. 1987). In der
Studie von Lenarz (1989) ergaben sich folgende
prozentuale Häufigkeiten zum subjektiven Tinnituscharakter (Tab. 3.1) mit einem deutlichen
Überwiegen pfeifender und rauschender Geräusche, gefolgt von summendem Tinnitus. Bei der
psychoakustischen Bestimmung der Tinnitushauptfrequenz durch Vergleich mit Sinustönen
betrug der Mittelwert 4,46 $\pm$ 2,58 kHz
(Abb. 3.2). Dies deutet darauf hin, daß f_{max} in
enger Beziehung zu dem Frequenzbereich des
Haupthörverlustes steht, da der Hochtonverlust
ab 2 kHz bei weitem überwiegt. Maximum des
Hörverlustes und f_{max} fallen bei den meisten
dieser Patienten zusammen.

Bei der Intensitätsbestimmung des Tinnitus mit weißem
Rauschen und Angaben in dB HL spiegelt sich im
wesentlichen der mittlere Hörverlust wider. Die Differenz zur durchschnittlichen Hörschwelle für Weißes
Rauschen betrug 12,71 dB. Diesen Werten entspricht
in etwa die Intensitätsbestimmung mit Schmalbandrau-
schen (SBR), bestimmt als Verdeckungslautstärke in
dB SL bei f_{max} oder als Mittelwert über alle Frequenzen,
wie Tabelle 3.2 zeigt. Der Mittelwert von 9,06 dB ist
nicht signifikant von dem für die Tinnitusintensität in
dB SL WR verschieden.

*Subjektive Lautheit und psychoakustisch bestimm-
te Intensität* weisen einen direkten Zusammenhang auf (r = 0,37), wenn die Intensitätsangabe
in dB sich auf den Hearing Level bezieht. Eine
Korrelation zur individuellen Hörschwelle be-

Tabelle 3.1 Subjektiver Tinnituscharakter. Prozentuale Häufigkeitsverteilung bei n = 124 Patienten
mit permanentem Tinnitus (aus: Lenarz 1989)

Tinnituscharakter	Prozentuale Häufigkeit
Pfeifen	38,8
Rauschen	27,9
Summen	10,9
Zischen	5,5
Klingeln	4,2
Piepsen	3,0
Sausen	2,4
Brummen	2,4
Zirpen	2,4
Pulsieren, Hämmern	2,4

Tabelle 3.2 Tinnitusintensität ΔT in dB SL, gemessen als Verdeckungslautstärke über der Hörschwelle
mit Terzrauschen im Bereich des Frequenzmaximums
bzw. Mittelwert für alle Frequenzen bei nicht tonalem
Ohrgeräusch. Klassierung in 5 dB-Schritten.
n = 121, Mittelwert x = 9,06 $\pm$ 9,07 dB
(aus Lenarz 1989)

Δt/dB SL	Relative Häufigkeit
<5	29,3
5–9	36,4
10–14	13,6
15–19	5,0
20–24	2,1
25–29	2,9
$\geq$30	3,6

zogen auf die Tinnitusfrequenz bei Angaben in
dB SL besteht dagegen nicht (r = 0.03) (Hazell
u. Mitarb. 1985; Tyler u. Conrad-Armes 1983).

Lautheit und Frequenzcharakter weisen eine
relativ feste Korrelation auf. Dabei werden hochfrequente Ohrgeräusche lauter als tieffrequente
empfunden.

Tinnitus und Hörverlust

Personen mit einem *Hörverlust* im Tonaudiogramm weisen signifikant häufiger einen Tinnitus
auf als Personen ohne Hörverlust (Axelsson u.
Ringdahl 1989; Nagel u. Drexel 1989). Bei dieser
Kategorisierung sind die niedrige Sensitivität des

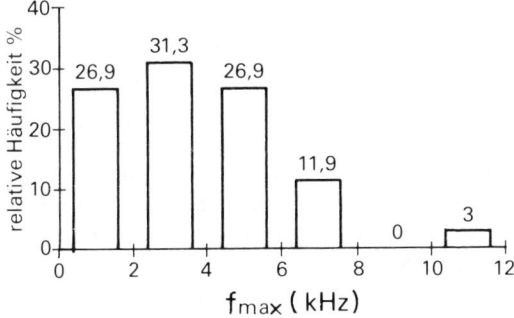

Abb. 3.2 Tinnitushauptfrequenz f_{max}. Prozentuale
Häufigkeitsverteilung. x = 4,46 $\pm$ 2,58 KHz, n = 67
(aus: Lenarz 1989)

Reintonaudiogramms zur Erfassung subklinischer Schädigungen sowie der limitierte untersuchte Frequenzbereich besonders oberhalb 10 kHz zu beachten.

Bei den Ursachen der sensorineuralen Schwerhörigkeit überwiegen die *chronisch-progrediente Form und Lärmschwerhörigkeit*, gefolgt von M. Menière und Hörsturz (Lenarz 1989). Diese 4 Ursachen machen zusammen mehr als zwei Drittel aus. Der Hochtonverlust überwiegt deutlich (60,7%), worin sich die Ursachenverteilung wiederspiegelt. Der mittlere Hörverlust, berechnet als Mittelwert des Hörverlustes bei 500 Hz, 1, 2 und 4 kHz beträgt 27,9 ± 13 dB mit einem deutlichen Gipfel der Häufigkeit zwischen 20 und 30 dB, während die starken Hörverluste deutlich seltener sind.

Allgemeinmedizinische Befunde

Es liegen nur indirekte Daten für Zusammenhänge mit internistischen Erkrankungen vor, da die durchgeführten Studien sich auf Korrelationen mit dem Hörverlust im Tonaudiogramm beziehen (Coles 1984b). Schwache Zusammenhänge, die nicht als ätiologische Faktoren zu interpretieren sind, fanden sich für kardiovaskuläre Erkrankungen, Hypertonie sowie die Einnahme von Beta-Blockern und Schleifendiuretika. Dagegen fanden Nagel u. Drexel (1989) gehäuft Tinnitus bei Hypotonikern.

Keine Zusammenhänge bestehen mit hämatologischen Parametern, Leber-, Nieren- und Schilddrüsenfunktionswerten, Elektrolytwerten sowie der Lues-Serologie. Eine Ausnahme bildet die signifikante Korrelation zwischen *erhöhter Plasmaviskosität* und dem Grad einer sensorineuralen Schwerhörigkeit, was auf die mögliche pathogenetische Bedeutung hämorheologischer Parameter bei deren Entstehung hinweist (Browning u. Mitarb. 1986).

Halswirbelsäule und Kiefergelenk

Zusammenhänge zwischen Tinnitusentstehung bzw. -lautheit und funktionellen Störungen oder morphologisch-degenerativen Veränderungen der Halswirbelsäule werden immer wieder angegeben, ohne daß diese subjektiven Angaben und Einzelfallbeobachtungen statistisch abgesichert oder pathophysiologisch geklärt sind (Decher 1969; Hülse 1983). Biesinger (1989) fand bei ca. 12% einen Zusammenhang zwischen Tinnitus und *Funktionsstörungen* der HWS, wobei folgende Kriterien für eine *vertebragene Ursache* sprechen: bewegungs- und lageabhängige Auslösbarkeit, Einseitigkeit, Normalhörigkeit bzw. fehlende cochleäre Schädigung und Lebensalter in der ersten Lebenshälfte. Hauptsächlich betroffen war dabei das Segment C3/C4.

Ähnliche Zusammenhänge werden zwischen Tinnitus und vorwiegend funktionellen Störungen des Kieferbewegungsapparates angenommen. Dabei steht die sogenannte *Myoarthropathie*, auch als Costen-Syndrom bekannt, im Vordergrund, die auf eine Malokklusion zurückzuführen ist und sich bei dem häufig anzutreffenden Verspannungszustand der Kaumuskulatur mit abnormer Mastikation in Form von druck- und bewegungsschmerzhaften Beschwerden mit Otalgien bemerkbar macht.

Einfluß von Lebensführung und Streß

Im zeitlichen Zusammenhang mit dem Auftreten von Tinnitus werden häufig außergewöhnliche Belastungssituationen genannt. Individuell als extrem erlebter körperlicher, vor allem aber psychisch-seelischer Streß werden ursächlich angeführt. Ähnliche *psychosomatische Zusammenhänge* können auch in der Pathogenese des Hörsturzes angenommen werden.

Zeitlicher Verlauf von Ohrgeräuschen

Bei einem Großteil der befragten Personen treten Ohrgeräusche als singuläres Erlebnis auf. Nach den Ergebnissen der NSH-Studie gaben dies 24,6% der Befragten an (MRC 1987). Über den weiteren Verlauf, die Dauer der singulären Episode sowie den Schweregrad des Tinnitus liegen keine Daten vor.

Bei konstant andauerndem Tinnitus weist die Mehrheit der Betroffenen keine Änderung der Tinnituslautheit und des -schweregrades auf. Allerdings findet sich bei 28% eine Zunahme der Lautheit, was mit einer Zunahme der zugrundeliegenden Schwerhörigkeit einhergeht (Hazell u. Mitarb. 1985; MRC 1987). Bei sehr lange bestehendem Tinnitus ist dieser Zusammenhang jedoch nicht mehr nachweisbar (McShane u. Mitarb. 1987). Die subjektive Einschätzung durch die Betroffenen wird durch die Tendenz zur *Abnahme des Belästigungsgrades* nach der

Initialphase des Tinnitus gegenteilig beeinflußt. Dies kann auf den Gewöhnungs- und Lernprozeß, mit dem chronischen Tinnitus leben zu müssen und zu können, zurückgeführt werden. So können sich Zunahme der Lautheit und Habituation die Waage halten.

Aus diesem Sachverhalt erklärt sich, daß über den zeitlichen Verlauf des Schweregrades im Einzelfall kaum eine prognostische Aussage getroffen werden kann. Im allgemeinen stellt sich, abgesehen von kurzfristigen Schwankungen, *keine Änderung* ein (MRC 1987), während Verläufe mit wesentlicher Zu- oder Abnahme des Schweregrades selten sind (Scott u. Mitarb. 1990). Dagegen bleibt der Anteil der Betroffenen mit Schlafstörungen etwa konstant.

Literatur

Axelsson, A., A. Ringdahl: Occurrence and severity of tinnitus. A prevalence study. In: Feldmann, H. (Hrsg.) Proc. III Int. Tinnitus Seminar. Harsch, Karlsruhe 1987, 154−158

Biesinger, E.: Funktionelle Störungen der Halswirbelsäule in ihrer Bedeutung für die Hals-Nasen-Ohrenheilkunde. In: Ganz, H., W. Schätzle (Hrsg.): HNO Praxis Heute, Bd. 9, Springer, Berlin, Heidelberg, New York, Tokyo 1989, 129−147

Browning, G. G., S. Gatehouse, G. D. O. Lowe: Blood viscosity as a factor in sensorineural hearing impairment. Lancet Vol. I (1986), 121−123

Coles, R. R. A.: Epidemiology of tinnitus: (2) demographic and clinical features. J. Laryngol. Otol Suppl 9 (1984), 195−202

Decher, H.: Die zervikalen Syndrome in der Hals-Nasen-Ohrenheilkunde. Thieme, Stuttgart 1969.

Dieroff, H. G., W. Meißner: Prevalence of tinnitus in noise-induced hearing loss. In: Feldmann, H. (Hrsg.) Proc. III Int. Tinnitus Seminar, Harsch, Karlsruhe 1987, 159−161

Hazell, J. W. P., S. M. Wood, H. R. Cooper et al.: A clinical study of tinnitus maskers. Brit J Audiol 19 (1985), 64−146

Hülse, M.: Die cervikalen Gleichgewichtsstörungen. Springer, Berlin, Heidelberg, New York 1983

Kuyper, P., W. A. Dreschler, R. Franse-Stekelenburg: Correlations in anamnestic data of tinnitus patients. In: Feldmann, H. (Hrsg.) Proc. III Int. Tinnitus Seminar, Harsch, Karlsruhe 1987, 142−146

Lenarz, T.: Medikamentöse Tinnitus-Therapie. Thieme, Stuttgart, New York 1989

Leske, M. C.: Prevalence estimates of communicative disorders in the US: language, hearing and vestibular disorders. Asha 23 (1981), 229−237

McShane, D. P., M. L. Hyde, P. W. Alberti: Tinnitus prevalence in occupational hearing loss claimants. In: Feldmann, H. (Hrsg.) Proc. III Int. Tinnitus Seminar, Harsch, Karlsruhe 1987, 162−167

Meikle, M., E. Taylor-Walsh: Characteristics of tinnitus and related observations in over 1800 tinnitus clinic patients. J. Laryngol. Otol., Suppl 9 (1984), 17−21

MRC Institute of hearing research: Epidemiology of tinnitus. In: Hazell, J. W. P (Hrsg.): Tinnitus. Churchill Livingstone, Edinburgh 1987, 46−70

Nagel, D., W. Drexel: Epidemiologische Untersuchungen zum Tinnitus aurium. Auris-nasus-larynx 16, Suppl. 1 (1989), 23−31

Tyler, R., R. Conrad-Armes: The determination of tinnitus loudness considering the effects of recruitment. J. Speech Hear Res. 26 (1983), 59−72

4. Allgemeine Diagnostik und Differentialdiagnose

T. Lenarz

Das Ziel der Tinnitusdiagnostik kann aufgrund der lückenhaften und zum Großteil hypothetischen pathophysiologischen Kenntnisse nicht darin bestehen, den im Einzelfall vermuteten pathophysiologischen Mechanismus zu verifizieren und danach Richtlinien für eine rationale Therapie abzuleiten. Der Zweck besteht vielmehr zum einen in der *differentialdiagnostischen Abgrenzung* verschiedener *Ursachen* des Symptoms Tinnitus, zum anderen in der Ermittlung *tinnitusbeeinflussender Faktoren*, die die Grundlage für therapeutische Ansätze bieten. Dabei handelt es sich um eine *individuell orientierte Stufendiagnostik* (Tabelle 4.1), die bereits einen wesentlichen Teil der Therapie bildet. Sie muß dem Patienten das Gefühl vermitteln, mit seinen Beschwerden ernst genommen zu werden. Da die Zahl möglicher Ursachen, verstärkender und begleitender Faktoren groß und die Reaktions- und Verarbeitungsmöglichkeiten sehr verschieden sind, also jeder einzelne Tinnitus eine individuelle Geschichte hat, kann eine strenge Schematisierung nicht Ziel der Diagnostik sein.

Tabelle 4.1   Stufendiagnostik bei Tinnitus aurium

1.1 Spezifische Tinnitus Anamnese mit Ermittlung folgender Punkte
  – Charakter, Dauer, Lautheit des Tinnitus
  – Zusammenhang mit einer Hörstörung
  – Belästigungsgrad
  – Einfluß auf die Lebensführung (Konzentration, Leistungsfähigkeit, Schlaf)
  – mögliche oder wahrscheinliche Ursachen
  – Verstärkungsfaktoren, Maskierung durch Umgebungsgeräusche
  – Medikamentenliste

1.2 Otologische Diagnostik (mit allgemeiner Audiologie)
  – Spiegeluntersuchung
  – Nasopharyngoskopie zur Beobachtung der Gaumenmuskulatur
  – Auskultation der Halsgefäße und der Ohrregion
  – Ton- und Sprachaudiometrie
  – überschwellige Hörprüfungen (Recruitment)

Tabelle 4.1   Fortsetzung

1.3 Neurootologische Diagnostik
  – Impedanzprüfung
  – BERA, ECochG
  – Oto-akustische Emissionen (OAE)
  – kalorische Vestibularisprüfung

1.4 Spezielle Audiologische Diagnostik (s. Kapitel 5.)
  – Tinnitus-Matching (Frequenz, Intensität)
  – Tinnitus-Masking (Verdeckungskurve, minimaler Maskierungspegel, Residuale Inhibition)
  – subjektive Lautheitsskalierung (Visuelle Analogskala)

1.5 Allgemeine medizinische Diagnostik
  – Blutdruck, Blutbild, BKS, Auskultation

2.1 Erweiterte medizinische Diagnostik
  – Bildgebende Verfahren (CT, MRI, Angiographie)
  – neurologischer Status inklusive Doppleruntersuchung der Halsarterien
  – internistischer Status (Herz-Kreislauf, Stoffwechsel, Nierenfunktion, Hämato-Rheologie)
  – Hals-Wirbelsäule-Diagnostik (Röntgen, Manualdiagnostik, Orthopäde)
  – Kieferorthopädischer Status (Myoarthropathie des Kiefergelenkes)
  – psychosomatische und psychiatrische Exploration
  – Allergiediagnostik

4.1   Klassifikation nach klinischen Gesichtspunkten

Jede Beschreibung von Tinnitus kann nach bestimmten Klassifikationskriterien vorgenommen werden (z. B. Feldmann 1987; Shulman 1988). Das Vorgehen nach klinischen Kriterien trägt zu einer Systematisierung des vom Patienten individuell geschilderten Beschwerdebildes sowie der erhobenen diagnostischen Befunde bei, ohne damit pathophysiologische oder ätiologische Zusammenhänge vorwegzunehmen. Bewährte *Klas-*

sifikationsprinzipien (Tab. 4.**2**) richten sich vorwiegend nach klinisch-diagnostischen Kriterien. Bei der Unterteilung *subjektiv — objektiv* steht die Nachweisbarkeit des Geräusches als einem realen akustischen Signal, z. B. durch Auskultation im Vordergrund, während bei der Unterscheidung *kompensiert — dekompensiert* der Grad der Belästigung sowie Auswirkung auf die Lebensführung mit der Entwicklung sekundärer Krankheitssymptome wie Angstzustände, Leistungsschwäche, depressive Verstimmungen relevant sind. Klinische Relevanz besitzt auch die Einteilung nach Art und damit Ort einer zugrundeliegenden Schwerhörigkeit. Hingegen hat sich eine Einteilung nach der (vermuteten) Ursache als nicht hilfreich erwiesen, da deren Anzahl zu groß ist und die Symptomatologie, Diagnostik

und Therapie in eine kleine Anzahl von tinnitusspezifischen Mustern mündet.
Eine umfassende Klassifikation und Bewertung wird jedoch nur unter Beachtung mehrerer Kriterien erreicht, die im folgenden angeführt und erläutert sind (Tab. 4.**2**).

Symptomatologie

Für das weitere diagnostische und therapeutische Procedere wesentlich ist die Unterscheidung in *akuten* und *chronischen* Tinnitus sowie in Tinnitus *mit* oder *ohne begleitende Schwerhörigkeit.* Akuter Tinnitus kann als Hörsturzäquivalent angesehen und demnach behandelt werden. Bei chronischem, d. h. länger als drei Monate dauerndem Tinnitus ist im allgemeinen von einer permanenten Funktionsstörung auszugehen. Eine zusätzlich vorhandene Schwerhörigkeit kann Ursache des Tinnitus sein oder unabhängig davon bestehen. Der Zusammenhang ist bei simultanem Auftreten oder bei sich deckendem Frequenzbereich von Schwerhörigkeit und Tinnitus (MRC 1987) wahrscheinlich. Treffen diese Kriterien nicht zu oder liegt keine begleitende Schwerhörigkeit vor, ist an einen Tinnitus mit Ursache außerhalb der auditorischen Peripherie zu denken.

Typischerweise werden ein plötzlicher Beginn oder eine allmähliche Zunahme der subjektiven Tinnituslautheit angegeben. Der weitere Verlauf kann individuell sehr unterschiedlich ausfallen. Oft findet sich ein undulierender Lautheitsverlauf mit Phasen der Zunahme in zeitlicher Koinzidenz mit typischen Verstärkungssituationen wie beruflichem oder privatem Streß. Bei den meisten Patienten tritt eine allmähliche Gewöhnung mit Abnahme der subjektiven Lautheit ein. Bei bestimmten Krankheitsbildern wie dem M. Menière findet sich ein intermittierender Verlauf. Liegt eine irreversible Funktionsstörung des auditorischen Systems zugrunde, bleiben im allgemeinen Ohrgeräusche auf Dauer bestehen.

Subjektiv wird Tinnitus sehr unterschiedlich erlebt. Jeder Patient kann „seinen" Tinnitus ausführlich und unverwechselbar schildern. Im Bemühen um eine gewisse Standardisierung kann eine Zuordnung zu bestimmten akustischen Phänomenen vorgenommen werden. Am häufigsten werden hochfrequentes Pfeifen, breitbandiges Rauschen und Summen genannt. Dieser *subjektive Tinnituscharakter* stimmt im Frequenzgehalt oft mit dem Bereich des maximalen Hörverlustes im

Tabelle 4.2 Klassifikation von Ohrgeräuschen nach klinischen Gesichtspunkten

1. Symptomatologie:	akut – chronisch mit/ohne Schwerhörigkeit Tinnituscharakter einseitig – beidseitig
2. Tageszeitlicher Verlauf:	Lärm – Ruhe
3. Ursache:	bekannt – unbekannt objektivierbar – nicht objektivierbar verstärkende Faktoren
4. Prädisponierende Faktoren:	Herz-Kreislauf-störungen Stoffwechselstörungen HWS Kiefergelenk Lärmexposition ototoxische Medikamente
5. Mittel-/Innenohrkrankheiten:	Schalleitungs-/Schallempfindungs-schwerhörigkeit akut – chronisch Tinnituscharakter in Abhängigkeit vom Hörverlust puls-/atemsynchron/klickend
6. Streß, Persönlichkeit:	streßabhängige Verstärkung Depressivität Psychasthenie kompensiert – dekompensiert

Tonaudiogramm überein. So findet sich hochfrequentes Pfeifen beim Knalltrauma, während ein Rauschen eher beim pantonalen Hörverlust zu beobachten ist. Im Unterschied zum Tinnitus cerebri wird der Tinnitus aurium in das Ohr lokalisiert, entweder ein- oder beidseitig.

Tageszeitlicher Verlauf

Eine tageszeitliche Abhängigkeit wird von den meisten Patienten angegeben. In diesen Fällen wird Tinnitus während des Tages weniger laut und belästigend erlebt als am Abend oder in Ruhe, was auf die *Maskierung durch Umweltgeräusche* hinweist. Sind diese reduziert, tritt der Tinnitus mehr in den Vordergrund. Von anderen Patienten wird eine Zunahme der subjektiv erlebten Intensität im Tagesverlauf angegeben, was auf den Einfluß von *Streßfaktoren* (s. S. 80) oder HWS-Störungen (s. S. 80) hinweist.

Auslösende und unterhaltende Faktoren

Ohrgeräusche stellen primär keine Krankheit im eigentlichen Sinne dar, sondern sind *Symptom* einer Funktionsstörung des auditorischen Systems unterschiedlicher Ätiologie und Lokalisation. Die Vielzahl der möglichen Ursachen (Tab. 4.3 u. 4.4) macht deutlich, daß es ‚den‘ Tinnitus nicht gibt. Die den Tinnitus begleitende

Tabelle 4.**3**   Mögliche Ursachen subjektiver Ohrgeräusche (Tinnitus aurium)

1. Hörsturz
2. Morbus Menière
3. Akutes Lärmtrauma
4. Lärmschwerhörigkeit
5. Presbyakusis
6. Hereditäre sensorineurale Schwerhörigkeit
7. Schädelhirntrauma mit/ohne Felsenbeinfraktur
8. Akustikusneurinom
9. Intoxikationen mit Chinin, Acetylsalicylsäure, Diuretika, Aminoglykosidantibiotika, Cisplatin
10. Immunogene Innenohrschwerhörigkeit
11. Sensorineurale Schwerhörigkeit unklarer Genese
12. Otosklerose, chronische Mittelohrentzündung
13. Herz-Kreislauf-Krankheiten
14. Stoffwechselkrankheiten
15. Nierenkrankheiten
16. ZNS-Krankheiten
17. Degenerative Veränderungen und funktionelle Blockierungen der Halswirbelsäule
18. Myoarthropathie des Kiefergelenks

Tabelle 4.**4**   Mögliche Ursachen objektiver Ohrgeräusche

I. *Vaskuläre Ursachen*

   Extrakranielle Lokalisation:
   – Carotisstenose
   – Vertebralisstenose
   – Glomus caroticum-Tumor
   – Hämangiom
   – Herzvitien

   Intrakranielle Lokalisation:
   – arteriovenöse Fistel
   – Hämangiom
   – Arteriosklerose der Cerebralarterien
   – Glomus tympanicum-Tumor
   – Glomus jugulare-Tumor

   Veränderte Rheologie:
   – Anämie
   – Polyzytämie

II. *Muskuläre Ursachen*

   Binnenmuskeln des Mittelohres
   – Spasmus, seltener Myoklonus des M. tensor tympani
   – Spasmus, seltener Myoklonus des M. stapedius

   Gaumenmuskulatur
   – Palatomyoklonus des M. tensor oder levator veli palatini

III. *Entzündliche Mittelohrkrankheiten*
   – Otitis media acuta
   – Otitis media chronica

IV. *Tubenfunktionsstörungen*
   – Klaffende oder offene Tube

Schwerhörigkeit kann als auslösender Faktor angesehen werden. Da deren Ursache in den meisten Fällen jedoch nicht bekannt ist wie z. B. bei der Presbyakusis, bleibt die eigentliche Ursache des Tinnitus häufig ungeklärt. Dies trifft auch für die Fälle ohne begleitende Schwerhörigkeit zu. Die Ursachen können vielfältig sein, was die Diagnostik entsprechend berücksichtigen muß. Von besonderem Interesse für die Therapie ist dabei die Unterscheidung nach *objektivierbaren*, d. h. durch entsprechende Hilfsmittel hörbar zu machenden Ursachen, denen eine reale externe Schallquelle zugrunde liegt, und nicht objektivierbaren, d. h. nur durch den Betroffenen erlebten, zahlenmäßig sehr viel häufigeren *subjektiven* Ohrgeräuschen, denen eine Funktionsstörung im sensorineuralen Teil des auditorischen Systems zugrunde liegt. Zu unterscheiden sind sie von *auditorischen Halluzinationen* in Verbindung mit Psychosen oder Neurosen.

Neben den eigentliche Ursachen weisen Ohrgeräusche eine Reihe von *prädisponierenden* und *verstärkenden* Faktoren auf, die diagnostisch zu berücksichtigen sind. Sie sind vor allem bei subjektivem Tinnitus anzutreffen. Im folgenden soll auf diese Faktoren, die selten auch einmal Ursache sein können, eingegangen werden.

Zusammenhang mit Mittel- und Innenohrkrankheiten

Die verschiedenen Krankheiten des *peripheren auditorischen Systems* können von Tinnitus begleitet sein, dies jedoch in unterschiedlicher Häufigkeit. Als ein konstantes Hauptsymptom tritt Tinnitus vor allem bei akuten Krankheitsbildern wie M. Menière, Hörsturz, Knalltrauma und Otitis media acuta auf. Bei chronischen Krankheitsbildern wie der Presbyakusis oder der chronischen Lärmschwerhörigkeit stellt er eher ein *Begleitsymptom* dar, das sich mit zunehmendem Schwerhörigkeitsgrad aufgrund der zunehmenden kommunikativen Isolation mehr und mehr in den Vordergrund schieben kann.

Frequenzcharakter des Tinnitus und Art des Hörverlustes stimmen oft überein. Bei Schalleitungsschwerhörigkeit dominieren tieffrequente Ohrgeräusche mit dumpfem Charakter, ebenso bei M. Menière. Bei den meisten Schallempfindungsschwerhörigkeiten, besonders im Anfangsstadium mit überwiegendem Hochtonverlust, dominieren hochfrequente pfeifende oder zischende Ohrgeräusche. Bei Ausweitung des Hörverlustes auf die mittleren und tiefen Frequenzen ändert sich der Charakter in Richtung eines Rauschens mit einem breiten Frequenzgehalt (Lenarz 1987).

Der Charakter objektiver Ohrgeräusche ist oft pathognomonisch für den zugrundeliegenden Pathomechanismus. *Pulssynchrone Geräusche* weisen auf einen Gefäßprozeß mit arterieller Beteiligung hin: a-v-Fistel, Hämangiom, Glomustumor. *Konstante Strömungsgeräusche* sind bei venösen Abflußstörungen oder einer erhöhten Gefäßdurchströmung, z. B. bei der Anämie zu finden. *Atemsynchrone Phänome* finden sich bei der klaffenden Tube. *Klickphänomene* repräsentieren vor allem unphysiolo-

gische Aktivität der Binnenmuskeln des Mittelohres oder der Tubenmuskulatur in Form von Spasmen oder repetitiven Kontraktionen.

Zusammenhang mit Herz- und Kreislaufstörungen

Zusammenhänge mit kardiovaskulären Erkrankungen sind in Form von *Durchblutungsstörungen* möglich. Ein direkter zeitlicher Zusammenhang mit hypertensiven Krisen, hypotonen Dysregulationen oder Angina pectoris-Anfällen bei akutem Tinnitus oder eine generalisierte Arteriosklerose bei chronischen Formen weisen in diese Richtung. Weiterhin sind hämatologische Erkrankungen mit veränderter *Plasmaviskosität* und Mikrozirkulation zu nennen. *Risikofaktoren* von Seiten der Lebensführung wie Nikotin- und Alkoholabusus gehen hier ebenfalls ein.

Stoffwechsel und Allergie

Die allgemein prädisponierenden *Arteriosklerosefaktoren* können auch bei der Entwicklung einer Perfusionsstörung im Bereich des Innenohres sowie des ZNS wirksam sein. Zu nennen sind: Hyperlipidämie, Hyperurikämie, Diabetes mellitus. Ein direkter Einfluß auf die Funktionen der Cochlea ist nicht bekannt.

Zusammenhänge zwischen Allergie und Hörstörungen sind bekannt und auf mehrere Grundprozesse zurückzuführen (Hoover 1987):

1. Eine allergische Schleimhautdiathese kann sich lokal im Bereich der Nase manifestieren und über eine Tubendysfunktion zur Schalleitungsschwerhörigkeit und dumpfem Tinnitus führen.

2. Immunpathologische Prozesse in der Cochlea können Störungen der Membrantransportvorgänge und damit im Ionenverteilungsmuster zwischen Peri- und Endolymphe bedingen.

3. Akut verlaufende lokale immunpathologische Prozesse können auch Vasospasmen der innenohrversorgenden Gefäße auslösen, die dann sekundär zu einer cochleären Insuffizienz mit Tinnitus führen. Die Symptome fluktuieren in Abhängigkeit von der Akuität des allergischen Geschehens.

Zentral-auditorische Manifestationen sind nicht bekannt.

Entscheidend für die Therapie ist eine adäquate Allergiediagnostik und eine Sanierung häuslicher Lebensbedingungen.

Halswirbelsäule (HWS)

Zusammenhänge zwischen funktionellen und morphologischen Veränderungen der Halswirbelsäule einerseits und der Genese, Lautheit und Permanenz von Ohrgeräuschen andererseits sind aus der klinischen Empirie bekannt und durch die Therapiefolge mit spezieller Krankengymnastik belegt (Biesinger 1989). Bei funktionellen Blockierungen findet sich häufig ein akuter Beginn. Nach Deblockierung verschwindet das Geräusch oft genauso schnell, neigt aber zu Rezidiven. Gefügestörungen wirken sich dagegen als verstärkender Faktor aus, der sich allmählich aufbaut und unter krankengymnastischer Therapie nur allmählich abgebaut werden kann.

Kiefergelenk

Ähnliche Zusammenhänge werden zwischen Tinnitus und vorwiegend funktionellen Störungen des Kieferbewegungsapparates angenommen. Dabei steht die sog. Myoarthropathie, auch als Costen-Syndrom bekannt, im Vordergrund, die auf eine Malokklusion zurückzuführen ist und sich bei dem häufig anzutreffenden Verspannungszustand der Kaumuskulatur mit abnormer Mastikation in Form von druck- und bewegungsschmerzhaften Beschwerden mit Otalgien bemerkbar machen kann (Rubinstein 1987).

Streß, Tinnituspersönlichkeit und psychische Faktoren

Eine Verstärkung der subjektiven Tinnituslautheit unter beruflichem, seelischem oder körperlichem Streß wird von vielen Tinnitusbetroffenen angegeben. Extremsituationen dieser Art stehen oft in zeitlichem Zusammenhang mit der Erstmanifestation und werden von den Betroffenen häufig als Ursache gesehen. Besserungen treten regelmäßig in streßfreien Phasen wie Urlaub auf. In einem *Circulus vitiosus* kann es durch Auftreten von Angstzuständen mit vermehrter Anspannung und Schlafstörung zu einer weiteren Verstärkung der Tinnituslautheit kommen. Se-

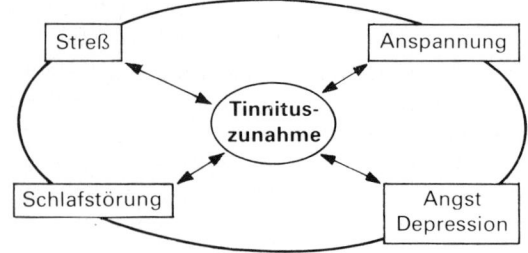

Abb. 4.1 Circulus vitiosus bei dekompensiertem Tinnitus mit Entwicklung sekundärer Symptome (aus: Lenarz 1990)

kundäre psychische und vegetative Reaktionen auf diese unangenehme, willkürlich nicht beeinflußbare auditorische Sensation führen schnell zu dem Gefühl des Ausgeliefertsein und der Hilflosigkeit (Hallam 1987). Das Ohrgeräusch wird so zu einem ganzheitlichen medizinischen Problem (Abb. 4.1). Unter therapeutischen Gesichtspunkten kommt daher der Unterteilung in *kompensierten* Tinnitus, der vom Patienten ohne wesentliche Beeinträchtigung seiner Lebensqualität akzeptiert wird, und *dekompensierten* Tinnitus mit sekundären Krankheitsfolgen wie Schlafstörungen oder psychoneurotischen Fehlentwicklungen eine besondere Bedeutung zu (sog. *Tinnituskrankheit*).

In wie weit zu dieser Entwicklung besondere Persönlichkeitsmerkmale prädisponieren oder sogar eine spezifische Tinnituspersönlichkeit existiert (P. House 1981) oder die beobachteten Auffälligkeiten wie erhöhte Depressivität und Neurotizismus Folge des Tinnitus sind, wurde immer wieder diskutiert, ist jedoch grundsätzlich nicht zu entscheiden (Schönweiler u. Mitarb. 1989; Simpson u. Mitarb. 1988). Zusammenhänge dieser Art sind jedoch bei der Therapie zu beachten.

4.2 Anamnese (Fragebogen)

Die spezifische *Tinnitusanamnese* ist auf die Ermittlung des Tinnituscharakters, des zeitlichen Verlaufs und auf den Zusammenhang mit einer Hörminderung ausgerichtet. Wichtig sind weiterhin verstärkende und mindernde Faktoren, insbesondere der Hinweis auf die Maskierbarkeit durch Umgebungsgeräusche. Aus den Angaben zur subjektiven Tinnituslautheit, zum Grad der Belästigung sowie dem Einfluß des Tinnitus auf die Lebensführung lassen sich bereits entscheidende Hinweise für den Schwerpunkt therapeutischer Bemühungen ableiten und erkennen, ob ein sogenannter kompensierter oder dekompensierter Tinnitus vorliegt. Im letzteren Fall nimmt das Ohrgeräusch entscheidenden Einfluß auf die Lebensqualität und wird als unerträglich empfunden.

In Anlehnung an verschiedene Vorschläge (Feldmann 1991; MRC 1987; Vernon 1987) kann dabei nach folgender Struktur zielführend vorgegangen werden, um einerseits individuelle Besonderheiten zu erfassen und andererseits eine Beurteilung nach allgemeinen diagnostischen Kriterien einzuleiten. Sie liefert bereits die Grundlage für die später einzuleitende Therapie durch Beratung.

1. Allgemeine medizinische und psychologische Anamnese
- Allgemeinerkrankungen: kardiovaskuläre Störungen, Hyper- und Hypotonie, zerebrale Durchblutungsstörungen, Stoffwechselstörungen, weitere Systemkrankheiten, HWS-Syndrom, Myoarthropathien des Kauapparates.
- Persönlichkeitsstruktur: larvierte Depression, Erschöpfungszustände mit Gefühl der Überforderung, Streßanfälligkeit, überkorrektes Verhalten.
- Medikation: aktuell eingenommene Substanzen, früher eingenommene Substanzen, bisherige Behandlungsversuche bei Tinnitus.

2. Otologische Anamnese
- Schwerhörigkeit: Beginn, Progredienz, Seite, zeitlicher oder ursächlicher Zusammenhang mit Tinnitus, familiäre Schwerhörigkeit.
- Ohrsekretion, Entzündungen, Schädel-Hirn-Traumen, Verletzungen im Ohrbereich, Lärmeinwirkung beruflich oder in der Freizeit.

3. Tinnitusspezifische Anamnese
- Ursachen, Begleitumstände und Situation der Erstmanifestation: akut oder schleichend, Zusammenhang mit Schwerhörigkeit, Streß, allgemeinmedizinische oder spezielle Grundkrankheiten.
- Lokalisation: im Ohr einseitig oder beidseitig, im Kopf.
- Bisheriger Verlauf: intermittierend, permanent, progredient, abnehmend, schwankend, Abhängigkeit von Tageszeit, Wetterlage, Anstrengung, Erschöpfung.
- Charakter und Lautheit: Beschreibung durch Vergleich mit bekannten Geräuschen wie Wasserfall, Pfeifen, Zischen o. ä., Einteilung des Frequenzgehaltes in hoch-, mittel-, tieffrequent, Lautheitsvergleich mit bekannten Lärmquellen wie Blätterrascheln, Straßenverkehr, Düsenflugzeug o. ä.
- Belästigungsgrad (sogenannte Annoyance): Bewertungsskala mit den Kriterien erträglich − belästigend − unerträglich, evtl. Quantizierung durch eine visuelle Analogskala, Abhängigkeit von der Tageszeit, in Ruhe oder bei der Arbeit.
- Einfluß auf die Lebensführung: Schlafstörungen, Konzentrationsstörungen, depressive Verstimmung, Leistungsvermögen.
- Modulierende Faktoren: Verstärkung durch Streß, Schlafmangel, Umgebungslärm, Ruhe, Medikamente, Nahrungsmittel wie Alkohol, Nikotin, Kaffee, glutaminhaltige Speisen; Abschwächung durch Ruhe, im Urlaub, Maskierung durch Umgebungsgeräusche.

4.3 Otologische Diagnostik (mit allgemeiner Audiologie)

Die *hals-nasen-ohrenärztliche Untersuchung* umfaßt immer einen kompletten HNO-Status zur Erfassung otologischer Krankheitsbilder als mögliche Grundlage oder Ursache. Sie ist auf die Differentialdiagnostik objektiver und subjektiver Ohrgeräusche ausgerichtet und umfaßt u. a. die Trommelfellmikroskopie, die Tubenfunktionsprüfungen, die Endoskopie des Nasenrachenraumes sowie die Auskultation der Halsgefäße und der Ohrregion. Vaskuläre Ohrgeräusche werden durch Auskultation, Doppleruntersuchung und Angiographie der Gefäße sowie durch die Tympanometrie erfaßt, die z. B. im Fall des Glomustumors pulssynchrone Schwankungen erkennen läßt. Myokloni lassen sich endoskopisch oder elektromyographisch verifizieren, gegebenenfalls ist eine Probetympanotomie mit Aufdecken der Mittelohrräume und Durchtrennen der Muskelsehnen erforderlich.

Ausmaß und Art einer Schwerhörigkeit werden mit Hilfe der Ton-, Sprach- und überschwelligen Audiometrie erfaßt. Das Tonaudiogramm bildet auch die Grundlage für das Tinnitus-Matching und das Tinnitus-Masking mit Bestimmung von Frequenzgehalt, Tinnitusintensität in dB HL oder dB SL bezogen auf die Hörschwelle bei der

Hauptfrequenz des Tinnitus, Minimal Masking Level, Maskierungstyp und residualer Inhibition (s. Kap. 5.). Daraus lassen sich wichtige Hinweise zur Maskertherapie oder Hörgeräteversorgung ableiten (s. Kap. 9.).

4.4 Neurootologische Diagnostik

Da Tinnitus als ein otologisches Symptom mit verschiedener Ursache aufgefaßt werden muß, liegt die wesentliche Bedeutung der audiometrischen Diagnostik in der Erfassung und Differenzierung einer zugrunde liegenden Schwerhörigkeit. Hier ist bei Schallempfindungsschwerhörigkeiten vor allem die *Differenzierung* cochleärer und retrocochleärer Schäden zu nennen, um z. B. ein Akustikusneurinom zu erfassen. BERA (Brainstem Electric Response Audiometry) und Elektrocochleographie (ECochG) sind dabei unverzichtbare Hilfsmittel. Bei einseitiger Schwerhörigkeit ist auch die kalorische Vestibularisprüfung erforderlich, um eine Mitbeteiligung des vestibulären Systems zu erfassen. Aus diesen Untersuchungen läßt sich die Indikation zum Einsatz bildgebender Verfahren CT und MR zum Ausschluß einer Raumforderung sowie einer neurologischen Untersuchung herleiten. Nach einer Untersuchung von Lenarz (1988) präsentieren sich ca. 4% aller Akustikusneurinome initial mit einem einseitigen Tinnitus rauschenden oder pfeifenden Charakters. In der Mehrzahl der Fälle stellt neben dem einseitigen Hörverlust der Tinnitus das einzige Initialsymptom dar. Daraus ist zu folgern, daß der einseitige Tinnitus ebenfalls als neurootologisches Frühsymptom einer umfassenden individuell abgestuften Differentialdiagnostik bedarf.

Tinnitusspezifische Befundkonstellationen i. S. objektiver Parameter lassen sich mit den heute verfügbaren audiometrischen und neurootologischen Methoden jedoch bisher nicht ermitteln (Lenarz 1989).

4.5 Allgemeine medizinische Diagnostik

Sie dient der Erfassung von in der Bevölkerung häufig vorkommenden allgemeinen Krankheiten wie Hypertonie, Diabetes mellitus u. ä., die als prädisponierende Faktoren für Durchblutungsstörungen und Arteriosklerose in Frage kommen. Da Medikamente Tinnitus auslösen oder verstärken können, ist eine genaue Auflistung und Bewertung aktuell verwendeter Präparate wichtig. Zur Beurteilung des individuellen Stellenwertes des Tinnitus und des dadurch erzeugten Leidensdrucks ist die Beurteilung der Persönlichkeitsstruktur erforderlich. Dadurch lassen sich Therapienotwendigkeit und -art oft bereits indizieren.

4.6 Indikationen zu erweiterter medizinischer Diagnostik

Sie werden den Erfordernissen des Einzelfalles angepaßt und nach Maßgabe der hno-ärztlichen und audiometrischen Untersuchungsergebnisse indiziert. Im wesentlichen sind bildgebende Verfahren, die Abklärung einer Herz-Kreislauf- oder Stoffwechselkrankheit, die orthopädische und manualdiagnostische Untersuchung der Halswirbelsäule hinsichtlich degenerativer Veränderungen und funktioneller Blockierungen sowie die kieferorthopädische Abklärung zur Erfassung einer Myoarthropathie des Kiefergelenkes zu nennen. Bei entsprechenden Hinweisen müssen eine psychosomatische oder psychiatrische Exploration erfolgen (Hallam 1987). Es lassen sich daraus Hinweise für eine Verhaltens- oder Psychotherapie gewinnen. Trotz statistisch gesehen fehlender Zusammenhänge kommt im Einzelfall der Bestimmung der Blutparameter sowie der allgemeinen und internistischen Untersuchung eine wesentliche Bedeutung zu, um vor allem bei entsprechenden anamnestischen Hinweisen die Fälle zu erfassen, in denen Schwerhörigkeit und Tinnitus durch hämatologische (z. B. M. Waldenstrøm), endokrinologische (z. B. Hypothyreose), osteologische (z. B. M. Paget), allergische oder infektiöse Grundkrankheiten (z. B. Lues oder Borreliose) verursacht sein können.

Literatur

Biesinger, E.: Funktionelle Störungen der Halswirbelsäule in ihrer Bedeutung für die Hals-Nasen-Ohrenheilkunde. In: Ganz, H., W. Schätzle (Hrsg.): HNO Praxis Heute, Bd. 9, Springer, Berlin, Heidelberg, New York 1989

Feldmann, H.: Historical attempts at a classification of Tinnitus. In: Feldmann, H. (Hrsg.): Proc. III Int. Tinnitus Seminar. Harsch, Karlsruhe 1987, 130−135

Hallam, R. S.: Psychological approaches to the evaluation and management of tinnitus distress. In: Hazell, J. W. P. (Hrsg.): Tinnitus. Churchill Livingstone, Edinburgh, S. 156–175 (1987)

House, P. R.: Personality of the tinnitus patient. In: Evered, D., Lawrenson (Hrsg.): Tinnitus. Ciba Foundation Symposium 85. Pitman, London, 1981, 193–202

Lenarz, T.: ERA bei retrocochleären Hörstörungen. Laryng Rhinol Otol 67 (1988) 123–128

Lenarz, T.: Medikamentöse Tinnitus-Therapie. Thieme, Stuttgart, New York 1989

Lenarz, T.: Tinnitus: Pathophysiologie, Diagnostik und Therapie. HNO Praxis Heute Bd. 10, Springer, Berlin, Heidelberg, New York 1990, 1–20

MRC Institute of Hearing Research: Epidemiology of tinnitus. In: Hazell, J. W. P. (Hrsg.): Tinnitus. Churchill Livingstone, Edinburgh 1987, 46–70

Rubinstein, B.: Effects of stomatognathic treatment on tinnitus – a retrospective study. In: Feldmann, H. (Hrsg.): Proc. III Int. Tinnitus Seminar. Harsch, Karlsruhe 1987, 385–389

Schönweiler, R., Neuschulte, Cl., Paar, G. H.: Klagsamkeit und Depression bei Ohrgeräuschpatienten. Laryng Rhinol Otol 68 (1989) 267–270

Shulman, A.: Electro-acoustics and tinnitus. In: Feldmann, H. (Hrsg.): Proc. III Int. Tinnitus Seminar. Harsch, Karlsruhe 1987, 190–195

Shulman, A.: Introduction: definition and classification of tinnitus. In: Kitahara 1988, 1–6

Simpson, R. B., Nedzelski, J., Barber, H. O., Thomas, M. R.: Psychiatric diagnoses in patients with psychogenic dizziness or severe tinnitus. J. Otolaryngol 17 (1988) 325–330

Sullivan et. al.: Disabling tinnitus. Association with affective disorder. Gen Hosp Psychiatry 10 (1988) 285–291

Vernon, J.: Assessment of the tinnitus patient. In: Hazell, J. W. P. (Hrsg.): Tinnitus. Churchill Livingstone, Edinburgh 1987, 71–96

5. Spezielle audiologische Diagnostik

H. Feldmann

Die *klassische audiologische Diagnostik* mit Tonschwellenaudiogramm, überschwelligen Tests, Sprachaudiometrie, BERA, CERA und Tympanometrie hat zum Ziel, die Hörstörung nach Art, Lokalisation und Schweregrad zu differenzieren. Sie ist ein wesentlicher Baustein in der Diagnosestellung etwa eines M. Menière, eines Akustikusneurinoms, einer Presbyakusis, eines akustischen Traumas, eines Hörsturzes usw. Die meisten dieser klar umschriebenen Krankheitsbilder können auch mit Tinnitus einhergehen, sie müssen es aber nicht, ausgenommen vielleicht der M. Menière. Die Tatsache, ob Tinnitus vorhanden ist oder nicht, trägt also nicht wesentlich zur Sicherung der Diagnose bei. Wenn allerdings Tinnitus vorhanden ist, muß er in das übrige audiologische Bild als wichtiges Merkmal einbezogen werden, und er muß mit den übrigen Symptomen zusammenpassen.

Die *spezielle audiologische Tinnitusdiagnostik* hat zum Ziel, die Charakteristika dieses Symptoms zu erfassen und eventuell Ansätze für eine Beurteilung der Prognose und Therapie zu liefern. Die genaue meßtechnische Differenzierung des Tinnitus ist auch Voraussetzung für eine Kontrolle des Verlaufes und eventueller Auswirkungen einer Therapie.

Wenn Tinnitus die wesentliche Krankheitserscheinung ist, die den Patienten zum Arzt führt, so ist diese „Diagnostik am Leitsymptom" nicht nur aus der Sicht des Arztes wichtig, sondern sie erfüllt zugleich eine wichtige psychologische Rolle im Rahmen der kognitiven Therapie (vergl. Kap. 6.2., S. 94, 148).

5.1 Bestimmung von Tonhöhe bzw. Frequenzspektrum des Tinnitus

Nach der sorgfältigen Aufnahme des Tonaudiogrammes in Luft- und Knochenleitung werden dem Patienten verschiedene Töne ca. 10 dB über seiner Hörschwelle angeboten, und er soll angeben, ob *sein Tinnitus höher oder tiefer* ist. So wird der Frequenzbereich, der dem Tinnitus entspricht, eingegabelt. Am besten gelingt dies mit einem Tonaudiometer mit kontinuierlicher Frequenzeinstellung. Oft geben die Patienten an, daß der Tinnitus nicht mit einem der angebotenen Audiometertöne zu vergleichen sei, da er mehr wie ein Geräusch, z. B. wie ein Zischen klinge. Man kann dann auch einen Vergleich mit Schmalbandgeräuschen versuchen, wie sie zur Vertäubung verwendet werden. Natürlich muß das für beide Ohren getrennt erfolgen.

Nicht selten setzt sich der Tinnitus eines Patienten auch aus *zwei oder mehreren verschiedenen Komponenten* zusammen. Diese sollten alle nach Möglichkeit erfaßt werden.

An die Genauigkeit, mit der die *Tonhöhe des Tinnitus* im Vergleich mit Audiometertönen angegeben und bei Wiederholung der Untersuchung reproduziert werden kann, sollte man keine allzu hohen Anforderungen stellen. Vergl. hierzu die Ausführungen in Kap. 2.6., S. 50 über die Pathophysiologie. Eine Dritteloktave (ca. eine Terz) ist ein akzeptables Maß der Streuungsbreite.

Die Tonhöhe, in der ein Tinnitus gefunden wird, steht meist in einem erkennbaren *Zusammenhang mit dem Verlauf der Tonschwellenkurve*. Bei einer Hochtonsenke liegt der Tinnitus meist nahe dem Maximum des Hörverlustes oder im Bereich des abfallenden Schenkels, bei Tieftonverlusten im Bereich der geschädigten tiefen Frequenzen.

Statistisch gesehen wird Tinnitus am häufigsten im *hohen Frequenzbereich* empfunden. Eine Studie von Meikle und Walsh (1984) an 1048 Tinnituspatienten ergab eine Verteilung, die in Abbildung 5.1 wiedergegeben ist.

Solche Aufstellungen können nur einen ungefähren Eindruck von der Häufigkeitsverteilung der Tinnitusfrequenzen geben, da sie sehr vom jeweiligen Krankengut abhängen. In speziellen „Tinnituskliniken" sammeln sich naturgemäß die besonders schwierigen therapieresistenten Fälle. Wenn man aber alle Tinnitusfälle berücksichtigt, die nur einmal einen Arzt konsultieren oder bei denen der Tinnitus rasch spontan verschwindet, mag sich eine andere Verteilung ergeben.

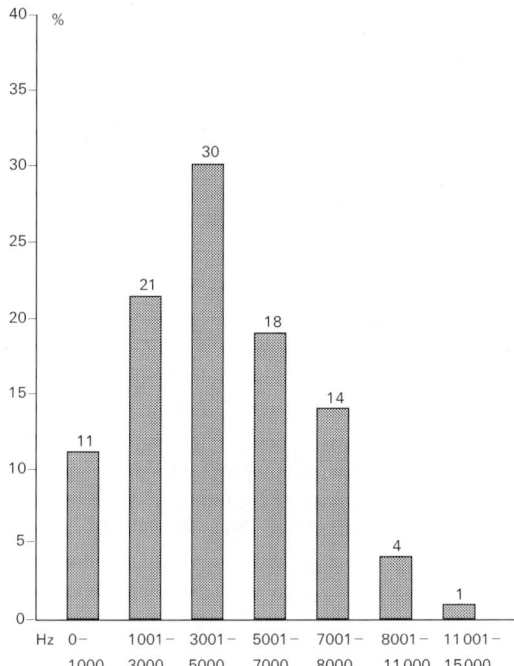

Abb. 5.**1** Verteilung und Häufigkeit der Frequenz-regionen, denen Tinnitus nach der empfundenen Tonhöhe zugeordnet wurde. Angaben von 1048 Patienten (Meikle u. Taylor-Walsh 1984, umge-zeichnet)

Vernon (1987) empfiehlt, vor jedem Tonhöhen-vergleich den angebotenen Ton erst auf *gleiche Lautheit* mit dem Tinnitus einzuregeln und erst dann zu fragen, wie sich angebotener Ton und Tinnitus hinsichtlich ihrer Tonhöhe zueinander verhalten. Das ist sehr zeitraubend und fordert vom Patienten ein vielmaliges Umschalten seiner Aufmerksamkeit von „Lautheit" auf „Tonhöhe", was sehr verwirrend ist.

Bei *komplexeren Zusammensetzungen* eines Tinnitus, der weniger einem reinen Ton als vielmehr *Geräuschen* gleicht, kann man eine Imitation mit Hilfe eines elektronischen Musiksynthesizers versuchen, wie Ha-zell (1979/81) es getan hat. Damit lassen sich ein-drucksvolle Geräusche erzeugen, die dem Normal-hörenden eine ungefähre Vorstellung vermitteln, was der Tinnituspatient erduldet. Das Problem ist aber, daß der Patient, der diese Geräusche selbst mischen muß, meist kein normales Hörvermögen hat, und darum wird jedes Frequenzgemisch, das er zusammensetzt, für ihn anders klingen als für einen Normalhörenden. Völlig ungeklärt bleibt dabei auch die Frage der Lautstärke. Die Tinnitusnachbildung durch elektronische Syn-thesizer hat darum in der Praxis keine Bedeutung erlangt.

5.2 Bestimmung der Lautheit des Tinnitus

Wenn man die Tonhöhe des Tinnitus durch Vergleich mit einem Audiometerton oder Schmalbandgeräusch bestimmt hat, sollte man die *Schwelle* für dieses Schallsignal noch einmal überprüfen und möglichst genau, d. h. innerhalb einer Toleranz von ca. 2 dB festlegen. Natürlich ist dafür ein Audiometer erforderlich, das solche feine Intensitätsabstufung ermöglicht. Wenn man den Ton oder das Geräusch unterbrochen in *Signalimpulsen* anbietet, gelingt es dem Patienten in der Regel, diese von seinem Tinnitus zu unterscheiden, so daß er die Wahrnehmungs-schwelle exakt angeben kann. Dann wird das Schallsignal in verschiedenen *überschwelligen Lautstärken* angeboten, am besten wiederum in Tonimpulsen, und der Patient wird aufgefordert, diejenige Lautstärke zu identifizieren, die der-jenigen seines Tinnitus entspricht. Auch hierfür sind Intensitätsstufen von höchstens 2 dB ein-zusetzen. Es gelingt den meisten Patienten recht gut, reproduzierbare Werte anzugeben.

Überraschenderweise liegt die solcherart er-mittelte Lautstärke des Tinnitus meist nur we-nige Dezibel über der Wahrnehmungsschwelle (Abb. 5.**2**) in diesem Frequenzbereich und wider-spricht damit dem subjektiven Eindruck des Patienten, daß sein Tinnitus unerträglich laut sei (vergl. Kap. 2.6., S. 52).

Als Ergebnis einer solchen Messung der Lautheit des Tinnitus sollten immer *zwei Werte* angegeben werden oder aus dem Audiogramm ablesbar sein:

1. Die Hörschwelle im betroffenen Frequenz-bereich (z. B. 63 dB) und
2. Derjenige Pegel des Signales, der gleiche Laut-heitsempfindung hervorruft wie der Tinnitus (z. B. 67 dB).

Die Angabe nur des letzteren Wertes, wie es öfter zu lesen ist (z. B. in Gutachten: „Die Lautheit des Tinnitus entspricht einem Ton von 67 dB".) ist völlig unzurei-chend und irreführend. Auch die Angabe des „Sensation Level" (SL), also des Dezibelbetrages über der in-dividuellen Hörschwelle (im obigen Beispiel 4 dB [67 dB − 63 dB]) enthält nicht dieselbe Information wie die beiden Werte, da die absolute Lautstärke und das damit eventuell verbundene Ausmaß eines Recruit-ments nicht zum Ausdruck kommt.

Wenn der Tinnitus nur *einseitig* vorhanden ist, kann man den Lautheitsvergleich auch analog zum klassischen Fowler-Test mit einem Signal

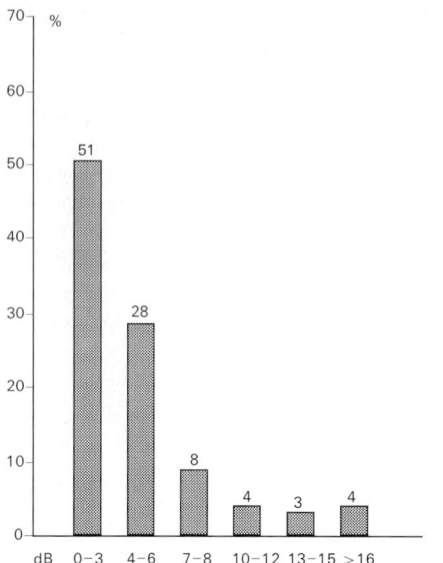

Abb. 5.2 Lautheit von Tinnitus, gemessen durch Vergleich mit Audiometertönen im Bereich der subjektiven Tonhöhe des Tinnitus. Angegeben ist der Sensation Level (SL), d. h. die Lautstärke in dB, bezogen auf die individuelle Schwelle. Angaben von 502 Patienten (Meikle u. Taylor-Walsh 1984, umgezeichnet)

entsprechender Frequenz ausführen, das dem *anderen Ohr* zugeführt wird. Sofern die Hörschwelle auf dem Gegenohr normal ist, hat man damit die Möglichkeit, zugleich ein Rekruitment zu erfassen und einen Meßwert für die Lautheit des Tinnitus zu gewinnen, der für einen Normalhörenden besser nachvollziehbar ist. Die Schwierigkeit, einen solchen binauralen Hörvergleich anzustellen, ist aber für den Patienten erheblich größer, so daß die Meßgenauigkeit darunter leidet.

Selbstverständlich kann man den Lautheitsvergleich auch *monaural*, d. h. auf dem Tinnitusohr, mit einem oder verschiedenen Tönen oder Schmalbandgeräuschen ausführen, die außerhalb des Tinnitusfrequenzbereiches liegen. Hierbei ergeben sich ähnliche Vorteile wie beim binauralen Lautheitsvergleich, aber die Schwierigkeiten für den Untersuchten sind noch größer.

Vernon (1987) empfiehlt dies als Routineverfahren. Er bietet dabei die einzelnen Töne als *Dauerreiz* in aszendierender Lautstärke in 1 dB-Schritten an. Er meint, deszendierende Lautstärken könnten durch Residual-Inhibition das

Ergebnis verfälschen und eine zu niedrige Einschätzung der Tinnituslautstärke ergeben. Dem ist entgegenzuhalten, daß bei solch langsamer Steigerung der Lautstärke und entsprechend langer Einwirkungszeit des Tones eine pathologische Hörermüdung zum Tragen kommen kann, die wiederum zu große Intensitätspegel als vermeintlich gleich laut mit dem Tinnitus ergeben würde. Der Einsatz von *Tonimpulsen* und das „Eingabeln" des Meßwertes zwischen „lauter als der Tinnitus" und „leiser als der Tinnitus" führt dagegen sehr rasch zu verläßlichen Werten ohne die Gefahr einer pathologischen Hörermüdung oder einer verfälschenden Residualinhibition.

Der *Lautheitsvergleich* zwischen Tinnitus und Tönen des gesamten Frequenzbereiches ergibt ähnliche Konfigurationen wie die *Verdeckungsmuster* nach Feldmann (1969/71), ist aber schwieriger auszuführen als die Verdeckungsmessung und ist vor allem pathophysiologisch völlig anders zu deuten. Wir bevorzugen daher die Aufnahme der Verdeckungskurven (s. folgendes Kap.). Zum Vergleich sei aber eine Messung von Vernon (1987) wiedergegeben (Abb. 5.3). Vernon und Meikle (1981) sprechen hier auch in Anlehnung an Feldmann von einer konvergierenden Lautheitsfunktion.

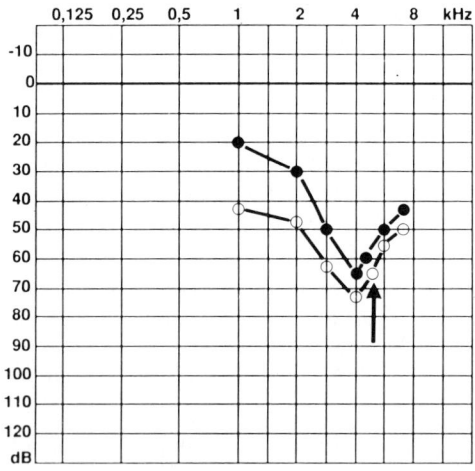

Abb. 5.3 Lautheitsvergleich eines Tinnitus im Frequenzbereich von 5000 Hz mit Tönen verschiedener Frequenzen auf demselben Ohr (gezeichnet unter Verwendung tabellenförmiger Angaben von Vernon 1987)

5.3 Messung der Verdeckbarkeit des Tinnitus

Die Tatsache, daß Tinnitus durch *Schallreize verdeckt* werden kann, gehört zu den wichtigsten Phänomenen, die Aufschluß über die Pathophysiologie des Tinnitus geben können (s. Kap. 2.6., S. 56) und sie eröffnet gleichzeitig einen wesentlichen Bereich therapeutischer Ansätze (s. Kap. 9). Darum kann die Messung der Verdeckbarkeit auch einen Beitrag zur Klassifizierung von Tinnitus liefern (s. Kap. 2.3.).

Die einfachste Methode, die *Verdeckbarkeit des Tinnitus* zu messen, besteht darin, daß man dem Patienten ein Breitbandgeräusch in steigender Intensität anbietet und diejenige Lautstärke aufsucht, bei der der Tinnitus gerade verdeckt wird. Man kann die ungefähre Verdeckungsschwelle durch zügiges Heraufregeln der Intensität ansteuern, sollte dann aber zum genaueren Eingabeln des Schwellenwertes besser Geräuschblöcke von 1–2 Sekunden Dauer mit entsprechenden Pausen anwenden, da bei längerer Geräuschbelastung einerseits mit pathologischer Hörermüdung, andererseits mit Residualinhibition gerechnet werden muß. Hier gelten Überlegungen, wie sie auch bei der Bestimmung der Lautheit angestellt wurden (Kap. 5.2.). Natürlich ist die *gemessene Verdeckungsschwelle* immer nur sinnvoll zu interpretieren in Verbindung mit der *Hörschwelle für das Verdeckungsgeräusch.*

Die Verdeckungsmessung kann bei *einseitigem* Tinnitus *monaural* zunächst auf dem betroffenen Ohr (ipsilateral), dann aber auch vom Gegenohr aus (kontralateral) vorgenommen werden. Bei *beiderseitigem* Tinnitus ist zu untersuchen, ob und bei welchen Lautstärken der Tinnitus zunächst im direkt beschallten Ohr und dann auch im Gegenohr maskiert wird, und welche Lautstärke bei binauraler Beschallung notwendig ist.

Diese Messungen sind aufschlußreich für die Beurteilung, wie sich Umgebungsgeräusche auf den Tinnitus auswirken. Das zu wissen und gemessen zu haben, ist wichtig für das *therapeutische Gespräch* (s. Kap. 6.2., S. 95) und den eventuellen Einsatz von technischen Maskierungshilfen.

Sehr viel ergiebiger als der Einsatz eines Breitbandgeräusches ist die Messung der Verdeckbarkeit des Tinnitus mit *reinen Tönen* oder *Schmalbandgeräuschen.* Töne und Schmalband-geräusche liefern hierbei praktisch identische Ergebnisse. Technisch einfacher, da mit jedem Audiometer ausführbar, ist die Messung mit reinen Tönen. Das bietet zugleich den Vorteil, daß die Intensitätsrelation zur Hörschwellenkurve sofort ersichtlich ist.

Praktisch geht man folgendermaßen vor: Der Patient wird instruiert, sich auf seinen Tinnitus zu konzentrieren. Dann werden ihm einzelne Töne in steigender Intensität angeboten. Der Patient soll signalisieren, wenn *sein Tinnitus neben dem hinzukommenden Ton unhörbar wird.* Bestimmt wird also die minimale Intensität einzelner Töne, die den Tinnitus gerade eben verdeckt: die Maskierungs- oder Verdeckungsschwelle. Die bei den einzelnen Frequenzen gemessenen Maskierungsschwellen werden in das Audiogramm eingetragen und können dann zu einer Kurve, der *Tinnitusverdeckungskurve,* verbunden werden.

Bei der Bestimmung der einzelnen Meßpunkte kann die Technik angewendet werden, wie sie für die Verdeckung mit Breitbandgeräusch beschrieben wurde: zügiges Heraufregeln zum ersten Ansteuern der Verdeckungsschwelle, dann Eingabeln und Feinabstimmung mit Tonsignalen von 1–2 Sekunden Dauer.

Auf die pathophysiologische Deutung der Konfigurationen, die sich aus dem Zusammentreffen von Tonschwellenkurve und Verdeckungskurve ergeben (Feldmann 1971), wurde schon in Kap. 2.6., S. 56 eingegangen. Bezüglich ihrer Anwendung in der Begutachtung s. Kap. 12.

Für praktische Belange sind folgende 4 Typen der Konfiguration wichtig:

1. *Der Konvergenztyp.* Er findet sich meist bei Hochtonabfall oder Hochtonsenke. Die Verdeckungskurve verläuft mehr oder weniger horizontal und legt sich im Bereich des Hochtonverlustes der Schwellenkurve an. Im tiefen und mittleren Frequenzbereich werden also große, im Hochtonbereich geringe überschwellige Intensitäten zur Verdeckung benötigt (Abb. 5.**4**).

2. *Der Distanztyp.* Hier werden im gesamten Frequenzbereich zur Verdeckung des Tinnitus Lautstärken benötigt, die deutlich über den Hörschwellen liegen. Schwellenkurve und Verdeckungskurve verlaufen also mehr oder weniger parallel in deutlicher Distanz voneinander. Dieser Typ kommt bei verschiedenen Formen der Schwellenkurve vor: Hochtonverlust (Abb. 5.**5**), pantonaler Hörverlust, Schalleitungsschwerhö-

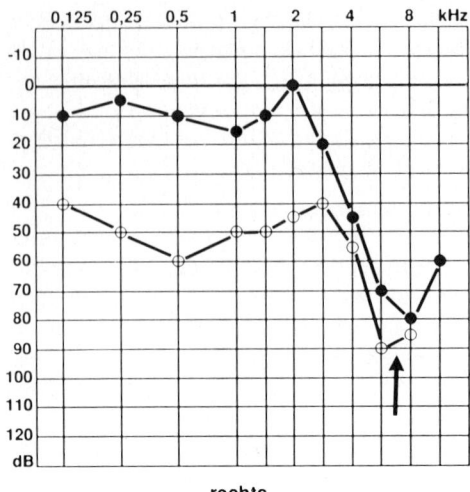

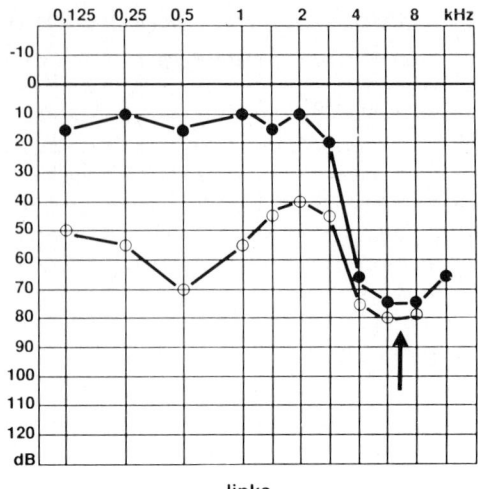

Abb. 5.**4** Beiderseitige Hochtonsenke bei Lärmschwerhörigkeit. Tonartiger Tinnitus jederseits bei 7000 Hz. Die Lautheit wird mit einem Ton von rechts 95 dB, 15 dB über der Schwelle, links mit einem Ton von 85 dB, 10 dB über der Schwelle, verglichen. Die Verdeckungskurven konvergieren zu den Schwellenkurven, so daß im Bereich der hohen Frequenzen beide Kurven fast zusammenfallen. Symmetrisches Verhalten auf beiden Seiten

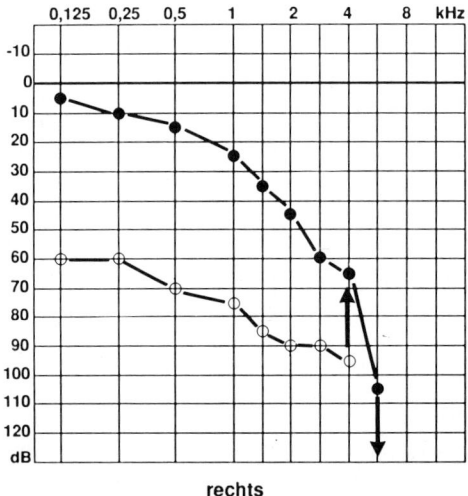

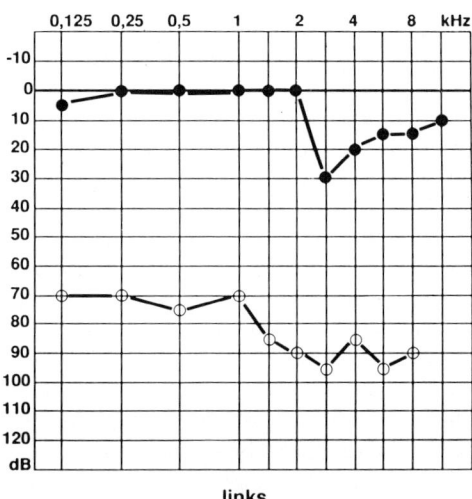

Abb. 5.**5** Hochtonschwerhörigkeit rechts nach Hörsturz mit Tinnitus bei 4000 Hz und 70 dB, d. h. 5 dB über der Schwelle. Zur Verdeckung sind in allen Frequenzen große überschwellige Lautstärken erforderlich, so daß zwischen Schwellenkurve und Verdeckungskurve eine Distanz von 25–50 dB besteht. Die Verdeckung vom gesunden Gegenohr aus ist ebenfalls nur mit großen Lautstärken möglich. Bei der Einwirkung eines jeden Schallreizes wird der Tinnitus zunächst subjektiv lauter, bis er schließlich doch verdeckt wird. Hyperakusis

rigkeit, besonders aber auch bei normaler Hörschwelle (Abb. 5.**6**).

3. *Der Kongruenztyp.* Hier genügen im gesamten Frequenzbereich gering überschwellige Lautstär-

ken, um den Tinnitus zu verdecken. Die Verdeckungskurve schmiegt sich also der Schwellenkurve an, verläuft mit ihr kongruent. Dieser Typ findet sich besonders bei pantonalen Hörver-

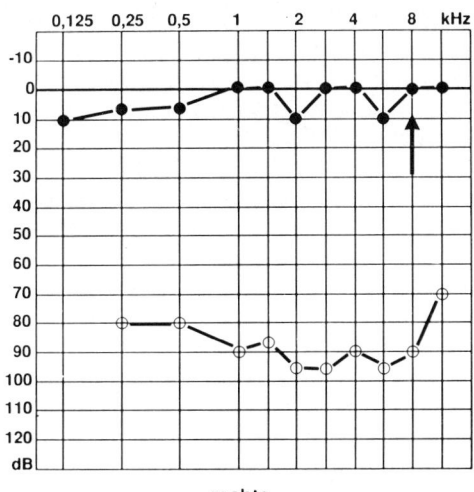
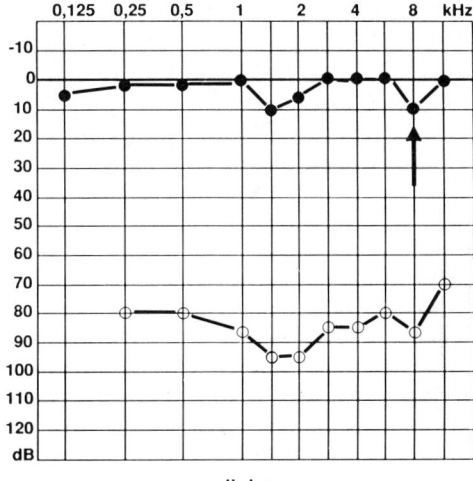

rechts   **links**

Abb. 5.**6** Normales Schwellenaudiogramm. Tinnitus beiderseits bei 8000 Hz, jeweils 10 dB über der normalen Hörschwelle. Der Tinnitus läßt sich nur mit sehr großen Lautstärken (80–90 dB) im Bereich der Unbehaglichkeitsgrenze verdecken, so daß zwischen Schwellenkurve und Verdeckungskurve eine große Distanz besteht

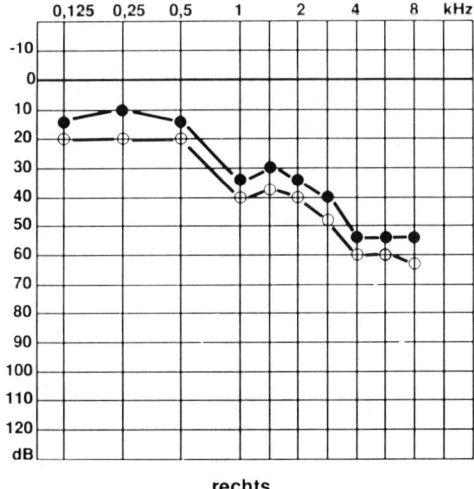
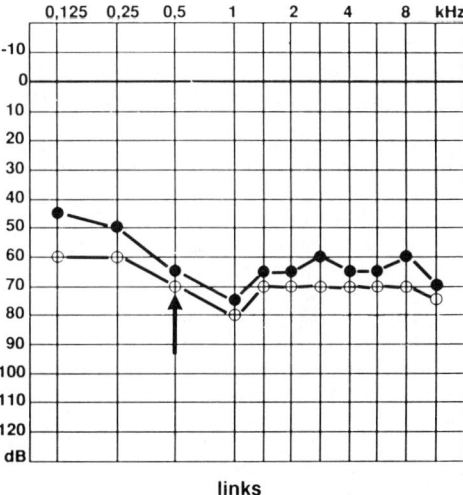

rechts   **links**

Abb. 5.**7** Pantonaler Hörverlust von durchschnittlich 60–70 dB links bei M. Menière, rechts gering- bis mittelgradige Hochtonschwerhörigkeit. Tinnitus links bei 500 Hz und 70 dB, d. h. 5 dB über der Hörschwelle. Der Tinnitus läßt sich von beiden Ohren aus mit schwellennahen Tönen hemmen, so daß Tonschwellenkurven und Verdeckungskurven beiderseits kongruent verlaufen

lusten, z. B. M. Menière (Abb. 5.**7**), aber auch bei anderen Kurvenverläufen, z. B. Hochtonverlusten (Abb. 5.**8**).

4. *Der Persistenztyp.* Bei diesem Typ läßt sich der Tinnitus durch akustische Reize überhaupt nicht verdecken. Das ist regelmäßig der Fall,

wenn das betroffene Ohr taub ist oder nur geringe Hörreste aufweist. Dabei ist jedoch möglich, daß der Tinnitus vom hörenden Gegenohr aus gehemmt werden kann. Zu dem Persistenztyp gehören auch diejenigen (seltenen) Fälle, bei denen der Tinnitus unter Einwirkung jeglichen akusti-

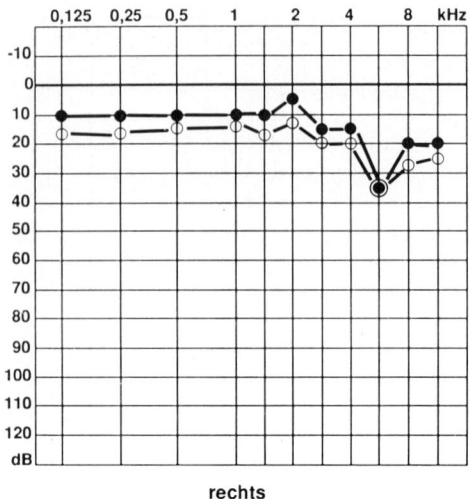
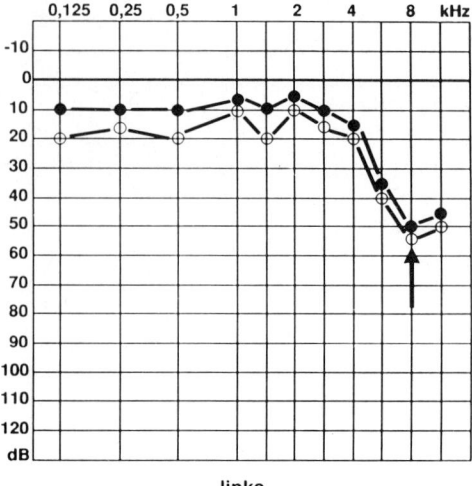

rechts   links

Abb. 5.**8** Geringer Hochtonverlust links unklarer Genese mit Tinnitus bei 8000 Hz und 53 dB, d. h. 3 dB über der Schwelle. Der Tinnitus ist von beiden Seiten aus mit schwellennahen Tönen zu hemmen: Kongruenztyp auf beiden Ohren

schen Reizes lauter wird. Manchmal gibt es fließende Übergänge zwischen dem Distanztyp und dem Persistenztyp (Abb. 5.**5** u. 5.**8**), wenn zur Verdeckung so große Lautstärken erforderlich sind, daß sie nicht mehr toleriert werden.

Zwei weitere Konfigurationen, der *Divergenztyp* und der *Dispersionstyp*, sind selten und weniger wichtig. Der Divergenztyp findet sich gelegentlich bei Tinnitus im Tieftonbereich, eventuell auch bei objektiven Ohrgeräuschen. Zur Verdeckung sind von den tiefen zu den hohen Frequenzen immer stärker überschwellige Intensitäten erforderlich, so daß Schwellenkurve und Verdeckungskurve divergent verlaufen. Beim Dispersionstyp findet man, entgegen der sonst identischen Verdeckungswirkung verschiedene Verdeckungskurven für reine Töne und Schmalbandgeräusche.

Bei einseitigem Tinnitus kann die Verdeckungsmessung zusätzlich auch vom *kontralateralen Ohr* aus vorgenommen werden (vergl. Abb. 5.**5**, 5.**7**, 5.**8**). Bei beiderseitigem Tinnitus muß die Messung auf beiden Ohren getrennt durchgeführt werden. Sind Hörvermögen und Tinnitus symmetrisch ausgeprägt, fallen in der Regel auch die Verdeckungskurven seitengleich aus.

Die *Interpretation dieser Verdeckungskurven* muß natürlich alle anderen Befunde mit einbeziehen. Die Verdeckungskurven haben zwar in manchen Konfigurationen Ähnlichkeit mit den Meßwerten, die auch beim Lautheitsvergleich gewonnen werden können (s. Kap. 5.2.), sie sind aber keineswegs mit diesen identisch. Ihre pathophysiologi-

sche Deutung ist grundverschieden von der einfachen Lautheitswahrnehmung. Ein Beweis dafür ist etwa das Beispiel Abb. 5.**6**: normales Hörvermögen, Tinnitus im Hochtonbereich, nur 5 – 10 dB „laut", aber erst mit Intensitäten um 80 – 90 dB verdeckbar.

Einige Ansätze zur Interpretation der Verdeckungsmessungen sollen nachfolgend aufgeführt werden:

– Tinnitus wird „ausgemessen", wichtige Grundlage für das therapeutische Gespräch und eine kognitive Therapie (s. Kap. 6.2., S. 95).

– Abrundung des audiologischen Gesamtbildes, z. B. M. Menière, Schalltrauma; Grundlage für die Diskussion über die Lokalisation der Störung.

– Wichtige Information über die Verdeckbarkeit des Tinnitus: welche Lautstärken, welche Frequenzen kommen für eine therapeutische Maskierung in Betracht? (s. Kap. 9).

– Bedeutender Aspekt des funktionellen Status praesens, wichtig für Verlaufsbeobachtungen.

– Bestandteil der Meßdaten, die mit rein psychologischen Angaben (z. B. Grad der Belästigung) in Beziehung gesetzt werden können.

– Möglichkeit einer Art von Klassifizierung des Tinnitus.

– Entlarvung von Simulation und Aggravation von Tinnitus (s. Kap. 12).

5.4 Messung der Residual-Inhibition

Die Verdeckung oder Hemmung (Inhibition) von Tinnitus unterscheidet sich wesentlich von der akustischen Verdeckung akustischer Signale, wie sie z. B. bei der Vertäubung und der Geräuschaudiometrie eingesetzt werden. Der Unterschied zwischen beiden betrifft nicht zuletzt den *Zeitgang der Hemmungswirkung* (s. Kap. 2.6., S. 58). Dieser kann auf verschiedene Weise gemessen werden, z. B. durch Anwendung von Schallimpulsen verschiedener Länge und verschiedener Pausendauer oder dadurch, daß der Patient selbst das Verdeckungssignal ein- und ausschaltet. Für die Routineanwendung sind diese Verfahren aber weniger geeignet, zumal die Interpretation der Ergebnisse noch unsicher ist.

Von praktischer Bedeutung ist aber die Feststellung, ob und wie lange nach Abschalten des Maskierungssignales der Tinnitus *unterdrückt bleibt*. Dieses Phänomen wurde erstmals von Urbantschitsch 1883 erwähnt und von Feldmann 1971 eingehend beschrieben und gemessen. Vernon (1977) prägte dafür in Anlehnung an die Interpretation, die Feldmann gegeben hatte, den Begriff „Residual-Inhibition".

Vernon empfiehlt folgende *einfache Methode* zur Messung der Residual-Inhibition: Man bestimmt die Verdeckungsschwelle des Tinnitus für ein Hochpaß-Breitbandgeräusch (Bandbreite 3000 – 12000 Hz). Dann läßt man dieses Geräusch bei einer um 10 dB lauteren Intensität 1 Minute lang auf das Ohr einwirken. Nach Abschalten des Geräusches wird die Zeit gemessen, bis der Tinnitus erst abgeschwächt und schließlich in voller Stärke wieder vorhanden ist (Partial Residual Inhibition PR; Complete Residual Inhibition CR).

Ein gewisses Maß von Residual-Inhibition ist bei der Mehrzahl aller Tinnituspatienten vorhanden, aber sie dauert meistens nur wenige Sekunden, gelegentlich bis zu 1 Minute, selten länger, etwa bis zu 5 Minuten.

Es ist *kein realistisches Ziel*, durch Maskierung eine *permanente Residual-Inhibition* zu erzielen, und solchen Vorstellungen, die oft mit dem Begriff des Maskers verbunden werden, sollte man sofort klar entgegentreten. Dennoch ist die Messung der Residual-Inhibition ein wichtiger Bestandteil der speziellen Tinnitusdiagnostik, weil sie dem Patienten demonstriert, daß sein Tinnitus nicht etwas Statisches, Unabänderliches ist, sondern daß er beeinflußt werden kann und dynamisch auf Schallreize reagiert.

5.5 Bestimmung der Unbehaglichkeitsgrenze

Die Bestimmung der *Unbehaglichkeitsgrenze* für Einzeltöne, Breitbandgeräusche und Sprache gehört schon zum normalen audiologischen Untersuchungsprogramm, besonders wenn die Anpassung eines Hörgerätes in Erwägung zu ziehen ist. Es ist aber auch eine wichtige Ergänzung der speziellen Tinnitusdiagnostik. Viele Tinnituspatienten klagen über eine Hyperakusis, und zwar kommt das nicht nur vor bei Innenohrschwerhörigkeiten mit Rekruitment, sondern auch bei Patienten mit normalen Hörschwellen. Es ist darum wichtig, auch im Rahmen der Tinnitusdiagnostik die Unbehaglichkeitsschwellen zu bestimmen.

Da die Bestimmung der Unbehaglichkeitsschwelle sehr von der Instruktion abhängt, die dem Patienten gegeben wird, empfiehlt Vernon (1987) etwa folgende Version: „Stellen Sie sich vor, das wäre Ihr Radio oder Fernseher. Geben Sie die Lautstärke an, bei der Sie gerade den Wunsch hätten, das Gerät etwas leiser zu stellen."

Die *Unbehaglichkeitsschwellen* sollten ebenfalls in das Audiogramm eingezeichnet werden. Sie können dann zu den anderen Meßwerten in Beziehung gesetzt und entsprechend *interpretiert* werden:

a) In Beziehung zu den *Hörschwellen* ergibt sich die gesamte nutzbare dynamische Breite und das gesamte nutzbare Hörfeld einschließlich einer Aussage über den Einfluß eines Rekruitments.

b) Die Beziehung zum *Tinnitusfrequenzbereich*, eventuell in Gegenüberstellung von betroffenem Ohr und gesundem Gegenohr, sagt aus, ob die pathologische Lautheitsempfindung auf das Tinnitusohr und den Tinnitusfrequenzbereich beschränkt, also eine lokale, periphere Störung oder ein übergeordnetes, zentrales Phänomen ist.

c) Die Beziehung zur *Verdeckungskurve* des Tinnitus ergibt eine Aussage über die dynamische Breite für eine eventuelle apparative Tinnitusmaskierung.

d) Die Beziehung zu den *Stapediusreflexschwellen* ergibt eine gewisse Objektivierung der Angaben.

Literatur

Feldmann, H.: Untersuchungen zur Verdeckung subjektiver Ohrgeräusche. Ein Beitrag zur Pathophysiologie des Ohrensausens. Z Laryng Rhinol Otol 48, 528 – 542 (1969)

Feldmann, H.: Homolateral and contralateral masking of tinnitus by noise-bands and by pure tones. Audiology 10, 138 – 144 (1971)

Feldmann, H.: Homolateral and contralateral masking of tinnitus. J Laryng Otol Suppl 4, 60 – 70 (1981)

Feldmann, H.: Tinnitus masking curves (updates and review). J Laryng Otol Suppl 9, 157 – 160 (1984)

Feldmann, H.: Masking mechanisms (Ipsi-contralateral masking). J Laryng Otol Suppl 9, 54 – 58 (1984)

Feldmann, H.: Masking phenomena in tinnitus. Third Int. Tinnitus Seminar, Münster 1987, Hrsg. von H. Feldmann, Harsch Verlag Karlsruhe 1987, 224 – 228

Hazell, J. W. P.: Tinnitus. Brit J Hospital Med 22, 468 – 471 (1979)

Hazell, J. W. P.: Measurement of tinnitus in humans. In: D. Everend, G. Lawson (Hrsg.) Tinnitus. CIBA Foundation Symposium 85, Pitman, London 35 – 48 (1981)

Hazell, J. W. P.: Pattern of tinnitus. Medical audiological findings. J Laryng Otol Supp 4, 39 – 47 (1981)

Hazell, J. W. P.: Tinnitus. Churchill Livingstone, Edinburgh, London, Melbourne and New York 1987

Meikle, M., E. Taylor-Walsh: Characteristics of tinnitus and related observations in over 1800 tinnitus clinic patients. J Laryng Otol Suppl 9, 17 – 21 (1984)

Vernon, J. A.: Attempts to relieve tinnitus. J Amer Audiol Soc 2, 124 – 131 (1977)

Vernon, J. A.: Some observations on residual inhibition. In: M. M. Paparella, W. L. Meyerhoff (Hrsg.): Sensorineural hearing loss, vertigo and tinnitus. Williams and Wilkins, Baltimore 1981, 138 – 143

Vernon, J. A.: Assessment of the tinnitus patient. In: J. W. P. Hazell (Hrsg.): Tinnitus. 71 – 87 (1987)

Vernon, J. A., M. B. Meikle: Tinnitus masking: Unresolved problems. In: D. Evered, G. Lawson (Hrsg.) Tinnitus. CIBA Foundation Symposium 85, Pitman, London, 2239 – 2256 (1981)

6. Allgemeine Strategie der Tinnitustherapie

H. Feldmann

6.1 Therapie des akuten Tinnitus

Akut einsetzender Tinnitus ist meist *Begleitsymptom* einer akuten *Innenohrschädigung* und geht mit einer entsprechenden Schwerhörigkeit einher. Typische Beispiele sind das akute Lärmtrauma (Knall, Diskothekbesuch) und der Hörsturz. In diesen Fällen stellt der Tinnitus noch nicht das beherrschende Symptom dar und bedarf noch keiner spezifischen Beachtung. Im allgemeinen ist die Prognose gerechtfertigt, daß sich der Tinnitus in demselben Maße bessern wird, in dem das Hörvermögen wiederhergestellt werden kann. Die Behandlung ist also zunächst rein somatisch auf den akuten Hörverlust ausgerichtet und wird in der Regel in Infusionen bestehen. Zum Problem wird der Tinnitus erst bei oder nach dem Übergang in ein chronisches Stadium.

6.2 Therapie des chronischen Tinnitus

Die Behandlung des chronischen Tinnitus gilt als Crux medicorum und endet meist für den Patienten wie für den Arzt in Frustation. Es ist notwendig, die Gründe hierfür zu analysieren, damit man die wichtigsten Fehler vermeiden kann.

Die Erwartungshaltung des Arztes

Hals-Nasen-Ohren-Ärzte sind geschult, *somatische Krankheiten* zu behandeln, medikamentös oder chirurgisch, und sie erzielen damit bei der Mehrzahl ihrer Patienten rasche Besserung, zumeist sogar Heilung. Sie neigen dazu, dieses Therapierepertoire der somatischen Medizin auch bei solchen Gesundheitsstörungen einzusetzen, von denen sie aus eigener Erfahrung wissen, daß damit die Beschwerden nicht gebessert oder beseitigt werden können. Dies gilt für die zahlreichen Fälle von Globus nervosus

und verschiedene Formen der „Verschleimung" ebenso wie für den Tinnitus.

Aus der frustrierenden Erfahrung mit diesen Krankheitsbildern und mehr noch aus der Erfahrung mit dem Typus von Patienten, der viele Beschwerden, aber keinen greifbaren organpathologischen Befund hat, gehen verschiedene *verhängnisvolle Reaktionsweisen* hervor, die das Arzt-Patient-Verhältnis belasten:

a) Der Arzt nimmt eine reservierte oder gar *ablehnende Haltung* ein, da er weiß, daß er dem Patienten nicht wirklich helfen kann. Der Patient spürt das und gewinnt den Eindruck, daß er bei dem Arzt mit seinen Beschwerden auf kein rechtes Verständnis stößt.

b) Aus der Diagnose „Tinnitus", die der Arzt „auf den ersten Blick" oder „auf die erste Beschwerdeäußerung" stellt und die in ihm eine innere Abwehr mobilisiert, folgt, daß er sich tatsächlich nicht die *Zeit* nimmt, dem Patienten aufmerksam zuzuhören, geschweige denn, daß er ihn ermutigte, sich ausführlich über seine Beschwerden zu äußern, denn er, der Arzt, hat das alles nur zu oft schon gehört.

c) Die *Untersuchung* fällt dann meist sehr kursorisch aus, da der Arzt schon weiß, oder zu wissen glaubt, daß er nichts wesentliches Pathologisches finden wird. Die Untersuchung hat oft auch keinen einleuchtenden Bezug zu den Beschwerden und konzentriert sich vielleicht auf Nebenbefunde, die einen vermeintlichen Therapieansatz bieten. Der Arzt ist froh, daß er einen organischen Befund erhoben hat, an dem er tätig werden kann, auch wenn dieser mit den eigentlichen Beschwerden des Patienten nichts zu tun hat.

d) Ein *klärendes Gespräch* über Diagnose und Therapie unterbleibt meist. Statt dessen wird etwas aus dem gängigen Arsenal verordnet, Medikamente, Bestrahlungen u. dergl., wobei dem Arzt deren Wirkungslosigkeit von vornherein klar ist. Entsprechend gering ist auch die Überzeugungskraft, die von dem Arzt ausgeht und der Verordnung wenigstens die Wirkung einer Suggestion oder eines Placebos verleihen könnte. So ist ein Mißlingen der Behandlung nicht verwunderlich, sondern geradezu vorprogrammiert.

Erwartungshaltung des Patienten

Hier muß man zwei Situationen unterscheiden:

a) den Patienten, der wegen eines akuten oder schon länger bestehenden Tinnitus *zum ersten Mal* einen Arzt aufsucht, und

b) den Patienten, der schon *zahlreiche Ärzte* wegen seines Tinnitus konsultiert hat.

Der erstere kommt in der typischen *Erwartungshaltung*, die durch unsere hochwirksame Therapie bei den meisten somatischen Leiden herausgebildet worden ist: „Ich gehe zum Arzt und schildere ihm meine Beschwerden; dann untersucht er mich und stellt fest, was ich habe; dann tut er (der Arzt) etwas dagegen, und dann ist alles wieder in Ordnung." In den allermeisten Fällen führt diese Strategie beim Tinnitus aber nicht zum Erfolg. Der Arzt, der diese Erwartungshaltung nicht korrigiert oder der sie sogar unterstützt, enttäuscht den Patienten und untergräbt das Vertrauensverhältnis; denn der Patient muß bald die Überzeugung gewinnen, daß der Arzt die Prognose nicht richtig eingeschätzt hat, und dann ist die Folgerung berechtigt, daß er überhaupt eine falsche Diagnose gestellt hat.

Der Patient, der schon mehrere Ärzte wegen seines Tinnitus aufgesucht hat, steht offensichtlich unter einem *besonderen Leidensdruck*. Natürlich will er von seinem Tinnitus befreit werden; aber sehr oft hat er diese Hoffnung auch schon aufgegeben und resigniert. Trotzdem möchte er sich von Zeit zu Zeit vergewissern, ob es nicht neue Behandlungsmöglichkeiten oder Erkenntnisse gibt, zumal in den Medien immer wieder darüber berichtet wird. Vor allem aber sucht er, was ihm die zahlreichen Arztbesuche noch immer nicht vermittelt haben: Verständnis dafür, was eigentlich seinem Leiden zugrunde liegt.

Perspektiven der Therapie und Rollenverteilung

Für die allermeisten Fälle von Tinnitus ist es unrealistisch, als Therapieziel eine *Heilung* in dem Sinne anzustreben, daß der Tinnitus als wahr-

nehmbares Symptom beseitigt wird. Es kann sich deshalb im wesentlichen nur darum handeln, dem Patienten Hilfen zu geben, wie er die subjektive Belästigung durch den Tinnitus besser kompensieren kann.

Die Mehrzahl der Patienten, für die Tinnitus das beherrschende Symptom ist, sind intelligent und haben ein waches Bewußtsein für ihre Gesundheit und ihre Befindlichkeit. Sie neigen auch zur Selbstbeobachtung. Das ist in ihrer Persönlichkeitsstruktur begründet und ist z. T. wohl auch Ursache dafür, daß sie nicht nur Tinnitus haben, sondern darunter leiden.

Wegen der Natur der Beschwerden und der Persönlichkeitsstruktur ist es unbedingt erforderlich, die *Rollenverteilung* bei der Therapie klar zu machen: nicht der Arzt muß in erster Linie „etwas gegen den Tinnitus tun", sondern der Patient muß von Anfang an aktiv in die Therapie mit einbezogen werden. Ihm fällt die Hauptaufgabe zu, mit dem Tinnitus fertig zu werden. Der Arzt kann ihn darin nur unterstützen. Ein Scheitern der Therapie ist dann nicht ein Versagen des Arztes, sondern mindestens ebensosehr dem Patienten zuzuschreiben.

Ein Arzt, der diese Aufgabenverteilung nicht klarstellt, sondern sich in die Rolle des allein Aktiven, des allein Verantwortlichen für die Therapie begibt oder drängen läßt, hat den Grund zur Enttäuschung beider, des Arztes wie des Patienten, bereits gelegt. Die *Beratung* und die *psychologische Führung* des Patienten haben darum allerhöchsten Rang bei der Behandlung. Sie sollte nicht auf den Tinnitus als Symptom, sondern auf den Tinnituspatienten gerichtet sein.

Es ist selbstverständlich, daß alle *somatischen Ursachen* und Krankheiten, die mit Tinnitus einhergehen, einer adäquaten somatischen Therapie zugeführt werden müssen, sofern sie einer solchen zugänglich sind. Da dies aber für die ganz überwiegende Zahl der klinisch relevanten Tinnitusfälle nicht zutrifft, muß die psychische Führung des Patienten meistens im Vordergrund stehen. Die nachfolgenden Gesichtspunkte sind dabei von Bedeutung. In ihnen tauchen die oben aufgezeigten typischen Fehler der herkömmlichen frustrierenden Arzt-Patient-Beziehung als Leitlinien wieder auf.

Diagnostik als Teil der Therapie

Die Therapie beginnt bereits mit der *Diagnostik*. Wenn der Arzt aus den ersten Äußerungen des

Patienten entnehmen kann, daß Tinnitus die zentrale Beschwerde ist, darf er nicht in eine ablehnende, reservierte Haltung verfallen. Er muß vielmehr dem Patienten mit großem Verständnis begegnen und ihn ermutigen, alle seine Beobachtungen und Beschwerden zu schildern. Tinnituspatienten sind sich oft nicht bewußt, daß sie ihr Krankheitssymptom mit vielen Hunderttausenden von Leidensgenossen teilen, sondern sie sind in ihrem Bekanntenkreis zumeist auf Unkenntnis, Unverständnis und Ablehnung gestoßen. Der Arzt sollte durch aufmerksames *Zuhören* und verständnisvolle *Zwischenfragen* zu erkennen geben, daß ihm das ganze Spektrum der qualvollen Wahrnehmungen von Tinnitus geläufig ist.

Sehr hilfreich ist dabei ein *Fragebogen*, an Hand dessen der Arzt die Schilderungen des Patienten strukturieren und seine eigenen Feststellungen systematisieren kann. Es ist sehr viel wertvoller, wenn dies im persönlichen Gespräch mit dem Arzt geschieht, als wenn der Patient aufgefordert wird, den Fragebogen allein mit Ankreuzen auszufüllen; denn in dieser intensiven Gestaltung der *Anamneseerhebung* liegt zugleich ein wesentlicher Teil der Therapie und ein wichtiger Baustein zur Begründung eines tragfähigen Arzt-Patienten-Verhältnisses. Der Patient muß das Gefühl haben, noch nie so ausführlich bezüglich seiner Beschwerden befragt worden zu sein. Alle seine Äußerungen werden ernst und wichtig genommen. Er fühlt sich (vielleicht zum ersten Mal) verstanden und begegnet einem Arzt, dem alle seine Symptome gründlich vertraut sind.

Der zweite wichtige Schritt ist die *ausführliche Untersuchung*. Sie muß ebenfalls schon unter dem Ziel stehen, Teil der Therapie zu sein. Es ist grundfalsch, die Untersuchungen nur kursorisch auszuführen, „weil doch nichts dabei herauskommt", sondern die Untersuchungen müssen mit großer Sorgfalt geplant und ausgeführt werden. Es ist hilfreich, dem Patienten den Sinn der einzelnen Untersuchungen zu erklären und mögliche Zusammenhänge zwischen eventuell zu erhebenden Befunden und dem Tinnitus anzudeuten. So gewinnt der Patient Verständnis für die z. T. zeitraubenden Untersuchungen und erfährt, mit welcher Umsicht der Arzt an alle möglichen Ursachen seines Tinnitus denkt.

Besonderes Gewicht haben dabei die Untersuchungen, bei denen das Hauptsymptom, eben der *Tinnitus*, direkt im Mittelpunkt steht: Messungen der Tonhöhe, der subjektiven Lautheit, der Verdeckbarkeit, des Zeitganges der Verdeckbarkeit usw. Der Patient erlebt (vielleicht zum ersten Male), daß sein Tinnitus, den ihm bisher keiner so recht glauben wollte und den er keinem recht verständlich machen konnte, eine Wahrnehmung ist, die man richtig messen und in Zahlen und Kurven angeben kann.

Das aufklärende Gespräch als Teil der Therapie

Durch diese gründlichen Vorbereitungen sind die Voraussetzungen geschaffen für ein *ausführliches Gespräch* über die Diagnose, die Prognose und die Therapiemöglichkeiten. Der Patient weiß nun, daß er nicht „abgewimmelt" wird, sondern daß ihm von kompetenter Seite eine Beratung nach dem neuesten Stand der medizinischen Wissenschaft geboten wird.

Viele Patienten sind durch die unerklärlichen Symptome beunruhigt und entwickeln eine innere Einstellung analog der Carcinophobie bei anderen Beschwerdekomplexen. Sie fürchten, daß der Tinnitus *Vorbote einer schweren Krankheit* sein könnte: völlige Ertaubung, Schlaganfall, Hirntumor, Geisteskrankheit. Es genügt dann meistens, diese Befürchtungen zu entkräften. Das gelingt überzeugend aber nur, wenn eine ausführliche Diagnostik vorausgegangen ist. Das Vertrauensverhältnis zwischen Arzt und Patient sollte in diesem Stadium so sein, daß der Patient freimütig oder auf Frage des Arztes seine diesbezüglichen Befürchtungen bekennt, so daß der Arzt sie im einzelnen und mit stichhaltigen Begründungen widerlegen kann. Natürlich ist es nützlich, als Ergebnis der Untersuchung eine andere Ursache des Tinnitus vorzeigen zu können, z. B. wiederholte akustische Traumata. Nahezu alle Tinnituspatienten haben ein starkes Bedürfnis zu erfahren, wie ihre Sinnesstörung zustande kommt. Sie bemühen sich um eine *rationale Bewältigung* ihres Leidens (vergl. z. B. Martin Luther, Kap. 1.20). Der wichtigste Schritt in dieser Richtung ist, ihnen die Funktion des Ohres und die Art der bei ihnen vorliegenden Störung zu erklären. Es sei hier auf die Ausführungen zur Pathophysiologie des Tinnitus verwiesen (Kap. 2). Das muß natürlich den intellektuellen Fähigkeiten des Patienten angepaßt sein. Wenn bei dem Patienten aber dieses *Informationsbedürfnis* vorhanden ist, sollte es unbedingt befriedigt werden, auch auf die Gefahr hin, daß

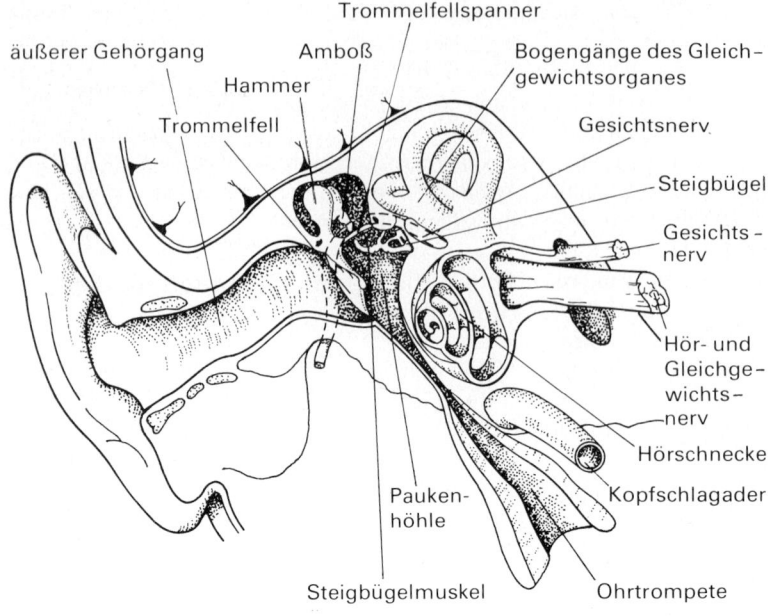

äußerer Gehörgang   Trommelfellspanner   Amboß   Bogengänge des Gleich-
                     Hammer   gewichtsorganes
        Trommelfell   Gesichtsnerv
                                                    Steigbügel
                                                    Gesichts-
                                                    nerv
                                                    Hör- und
                                                    Gleichge-
                                                    wichts-
                                                    nerv
                                                    Hörschnecke
                     Pauken-   Kopfschlagader
                     höhle
        Steigbügelmuskel   Ohrtrompete

Abb. 6.1   Übersicht über das gesamte Ohr

er nicht alles versteht. Wichtig ist, daß der Patient einen Einblick erhält, wie unglaublich kompliziert das Hörsystem ist, wieviel die Wissenschaft (der Arzt) darüber weiß und wie genau man ihm sagen kann, was bei ihm gestört ist. Der Patient gewinnt dann eine ganz neue Perspektive

a) zu den therapeutischen *Möglichkeiten*,
b) zu den konkreten *Ratschlägen* des Arztes.

Als Beispiel sei ein solches *Aufklärungsgespräch* in Umrissen skizziert. Angenommen sei ein Patient von 70 Jahren, seit 3 Jahren quälender Tinnitus bds. Schrägabfall des Tonaudiogrammes ab 1000 Hz − 90 dB bei 8000 Hz, Tinnitus bds. bei 3000 Hz, 2−3 dB über der Hörschwelle (63 dB), Konvergenztyp der Verdeckung. Früher zahlreiche Knalltraumen beim Schießen, Presbyakusis.

An Hand einer Abbildung (Abb. 6.1) des gesamten Ohres wird der Schallweg erläutert: Gehörgang, Hammer − Amboß − Steigbügel.

„Das alles funktioniert bei Ihnen völlig normal. Wie man aus gewissen Hörbefunden ablesen kann (positives Rekruitment), sitzt die Störung auch nicht im Hörnerven, und damit kann man schon einen Tumor weitgehend ausschließen, der hier manchmal Ursache für Ohrensausen ist."

„Durch den Steigbügel werden die Schallschwingungen in das Innenohr übertragen. Dort laufen sie in Form einer Welle in den Flüssigkeiten des Innenohres im Schneckengang weiter. Dabei werden sie von kompliziert ausgestatteten Sinneszellen gewissermaßen abgetastet. Die hohen Töne werden gleich am Anfang des

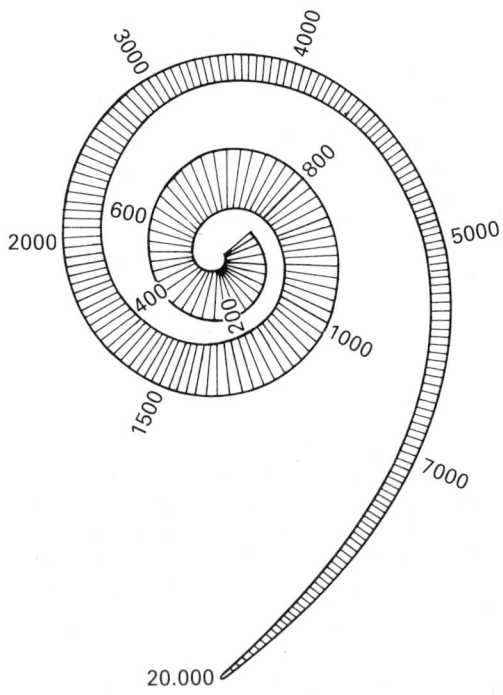

Abb. 6.2   Zuordnung der Abschnitte der Schnekkenwindungen zu den einzelnen Tonhöhen (Angaben in Hz)

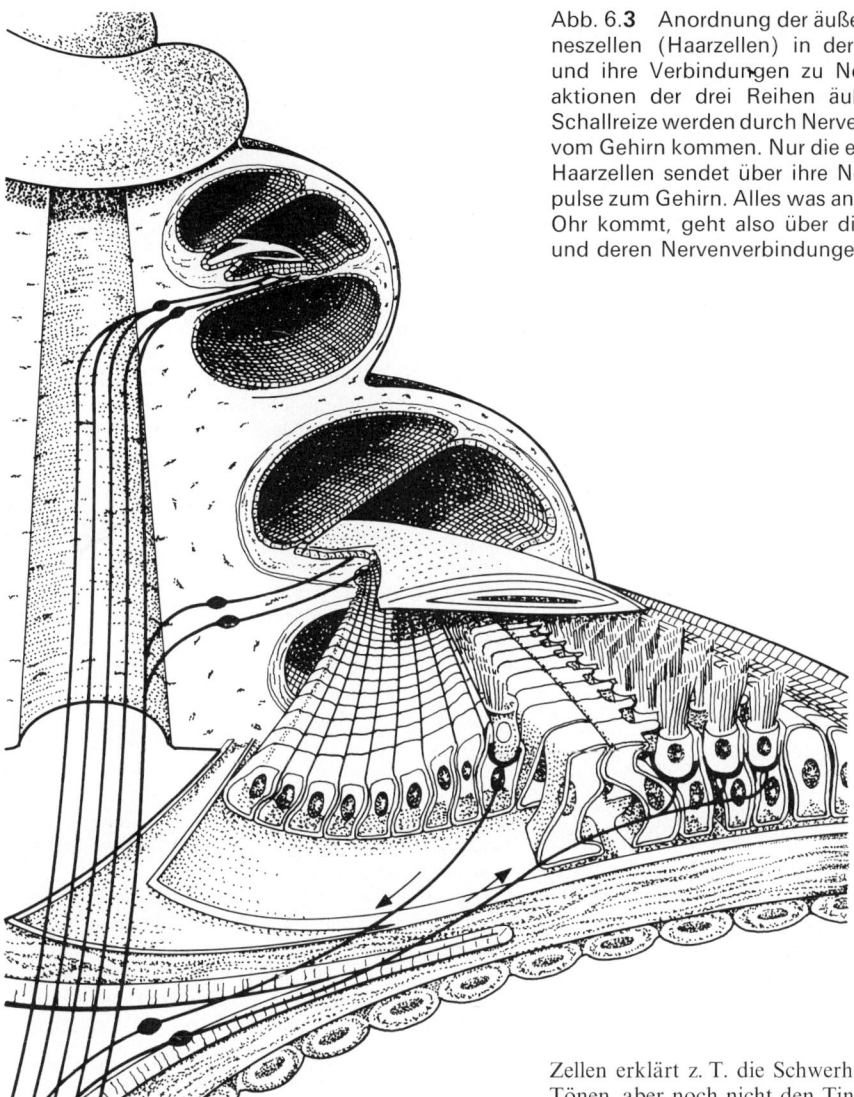

Abb. **6.3** Anordnung der äußeren und inneren Sinneszellen (Haarzellen) in der Schneckenwindung und ihre Verbindungen zu Nervenfasern. Die Reaktionen der drei Reihen äußerer Haarzellen auf Schallreize werden durch Nervenfasern gesteuert, die vom Gehirn kommen. Nur die eine Reihe der inneren Haarzellen sendet über ihre Nervenverbindung Impulse zum Gehirn. Alles was an „Hörbarem" aus dem Ohr kommt, geht also über die inneren Haarzellen und deren Nervenverbindungen

Schneckenganges aufgenommen, die tiefen an der Schneckenspitze. Man kann also jede Tonhöhe einem bestimmten Ort oder bestimmten Sinneszellen entlang dem Schneckengang zuordnen (Abb. 6.2)."

„Die Sinneszellen sind ganz regelmäßig in Reihen angeordnet. Die drei äußeren Reihen umfassen ziemlich genau 15000 Zellen (Abb. 6.3). Sie sorgen dafür, daß die Schallenergie richtig verteilt und an bestimmten Punkten konzentriert wird. Aus Ihrer Hörschwellenkurve (Steilabfall ab 1000 Hz, pos. Rekruitment) kann man ablesen, daß bei Ihnen die Zellen dieser drei äußeren Reihen in den unteren $1^1/_2$ Windungen des Schneckenganges nicht mehr vorhanden sind. Das ist teils Folge der Schädigungen durch Knalleinwirkungen, teils Folge des Alters. Leider gibt es für diese ausgefallenen Zellen keinen Ersatz. Dieser Verlust an

Zellen erklärt z. T. die Schwerhörigkeit in den hohen Tönen, aber noch nicht den Tinnitus."

„Der eigentliche Hörvorgang beginnt in den *inneren Sinneszellen*, die in einer Reihe angeordnet sind; es sind etwa 5000. Man muß sich vorstellen, wie klein das alles ist: 5000 Sinneszellen auf einer Gesamtstrecke von 28 mm, d. h. es kommen etwa 200 Zellen auf einen Millimeter. Jede Zelle hat ungefähr 50 kleine Härchen an ihrer Oberfläche. Aus der Tonschwellenkurve kann man wiederum ablesen, daß bei Ihnen ungefähr 1500 − 2000 dieser 5000 Zellen zerstört oder funktionslos sind, und zwar in den unteren $1^1/_2$ Windungen. In der Übergangszone zwischen völlig zerstörten und erhaltenen Sinneszellen gibt es natürlich einen Bereich, wo der Zellbestand gewissermaßen ausgedünnt ist, einzelne Zellen funktionieren noch, andere sind defekt, wieder andere sind völlig zerstört."

„Der Hörvorgang kommt normalerweise dadurch zustande, daß die Härchen durch die Schallwellen hin- und herbewegt werden. Dabei öffnen und schließen sich winzige Ventile in der Zellwand, wodurch eine Strömung von elektrischen Ladungsträgern zwischen dem Inneren der Zelle und der Umgebung gesteuert wird. Das ist gleichbedeutend mit kleinen Stromimpulsen, und diese wiederum werden von Nervenfasern aufgegriffen und weitergeleitet. Bei einem Ton von 1000 Hz öffnen und schließen sich diese Ventile 1000mal pro Sekunde. Im Vergleich: bei einem mit Höchsttouren laufenden Automotor (6000 Umdrehungen pro Minute) öffnet und schließt sich ein bestimmtes Ventil nur 50mal pro Sekunde."

„Man kann sich nun gut vorstellen, daß bei Ihnen in der Region geschädigter Sinneszellen einige dieser Ventile undicht geworden sind, z. B. durch eine abnorm starke Bewegung bei Einwirkung der Knalle oder durch Alterungsvorgänge, so daß hier ein Leckstrom entstanden ist, ähnlich wie bei einem tropfenden Wasserhahn. Nur kann man das Ventil nicht einfach reparieren, einen neuen Dichtungsring einsetzen usw., wenn 200 derartige Zellen und Tausende von Ventilen auf einen Millimeter entfallen."

Derartige Erläuterungen müssen selbstverständlich den *individuellen Befunden* und dem *tatsächlichen Krankheitsgeschehen* angepaßt werden. Anregungen hierzu sollten sich in Kapitel 2 über die Pathophysiologie genügend finden.

Viele Patienten äußern nach einer solchen Aufklärung spontan:

„Jetzt weiß ich endlich, was mit mir los ist. Jetzt verstehe ich auch, daß man da nicht viel machen kann. Aber jetzt kann ich damit leben." Der Patient ist auf dem besten Wege, seinen Tinnitus rational zu verarbeiten und in den Griff zu bekommen.

Strategien zur Suppression des Tinnitus

Man sollte dem Patienten nun weitere *Informationen* und *Hilfen* an die Hand geben, mit denen er seine eigene Strategie zur Bewältigung des Tinnitus ausbauen kann. Dazu kann man ihm aufzeigen, welche Mechanismen die Natur entwickelt hat, um störende Sinneswahrnehmungen durch Anpassung, Gewöhnung und Aufmerksamkeitslenkung zu unterdrücken. Der Patient muß lernen, diese Mechanismen zu aktivieren und bewußt einzusetzen, um auch den Tinnitus zu unterdrücken. Zur Erläuterung sei dies wieder in Fortsetzung des skizzierten Patientengespräches angedeutet:

„Was wir bisher über den normalen Hörvorgang und die bei Ihnen vorliegende Störung besprochen haben, ist nur ein Teil der Wahrheit. Tatsächlich sind die 5000 inneren Sinneszellen niemals völlig in Ruhe, sondern sie senden in unregelmäßigen Abständen Nervenimpulse aus, manche Zellen bis zu 100mal pro Sekunde, auch wenn keinerlei Schall einwirkt. Nur haben wir gelernt, das als absolute Stille zu interpretieren. Es ist das ein Grundrauschen, ein Hintergrund, vergleichbar dem gedämpften Gemurmel im Theater- oder Konzertsaal vor der Veranstaltung oder dem Geräusch beim Beifallklatschen. Es ist nicht strukturiert, man kann keine Einzelheiten heraushören. Erst wenn einzelne Sprecher ihre Stimme erheben, oder wenn sich beim Klatschen eine Gruppe bildet, die im gleichen Rhythmus klatscht, kommt eine neue Wahrnehmung zustande. So ist es auch mit dem Tinnitus: hörbar wird die krankhafte Erregung, weil sich die Aktivität der kranken Sinneszelle über das allgemeine Erregungsniveau erhebt z. B. durch defekte Ventile, oder weil sich mehrere Zellen zusammentun und ihre Entladungen synchron abgeben, vergleichbar dem rhythmischen Klatschen. Das passiert z. B., wenn die Isolierung zwischen benachbarten Zellen oder Nervenfasern defekt ist."

„Im Gehirn strömen jeden Augenblick viele Millionen von Nervenimpulsen ein, die Nachrichten aus allen Regionen des Körpers bringen: von den Sinnesorganen, der Haut, den Muskeln und Gelenken, den Eingeweiden. Das Gehirn und unser Bewußtsein können sie gar nicht alle gleichzeitig bearbeiten und beachten. Deshalb findet eine Auswahl statt, teils bewußt gesteuert, teils unbewußt. Wo sich etwas ändert, wird es bemerkt, aber meist sogleich, weil unwichtig, wieder ausgeblendet. Z. B. werden beim Anlegen der Kleidung die Berührung der Haut oder das Gewicht eines Mantels nur für wenige Sekunden wahrgenommen, dann als Normalzustand akzeptiert und ignoriert. Diese Phase der Gewöhnung, bis etwas Neues als Normalzustand akzeptiert und ignoriert wird, kann verschieden lang sein: es dauert Tage oder Wochen, bis eine Zahnlücke nach Zahnextraktion nicht mehr als etwas Ungewohntes erlebt wird, oder bis eine Zahnprothese oder eine Brille so akzeptiert werden, daß ihr Fehlen als Störung des Normalzustandes empfunden wird."

„Die Aufmerksamkeit auf einzelne Sinneskanäle kann bewußt gesteuert werden. Das spielt gerade beim Hören eine große Rolle, und wir machen beinahe ununterbrochen davon Gebrauch. Man kann z. B. konzentriert geistig arbeiten und dabei beide Ohren weitgehend vom bewußten Hören abschalten, so daß Hintergrundmusik, Straßenlärm oder eine gedämpfte Unterhaltung anderer in einiger Entfernung nicht mehr wahrgenommen werden. Das geht auch mit einem einzelnen Ohr. So wird z. B. beim Telefonieren das andere Ohr weitgehend ausgeblendet. Umgekehrt kann man auch gerichtet lauschen, wenn man z. B. ein verdächtiges Geräusch lokalisieren und deuten will oder wenn man im Restaurant hören will, was am Nebentisch gesprochen wird. Alle anderen akustischen Eindrücke werden dann zum unbeachteten Hintergrund. So hält die Natur eine Fülle von Mechanismen bereit, mit denen wir Einfluß auf akustische Eindrücke nehmen können: Hinhören, Konzentrieren auf ein Ohr, Weghören, Ausblenden, Gewöhnen."

Stille und Lärm können fast identischen Erlebniswert haben, wahrscheinlich, weil sie gleichermaßen als Isolierung von der Umwelt erlebt werde. Bewußt wird das heute von Hunderttausenden von Jugendlichen eingesetzt, die sich durch dröhnende Musik aus dem Walkman akustisch von der Umgebung abschirmen. Literarisch wurde die Wesensgleichheit von Lärm und Stille eindrucksvoll von Aldous Huxley dargestellt (s. Text im Nachwort Kap. 14.3).

Der Patient muß lernen, diese Mechanismen einzusetzen, um seinen Tinnitus zu unterdrücken, ihn aus dem Bewußtsein auszublenden, ihn als Teil des normalen Hintergrundes zu akzeptieren und schließlich zu ignorieren. Diese Mechanismen spielen umgekehrt auch eine *negative Rolle*, wenn sie besonders im Anfang eines Tinnitusleidens dazu benutzt werden, die Aufmerksamkeit immer wieder auf den Tinnitus zu fokussieren, immer wieder in sich hineinzuhorchen, ob der Tinnitus noch da ist oder nicht.

Wichtige Hilfsmittel, den Tinnitus wenigstens zeitweise aus dem Bewußtsein zu verdrängen, sind konzentrierte Arbeit und besonders *Umweltgeräusche*. Auf deren Einsatz in Form natürlicher Geräuschquellen, Radio, Ventilator, Zimmerspringbrunnen und eigens produzierter Geräusche (Masker) wird in Kap. 9 eingegangen. Ihre Wirksamkeit beruht im wesentlichen auf drei Prinzipien. Diese sollten auch mit dem Patienten ausführlich diskutiert werden, um unrealistischen Erwartungen zu begegnen und um wiederum den Charakter einer kognitiven Therapie auch bei Einsatz von Maskierungsgeräuschen zu unterstreichen.

a) Das Maskierungsgeräusch ersetzt den Tinnitus durch einen Gehörseindruck von anderer Qualität.

b) Es kommt von einer klar erkennbaren Quelle, fügt sich in die Raumakustik ein und kann dadurch leichter ausgeblendet werden.

c) Es kann willkürlich ein- und ausgeschaltet oder verändert werden, steht also dem Patienten zu Gebote, so daß er damit Einfluß auf seinen Tinnitus nehmen kann.

Maskierungsgeräusche können in der Regel kein Heilmittel sein, sondern sie sind nur ein Hilfsmittel in der Strategie zur rationalen Bewältigung des Tinnitus.

Relativierung des Leidensdruckes

Im Mittelpunkt der Beratung steht also nicht der *Tinnitus* als Symptom, sondern der *Patient*, der unter Tinnitus leidet, mit seiner Persönlichkeitsstruktur. Streß, Konfliktsituationen, seelische und geistige Erschöpfung können Tinnitus auslösen, sie können aber vor allem die Art und Weise, wie er verarbeitet wird, beeinflussen. Dadurch kann sich ein verhängnisvoller Circulus vitiosus aufbauen: Streß erzeugt Tinnitus, Tinnitus verstärkt den Streß usw. Fast jeder Tinnituspatient stimmt einer solchen Betrachtung zu. Als Analogon kann auf die bekannte Redewendung verwiesen werden: „Ihn ärgert die Fliege an der Wand". Sie drückt treffend aus, wie Bagatellen zu Irritationen führen können, wenn ein hoher Grad der nervösen Spannung vorhanden ist. Die Therapie besteht darum nicht vorrangig darin, die „Fliege an der Wand", d. h. den Tinnitus, zu beseitigen, als vielmehr darin, die innere Spannung zu reduzieren. Auch dies ist eine Aufgabe, die in erster Linie dem Patienten und nicht dem Arzt auferlegt wird (vergl. die Rollenverteilung).

Die Meßwerte des Tinnitus (z. B. Lautheit nur 2 dB über der Hörschwelle, leichte Verdeckbarkeit) geben dem Arzt oft Fakten an die Hand, mit denen er auf die relative (objektive) Geringfügigkeit der Sinnesstörung verweisen kann. Das hilft dem Patienten, seine Irritation durch den Tinnitus zu *relativieren*. Das Hauptziel wird dann auch für ihn deutlich, nicht: „Der Tinnitus muß aufhören!", sondern: „Ich darf mich über den Tinnitus nicht so aufregen!"

Bei der Diskussion der Therapiemöglichkeiten wird, sofern eine leicht- oder höhergradige Schwerhörigkeit vorliegt, auch der Einsatz eines *Hörgerätes* zu erörtern sein (s. Kap. 9). Viele Patienten wehren dieses Ansinnen sogleich ab: „Das möchte ich aber doch nicht!" Damit relativieren sie selbst, wenn auch unbewußt, ihren Leidensdruck durch den Tinnitus. Der Arzt sollte dann auf die Hunderttausende von Schwerhörigen verweisen, die glücklich über ihre Hörgeräte sind und die deren Lästigkeit und Auffälligkeit gern in Kauf nehmen, weil sie ihnen helfen. Die Patienten werden dann rasch nachdenklich und bekennen schließlich, daß es mit ihrem Tinnitus doch noch nicht ganz so schlimm sei.

Auch mit dieser Einsicht haben sie einen heilsamen Schritt zur rationalen Bewältigung ihres Tinnitus getan.

Eine solche Beratung des Patienten nimmt natürlich viel Zeit in Anspruch, durchschnittlich etwa 30 – 40 Minuten. In der Regel ist sie aber in diesem Umfang auch nur einmal erforderlich. Verglichen mit psychotherapeutischen Sitzungen ist der Zeitaufwand also gering. Diese Beratung ist das *Kernstück der Tinnitustherapie* und kann der Ausgangspunkt zu einer mehr allgemeinen Entspannungstherapie sein (s. Kap. 11). Somatisch ausgerichtete medikamentöse, apparative und physikalische Therapieformen können daneben in der Regel nur als Unterstützung verstanden werden.

7. Medikamentöse Therapie

T. Lenarz

Medikamentöse Therapieversuche zur Suppression stellen neben der physikalisch-apparativen Therapie und der beratenden Psychotherapie die *dritte Säule* in der Tinnitusbehandlung dar. Für den Einsatz von Pharmaka sind drei Grundsituationen bei Tinnitus zu unterscheiden:

1. Spezifische Therapie des Symptoms Tinnitus.
2. Medikamentöse Therapie der den Tinnitus verursachenden Grundkrankheiten.
3. Medikamentös verursachter Tinnitus.

Während im letzten Fall die einzig sinnvolle Therapie im Absetzen der verantwortlichen Medikamente besteht (s. Kap. 7.7), umfaßt der zweite Punkt eine Vielzahl unterschiedlicher Therapieformen, deren Zielsetzung in der Beeinflussung des Tinnitus durch Beseitigung oder Besserung der Grundkrankheit liegt. Dabei ist nach den jeweils gültigen Prinzipien zu verfahren (z. B. Therapie der Hypothyreose, von Herz-Kreislauf-Krankheiten, antiallergische Therapie).

Das Ziel der *spezifischen Tinnitustherapie* besteht dagegen darin, die dem Ohrgeräusch zugrunde liegenden pathophysiologischen Prozesse so zu beeinflussen, daß die dadurch ausgelöste Funktionsstörung normalisiert wird. Sie wird jedoch gekennzeichnet durch eine empirisch geleitete Polypragmasie, die zu einer Vielzahl therapeutischer Vorschläge geführt hat, die einer Überprüfung nach den Kriterien klinisch kontrollierter Studien nicht standhalten. Weiterhin müssen die Resultate als unbefriedigend bezeichnet werden, da nur bei einem kleinen Prozentsatz der Betroffenen das Ohrgeräusch durch Medikamente vollständig beseitigt oder wesentlich gebessert werden kann. Bedingt wird diese Situation durch zwei Faktoren. Zum einen ist die Pathophysiologie der meisten Tinnitusformen bisher nicht oder nur teilweise geklärt, so daß die Ansatzpunkte für eine *rationale Therapie* hypothetisch bleiben. Zum anderen existieren nur wenige Pharmaka mit spezifischen Angriffspunkten im Bereich des auditorischen Systems, die gezielt zur Beseitigung einer Funktions-

störung eingesetzt werden können (Lenarz 1989).

Ziel muß es daher sein, durch verbesserte Kenntnisse der Pathophysiologie, durch klinisch kontrollierte Studien und durch Neuentwicklung von Pharmaka mit spezifischen Angriffspunkten im Bereich des auditorischen Systems eine rationale medikamentöse Tinnitustherapie zu entwickeln.

7.1 Prinzipien der Pharmakotherapie bei Tinnitus

Nach den heute bekannten pathophysiologischen Kenntnissen (vgl. Kap. 2) bieten sich folgende *Ansatzpunkte für eine medikamentöse Tinnitustherapie* im Bereich des auditorischen Systems:

1. Cochleaperfusion,
2. Ionentransportvorgänge,
3. Transmission an der sensori-neuralen und an neuro-neuronalen Synapsen,
4. neurale Kodierung im Hörnerven,
5. zentral-auditorische Repräsentation auditorischer Prozesse.

Im folgenden sollen die hierfür notwendigen *pathophysiologischen Vorstellungen* in Anlehnung an ein Modell von Hazell (1987) skizziert werden (Abb. 7.1 u. 7.2).

Störungen der Cochleaperfusion sind am ehesten bei akutem Tinnitus, der als Hörsturzäquivalent anzusehen ist, wahrscheinlich. Der plötzliche Beginn, die relativ hohe Spontanremissionsrate, die Koinzidenz mit akutem sensorineuralen Hörverlust sowie die Besserung unter rheologischer Therapie sprechen für diese Annahme (Lenarz 1990). Neben Sludge-Phänomenen werden lokale Vasospasmen, seltener thrombo-embolische Vorgänge angenommen, die über eine Hypoxämie vor allem die energieverbrauchenden Prozesse der Stria vascularis und indirekt der äußeren Haarzellen betreffen. Demnach besteht das Therapieprinzip in der Beseitigung von Ursachen und der Durchblutungs-

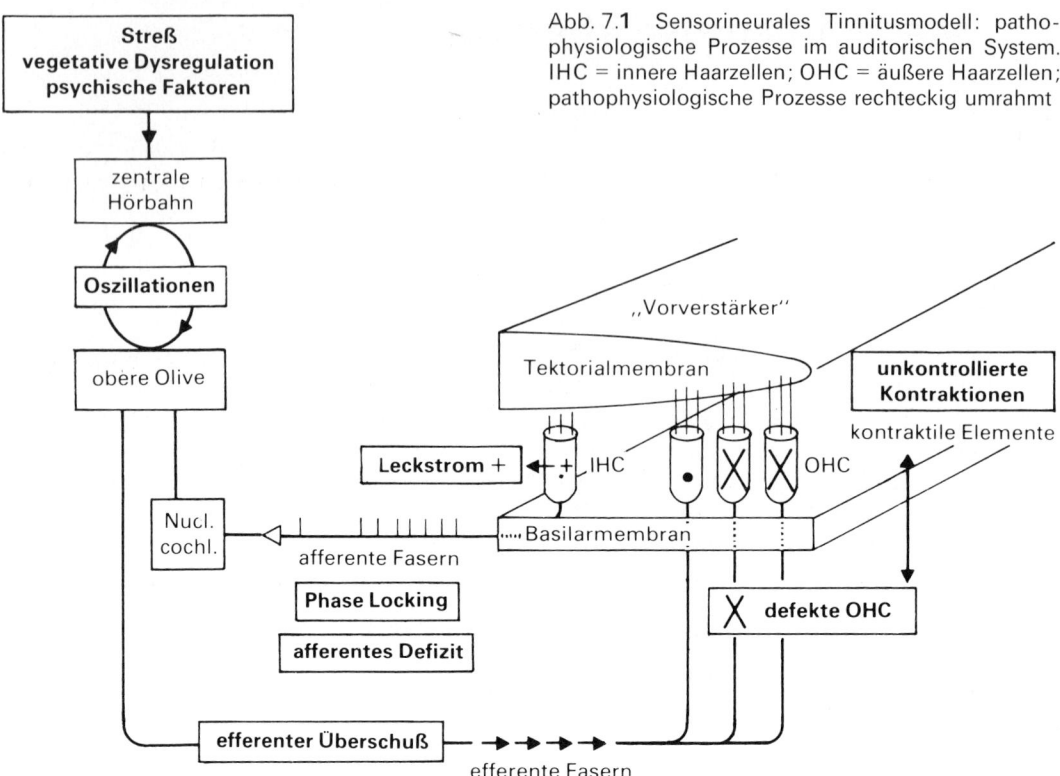

Abb. 7.1 Sensorineurales Tinnitusmodell: pathophysiologische Prozesse im auditorischen System. IHC = innere Haarzellen; OHC = äußere Haarzellen; pathophysiologische Prozesse rechteckig umrahmt

störung selbst. Neben der Behandlung von prädisponierenden Faktoren wie Bluthochdruck, Hyperlipidämie, Hyperurikämie und Diabetes mellitus wird eine Verbesserung der Mikrozirkulation durch Senkung der Plasmaviskosität, Erhöhung der Perfusionsrate sowie Vasodilatation und damit ein erhöhtes Angebot an Nährstoffen und Sauerstoff angestrebt. Durch Wiederherstellung des Funktionsstoffwechsels soll die noch nicht irreversibel manifestierte Funktionsstörung rückgängig gemacht werden (Boenninghaus 1988).

Anders liegen die Verhältnisse bei chronischem Tinnitus, dem eine irreversible Funktionsstörung im Bereich des auditorischen Systems zugrunde liegt. Hier richtet sich das Therapieprinzip darauf, die pathologischen elektrophysiologischen Vorgänge soweit zu normalisieren, daß dies zu einer deutlichen Reduktion der Tinnituslautheit oder zum völligen Verschwinden des Tinnitus führt. Selbstverständlich können dabei einmal zerstörte Haarzellen nicht mehr ersetzt und degenerierte Neurone nicht mehr reaktiviert werden. In diesem Sinne handelt es sich nicht mehr um eine ursächliche, sondern um eine symptomatische, aber dennoch pathophysiologisch orientierte Therapie.

Bei den meisten Tinnituspatienten liegen Schädigungen unterschiedlicher Ätiologie eines Teils der äußeren, seltener der inneren Haarzellen vor. Dies verursacht neben der Schwerhörigkeit ein *afferentes Defizit*. Über eine kompensatorische *efferente Überstimulation* führen die verbliebenen OHC kompensatorische oder unkontrollierte Kontraktionen aus, die zu Irritationen der inneren Haarzellen und damit zur Entstehung eines Tinnitus beitragen. Schädigungen der inneren Haarzellen können sich als defekte ionale Prozesse mit Auftreten von *Leckströmen* manifestieren, die zu einer permanenten Freisetzung von Transmitterquanten in den synaptischen Spalt und damit zur regelmäßigen Erzeugung von Aktionspotentialen in den dazugehörigen afferenten Hörnervenfasern führen.

Akustische Information wird im Hörnerven und in der zentralen Hörbahn durch die zeitliche Abfolge einzelner Aktionspotentiale kodiert. Ohne akustische Stimulation weist jede Hörnervenfaser Aktionspotentiale in randomisierter zeitlicher Folge auf, die sog. *Ruhe- oder Spontanaktivität*, die in der zentralen Hörbahn als Korrelat akustischer Stille bewertet wird. Jede pathologische Änderung dieses Entladungsmusters durch die fehlerhafte Aktivität einzelner Haarzellen oder durch direkte Schädigung von Hörnervenfasern z. B. durch ein Akustikusneurinom oder eine kreuzende

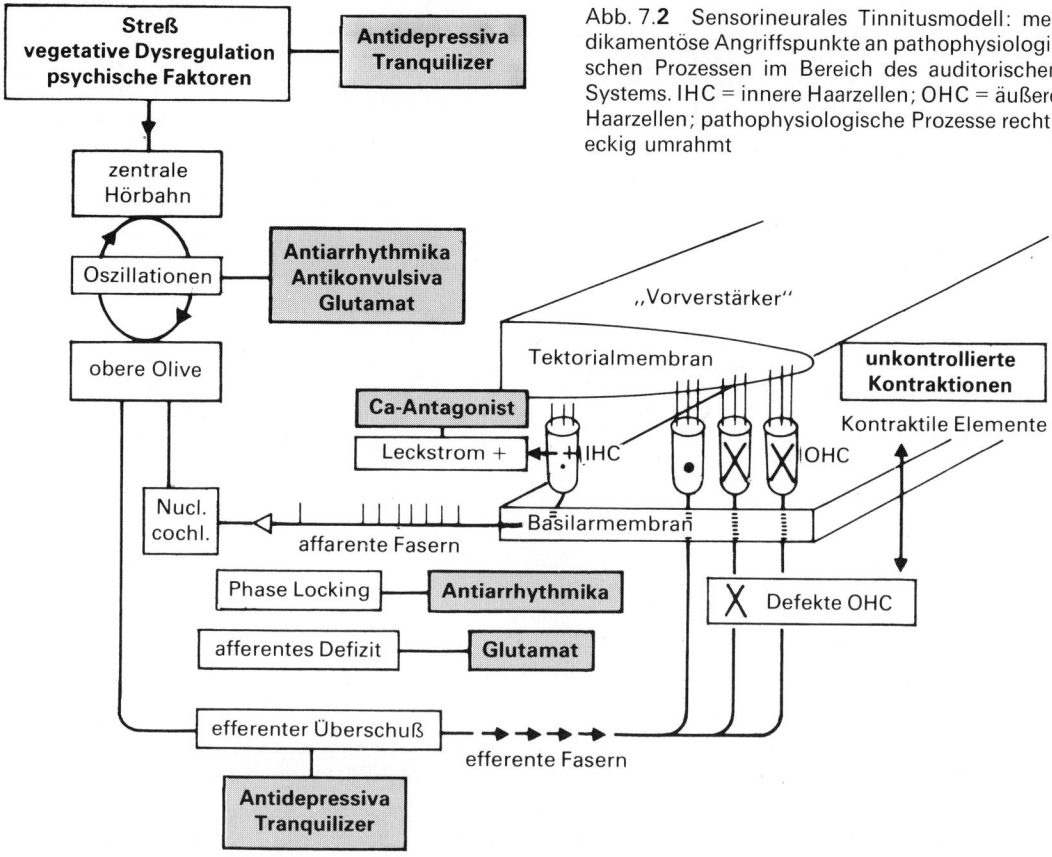

Abb. 7.**2** Sensorineurales Tinnitusmodell: medikamentöse Angriffspunkte an pathophysiologischen Prozessen im Bereich des auditorischen Systems. IHC = innere Haarzellen; OHC = äußere Haarzellen; pathophysiologische Prozesse rechteckig umrahmt

Gefäßschlinge führt ebenfalls zu einer Hörsensation. Die nach Zerstörung von Haarzellen aufsteigende Degeneration afferenter Hörnervenfasern führt entlang der Myelinscheide zu elektrisch instabilen Zonen, von denen Aktionspotentiale ausgelöst und durch den Isolationsdefekt auf benachbarte Fasern übertragen werden können (ephaptische Übertragung). Dieses sog. *Phase-Locking* kommt als pathophysiologischer Tinnitusmechanismus in ertaubten Ohren oder bei Akustikusneurinomen – analog zum Phantomschmerz amputierter Gliedmaßen – in Frage (Møller 1984).

Afferente akustische Information wird in dem komplexen Netzwerk des zentral-auditorischen Systems analysiert, das sich nach dem Prinzip neuronaler Plastizität an veränderte Eingangsinformation anpassen kann. Durch permanente pathologische Änderung der Spontanaktivität im Hörnerven können sich so *oszillierende* oder *kreisende Erregungen* in verschiedenen Hörbahnabschnitten ausbilden (Abb. 7.2). Sie erklären die Persistenz von Tinnitus auch nach Beseitigung cochleärer Funktionsstörungen oder nach Neurektomie des N. acusticus.

Die zentrale Verarbeitung akustischer Information unterliegt zahlreichen Einflußfaktoren, die über mehrere neuronale Verbindungen z. B. mit dem vegetativen

Nervensystem in das Hörbahnsystem eingeschleust werden. Über das efferente auditorische System werden die Modifikationen am Rezeptororgan, vor allem den äußeren Haarzellen, wirksam. Dieser Regelkreis stellt die Grundlage für die Beeinflussung der Tinnitusintensität durch Streß, *vegetative Dysregulation und psychische Faktoren* dar.

Ein außerhalb des auditorischen Systems gelegener Pathomechanismus ist beim Palatomyoklonus anzunehmen. Hier handelt es sich um extrapyramidalmotorische Störungen, die bei Encephalitiden, Neuroleptikaeinsatz und Psychopharmakaabusus oder M. Parkinson auftreten können.

Medikamente mit Wirkung auf die unkontrollierten Kontraktionen äußerer Haarzellen sind bisher nicht bekannt. Möglicherweise besitzen Calciumantagonisten solche Wirkungen. Ein potentieller Angriffspunkt dieser *Ca-Antagonisten* liegt in der Beeinflussung ionaler Transportvorgänge an der Haarzelle, indem sie Leckströme zu unterdrücken vermögen. Das durch den Verlust äußerer Haarzellen bedingte

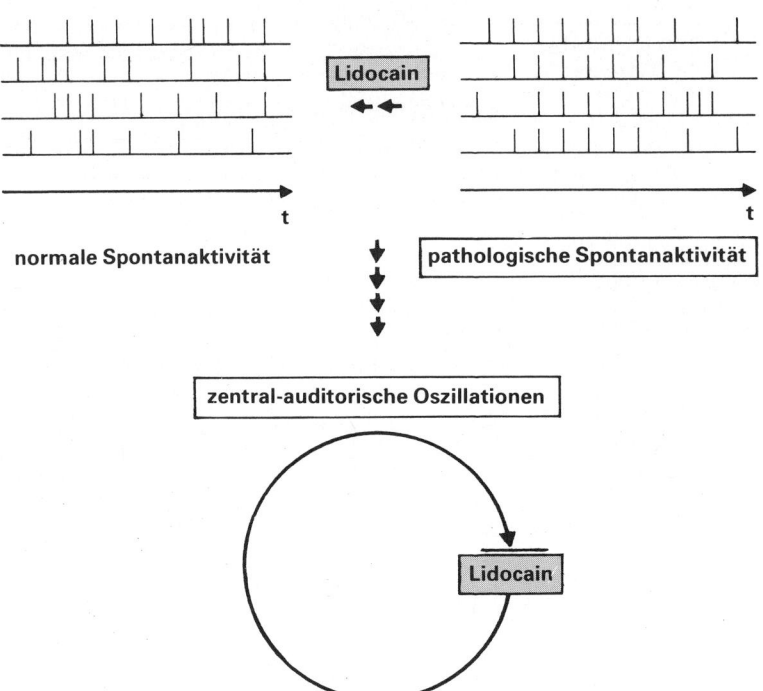

Abb. 7.3   Neurales Tinnitusmodell: Darstellung der normalen und pathologischen Spontanaktivität in Form von Aktionspotentialen (|) sowie zentral-auditorischer Oszillationen. Normalisierung durch Lidocainwirkung

afferente Defizit macht sich besonders in Ruhe oder bei nur geringer akustischer Stimulation bemerkbar. Eine Anhebung der Spontanentladungsrate afferenter Hörnervenfasern ist durch Zufuhr des an der sensorineuralen Synapse wirksamen *Transmitters* denkbar. Zahlreiche Befunde sprechen für eine entscheidende Mitwirkung von *Glutamat* (Klinke 1986). Erste klinische Erfahrungen mit dem systemischen Einsatz von Glutamat und dessen partiellem Antagonisten Glutaminsäurediethylester zeigen eine deutliche Tinnitussuppression in Einzelfällen (Ehrenberger u. Brix 1983).

Eine Normalisierung pathologischer Spontanaktivität des Hörnerven ist außer durch Glutamat vor allem durch *Antiarrhythmika* und *Antikonvulsiva* denkbar, die über Beeinflussung der schnellen Natrium-Einstromkanäle die Erregungsprozesse an den afferenten Hörnervenfasern zu beeinflussen vermögen. Dadurch ist eine Hemmung pathologisch gesteigerter Entladungen zu erklären (Lenarz 1989). Beispielhaft sei hier das Lidocain erwähnt, das bei einem Großteil der Patienten zu einer passageren Tinnitussuppression führt.

Pathologische Oszillationen im zentral-auditorischen System lassen sich ebenfalls durch *Antiarrhythmika*, *Antikonvulsiva* und *Glutamat* unterdrücken. Entsprechende tierexperimentelle Befunde weisen darauf hin (Schreiner u. Mitarb. 1990). So konnte in der Ensemble-Spontanaktivität des Hörnerven und des Nucleus cochlearis der Katze nach cochleärer Läsion und nach Intoxikation mit Salicylaten oder Chinin eine abnorme rhythmische Aktivität abgeleitet werden, die durch Gabe von Lidocain oder Glutamat supprimierbar war.

Die Wirkung von *Tranquilizern* und *Antidepressiva* beruht nicht nur auf einer unspezifischen dämpfenden Wirkung, sondern auch auf einer Reduktion tinnitusverstärkender Faktoren, die im Bereich des zentralen auditorischen Systems wirksam sind. Eine weitere Wirkung besonders über eine Beeinflussung des serotoninabhängigen Transmitterstoffwechsels wird für das efferente System postuliert.

Muskelrelaxantien und *Biperiden* als Antiparkinsonmittel sind ebenso wie *Carbamazepin* indiziert bei der Therapie des Palatomyoklonus als extrapyramidalmotorischer Störung.

7.2 Effektivität und Effektivitätskontrolle

Eine rationale medikamentöse Tinnitustherapie ist an die folgenden Prämissen gebunden, die für die genannten Substanzen nur teilweise erfüllt sind:

1. Kenntnis der Tinnitus-Pathophysiologie,
2. Kenntnis der Pharmakologie des auditorischen Systems,
3. Vorhandensein spezifisch wirksamer Pharmaka,
4. Verfügbarkeit objektiver diagnostischer Tinnitusparameter,
5. kontrollierter klinischer Wirksamkeitsnachweis.

Da die Punkte 1 – 4 nur teilweise erfüllt sind, konzentrieren sich die Bemühungen um eine rationale medikamentöse Tinnitustherapie zum jetzigen Zeitpunkt vor allem auf den Effektivitätsnachweis in Form *klinisch kontrollierter Studien*. Sie alleine sind in der Lage, die Polypragmasie durch kontrollierte Empirie zu ersetzen und so dem Patienten ein Maximum an Sicherheit und Effektivität zu geben. Diese Studien sind nach den allgemein gültigen Kriterien für die klinische Prüfung von Pharmaka auszurichten und müssen für die Effektivitätskontrolle folgende Kriterien berücksichtigen:

1. prospektive, placebokontrollierte Doppelblindstudie (mit Cross-Over),
2. objektivierbare Funktionsbeeinflussung des auditorischen Systems,
3. dosisabhängige Tinnitussuppression,
4. reversible Wirkung,
5. tolerable Nebenwirkungsrate im therapeutischen Dosisbereich.

Die *Placebokontrolle* ist aufgrund der Spontanschwankungsbreite der Tinnituslautheit, der Abhängigkeit von tageszeitlichen und Umweltfaktoren sowie aufgrund der bekannten Beeinflussung durch therapeutische Zuwendung eine zwingende Notwendigkeit. Da bisher für die subjektiven Tinnitusformen keine objektivierbaren Tinnitusparameter existieren, konzentriert sich der objektive Wirkungsnachweis im Bereich des auditorischen Systems auf Veränderungen bekannter Funktionsparameter wie akustisch evozierte Potentiale oder otoakustische Emissionen (Lenarz 1989). Für den Patienten muß sich die Effektivität in einer Reduktion der Tinnituslautheit, die psychoakustisch durch eine Reduktion der Tinnitusintensität oder des minimalen Maskierungspegels erfaßbar ist, bemerkbar machen. Die dabei erzielte Suppression sollte dabei größer sein als die individuelle Spontanschwankungsbreite oder die unter Placebo erzielte Veränderung der genannten Parameter. Nach eigenen Erfahrungen liegt dieser Wert im allgemeinen bei $\geq 25\%$ des Ausgangswertes. Die weitere semiquantitative Abstufung der Suppressionswirkung kann unterteilt werden in komplett, stark ($\geq 75\%$), deutlich ($\geq 50\%$) und schwach ($\geq 25\%$).

7.3 Prüfdesign für pharmakologische Therapiestudien

Das Prüfdesign für den klinischen Effektivitätsnachweis muß sich nach den oben genannten Kriterien richten. Als *Behandlungszeit* pro Phase werden dabei 4 – 6 Wochen mit je einer Woche Wash Out als ausreichend angesehen. Eine Beobachtungsphase zur Erfassung der Spontanschwankungen und zur kompletten Tinnitusdiagnostik ist vorzuschalten. Ebenso dient eine Nachbeobachtungsphase der Erfassung von Langzeitwirkungen. Folgende Parameter werden zur Verlaufskontrolle verwendet:

– subjektive Tinnituslautheit, quantifiziert über eine visuelle Analogskala,
– Änderungen der Tinnitusqualität und tageszeitlicher Abhängigkeit,
– psychoakustische Tinnitusintensität und minimaler Maskierungspegel,
– Tonschwellenaudiogramm,
– objektive Funktionsparameter (BERA, Otoakustische Emissionen),
– Aufzeichnung von Nebenwirkungen.

Daneben sind medikamentenspezifische Kontrolluntersuchungen (z. B. Blutbildkontrolle bei Carbamazepin) erforderlich.

Als Einschlußkriterien gelten konstanter Tinnitus bei sensorineuralem Hörverlust, verläßliche Angaben des Patienten, als Ausschlußkriterien starke Spontanschwankungen, unklarer Hörverlust, unbekannte Tinnitusursache sowie Kontraindikationen für die Prüfsubstanz.

7.4 Pharmaka mit nachgewiesener Effektivität

Nach den aufgeführten Kriterien kann die Effektivität nur für wenige Substanzen (Tab. 7.1) als nachgewiesen gelten. Die Studien umfassen unterschiedlich große Patientenkollektive mit verschiedenen Ein- und Ausschlußkriterien, so daß die Vergleichbarkeit der Ergebnisse nur bedingt gegeben ist. Übereinstimmend zeigen die Studien jedoch eine hohe Nebenwirkungsrate bei den effektiven Substanzen sowie den ausgeprägten Placeboeffekt.

Tabelle 7.1   Pharmaka mit untersuchter und nachgewiesener klinischer Wirksamkeit

Antiarrhythmika:	Lidocain iv.
	Tocainid iv. und oral
Antikonvulsiva:	Carbamazepin
	Phenytoin
Transmitter-(präcursoren):	Glutamat
	Glutaminsäurediethylester
	Serotonin (-antagonisten)
Trizyklische Antidepressiva:	z. B. Amitriptyllin
Calciumantagonisten:	Nimodipin, Flunarizin

Während das pharmakologische Profil der Transmitteragonisten noch weitgehend unbekannt ist und in der Literatur nur wenige Berichte zu ihrem Einsatz am Patienten vorliegen (Ehrenberger u. Brix 1983; McIlwain 1986; Reed u. Mitarb. 1985), sind Wirkungsweise und Pharmakokinetik von *Antiarrhythmika* und *Antikonvulsiva* im Bereich des auditorischen Systems besser bekannt. Außerdem liegen ausreichend klinische Erfahrungen aus anderen Indikationsbereichen vor, die eine Abschätzung der Risiken und Nebenwirkungen zulassen.

Die ersten Berichte über die Wirksamkeit eines systemisch applizierten Lokalanästhetikums bei Tinnitus aurium gaben bereits Bárány 1935 und Lewy 1937, später Melding u. Mitarb. (1978). Es folgten weitere Veröffentlichungen, die übereinstimmend die Wirksamkeit von intravenös appliziertem Lidocain bei Tinnitus unterschiedlicher Ätiologie bestätigten (Israel u. Mitarb. 1982; Martin u. Colman 1980). Die Häufigkeitsangaben über eine passagere Intensitätssuppression oder ein Verschwinden des Tinnitus schwanken dabei zwischen 70 und 30%, je nach

Studiendesign und Bewertungskriterien. Diese an sich ermutigenden Ergebnisse erhalten jedoch dadurch eine wesentliche Einschränkung, daß Lidocain aufgrund seiner kurzen Plasmahalbwertszeit nur eine vorübergehende Wirkung entfaltet und aufgrund der schlechten Verträglichkeit sowie des ausgeprägten First-Pass-Effektes oral zur Zeit nicht einsetzbar ist.

Es wurde daher das auch oral verfügbare *Lidocainderivat Tocainid* in mehreren Studien eingesetzt mit zum Teil sehr unterschiedlichen Ergebnissen. Während Emmett und Shea (1980) sowie Blayney u. Mitarb. (1985) über eine dosisabhängige Tinnitussuppression berichten, konnten Hulshof und Vermeij (1985) sowie Cathcart (1982) keine oder nur eine geringe Wirksamkeit nachweisen. In einer eigenen Studie konnten Lenarz und Gülzow (1985) anhand ihrer Ergebnisse über eine positive Lidocainbehandlung als Voraussetzung für einen Behandlungserfolg mit Tocainid berichten. Ein wesentlicher Grund für die unterschiedlichen Ergebnisse dürfte in der hohen Rate an Nebenwirkungen liegen, die oftmals zum vorzeitigen Abbruch der Therapie ohne ausreichende Dosierung zwingen. Bei intravenöser Gabe erweist sich Tocainid nur geringfügig weniger wirksam als Lidocain, so daß ein ähnlicher Wirkungsmechanismus zu vermuten ist (Lenarz 1989). Neben Tocainid wurde auch das Lidocainderivat Mexiletin eingesetzt, jedoch aufgrund der hohen Nebenwirkungsrate als nicht geeignet eingestuft (Kay 1981; McCormick u. Thomas 1981).

Weitere Behandlungsversuche wurden mit *Antikonvulsiva* unternommen. So berichten Melding und Goodey (1979) sowie Shea und Harell (1978) über den Einsatz von Phenytoin und Carbamazepin, Donaldson (1981, 1978), Hulshof und Vermeij (1985a) sowie Marks et al. (1981) über Carbamazepin und Amylobarbiton, Blair und Reed (1986) über Amino-Oxy-Essigsäure, ohne eine abschließende Bewertung zu geben. Dabei wird über eine Wirksamkeit bei einzelnen Patienten berichtet, wobei sich Carbamazepin am wirksamsten erwiesen hat (Goodey 1988). Interessant ist der Hinweis von Melding und Goodey (1979) über eine Selektion der potentiellen Responder auf Carbamazepin durch einen positiven Lidocaintest.

Trizyklische Antidepressiva wirken bei einigen Patienten durch Reduktion der Tinnitusintensität. Die meisten Patienten weisen einen positiven

Tabelle 7.2   Ergebnisse klinischer Vergleichsstudien für Antiarrhythmika

Substanz	Autor	n	Tinnitusintensität (%)	
			−	+
Lidocain	Melding et al. (1978)	78	63	
	Emmett (1981)	783	60−80	
	Israel et al. (1982)	26	73	
	Duckert & Rees (1983)	50	40	30
	Lenarz (1989)	124	62	5
	Σ	1061	61,6	
Tocainid	Emmett & Shea (1980)	31	16	
	Larsson et al. (1984)	9	22	
	Cathcart (1982)	26	15	11
	Lenarz (1987)	(iv. 121	47	7)
		86	20	6
	Σ	152	18,2	
Flecainid	Harker et al. (1987)	25	0	10
Mexiletin	McCormick u. Thomas (1986)		10	15

Tabelle 7.3   Ergebnisse klinischer Vergleichsstudien für Antikonvulsiva u. Glutamat

Substanz	Autor	n	Tinnitusintensität (%)	
			−	+
Carbamazepin	Melding u. Goodey (1979)	125	56	
	Donaldson (1981)	62	45/wie Placebo	
Phenytoin	Melding u. Goodey (1979)	125	56	
	Halmos u. Mitarb. (1982)		52	14
	Lenarz (1987)	20	10	5
Glutamat	Ehrenberger u. Brix (1987)	100	?	

Lidocaintest auf, was auf einen ähnlichen Wirkungsmechanismus wie bei oralen Antikonvulsiva hinweist. Von Goodey (1988) werden daher beide Medikamente auch simultan eingesetzt.

7.5   Pharmaka ohne nachgewiesene Effektivität

Die Liste der zur Tinnitustherapie vorgeschlagenen und eingesetzten Pharmaka umfaßt einige hundert Medikamente. Die meisten dieser Vorschläge entstammen persönlichen Erfahrungsberichten behandelnder Ärzte, ohne daß ein klinischer Wirksamkeitsnachweis nach den oben angeführten Kriterien erbracht worden wäre. Dabei wird eine Wirksamkeit oftmals aufgrund von Analogieschlüssen hergeleitet, ohne einer kritischen Überprüfung stand zu halten. Zu nennen sind hier viele durchblutungsfördernde Mittel, Vasodilatantien, Beta-Blocker, Ca-Antagonisten, Muskelrelaxantien, Neuroleptika u. a. Da bisher ein Wirksamkeitsnachweis nicht erbracht werden konnte, können sie nicht zu den Standardsubstanzen zur Tinnitustherapie gerechnet werden.

Dies trifft auch für Substanzen zu, die sich in kontrollierten Studien als wirkungslos erwiesen haben wie z. B. Flecainid, ein Lidocainderivat aus der Gruppe der Antiarrhythmika (Harker u. Mitarb. 1987).

7.6 Placeboeffekte

Spontanschwankungen der Tinnituslautheit kommen bei den meisten Tinnituspatienten vor (Burns 1984). Dies drückt sich bei Test-Retest-Bedingungen zur Bestimmung der Tinnitusintensität aus, die häufig große Schwankungen zeigen. Mögliche Ursachen liegen in einem fluktuierenden Grundprozeß wie bei M. Menière, Einflüssen der Tageszeit, Streßabhängigkeit und in der besonderen Natur des Symptoms Tinnitus als einem rein subjektiven Phänomen, das sich einer objektivierenden Messung bisher entzieht. Die Überformung durch *sekundäre Tinnitussymptome* wie Angst und Depression macht die Beeinflussung durch situative und psychologische Komponenten verständlich (P. House 1981). Dabei kommt der therapeutischen Zuwendung, der Droge Arzt, eine besondere Bedeutung zu. Allein die Anwendung eines Pharmakons mit entsprechender psychologischer Unterstützung bewirkt einen positiven Effekt, der u. U. stärker ausgeprägt sein kann als die tatsächliche supprimierende Wirkung eines effektiven Pharmakons (Duckert u. Ress 1984). Die Notwendigkeit placebokontrollierter Doppelblindstudien zur Effektivitätsbeurteilung wird daraus offensichtlich (Israel u. Mitarb. 1982; Martin u. Colman 1980).

7.7 Tinnitusauslösende Pharmaka

Ototoxische Medikamente im weiteren Sinn können auch Tinnitus mit oder ohne Hörstörungen erzeugen oder verstärken. Die Funktionsstörungen können reversibel oder irreversibel ausfallen. Hier sollen nur die bekanntesten Pharmaka erwähnt werden (Tab. 7.**4**).

Ein permanenter Hörverlust vor allem im hohen Frequenzbereich charakterisiert die Schädigung durch *Aminoglykoside* (Federspil 1982), Cisplatin (Domenech u. Mitarb. 1987) und Ethacrynsäure. Tinnitus tritt häufig auf, ist hochfrequent und permanent.

Tinnitus verbunden mit reversiblen Hörstörungen findet sich unter der Therapie mit *nichtsteroidalen Antiphlogistika*, besonders bei Acetylsalicylsäure (Schreiner u. Snyder 1987), Indometacin, Diclofenac und Naproxen, den Antiarrhythmika Chinin und Chinidin sowie dem *Antimalariamittel* Chloroquin. Der Effekt ist

Tabelle 7.**4** Auswahl potentiell Tinnitus verursachender Medikamente

I.	Permanenter Tinnitus und Hörverlust:	Aminoglykoside Ethacrynsäure Cisplatin
II.	Reversibler Tinnitus und Hörverlust:	Salicylate Indomethacin Naproxen Diclofenac Chinin Chinidin Chloroquin
III.	Tinnitus ohne Hörverlust:	Antiarrhythmika Antikonvulsiva Antidepressiva Antihypertensiva Beta-Blocker Glutamat

dosisabhängig und reversibel bei Absetzen des Medikamentes. Unter Chinin und Chloroquin kann sich jedoch ein kumulativer Effekt mit Übergang in eine permanente Schädigung bei wiederholter Exposition einstellen (Miller 1985).

Tinnitus ohne wesentliche Hörstörung kann durch verschiedene Pharmaka erzeugt werden, die in anderen Fällen u. U. auch suppressiv wirksam sind. So fand Drucker (1979) bei einer Literaturrecherche insgesamt 176 Medikamente, die häufig oder einmalig mit der Entstehung von Tinnitus in Verbindung gebracht wurden. Daher sollte jedes von einem Tinnituspatienten eingenommene Medikament als potentielle Ursache angesehen werden. Besondere Vorsicht ist bei membranwirksamen Medikamenten wie Antiarrhythmika, Antikonvulsiva, Antidepressiva, Antihypertensiva, Glutamat und Beta-Blockern angebracht. Im Einzelfall muß durch Absetzen des Medikamentes die ursächliche Rolle geklärt werden.

7.8 Praktisches Vorgehen, gegenwärtiger Stand und Ausblick (Tab. 7.5)

Die Domäne der Pharmakotherapie liegt auf dem Gebiet subjektiver Ohrgeräusche. Bei den objektiven Formen bietet sich der Palatomyoklonus an, während die sonstige Therapie vorwiegend chirurgisch ist. Der Stellenwert der medikamentösen Therapie in der Tinnitusbehandlung

Tabelle 7.5   Vorschläge zur medikamentöse Tinnitustherapie

1. *Akuter Tinnitus* (Dauer kürzer als 3 Monate)

1.1 Rheologische Infusionstherapie mit Plasmaexpandern und Vasodilatantien
z. B. niedermolekulares Dextran (Rheomacrodex) 500 ml + Pentoxifyllin
(Trental) 300 mg als Infusion über 10 Tage
oder Hydroxyethylstärke (HAES steril) 10%ig 500 ml + Naftidrofuryl
(Dusodril pi.) 2 Amp als Infusion tgl. über 10 Tage

1.2 Vasodilatantien oral
z. B. Naftidrofuryl (Dusodril ret) 3 × 1/die
Betahistin (Vasomotal Drg) 3 × 1/die

2. *Chronischer Tinnitus* (Dauer länger als 3 Monate; Angabe der Präparate in der Reihenfolge ihres Einsatzes nach allgemeinen Therapieerfahrungen sowie nach Häufigkeit und Schwere von Nebenwirkungen)

2.1 Calciumantagonisten
z. B. Flunarizin (Sibelium Kapseln) 2–3 × 1/die
Nimodipin (Nimotop Lacktabletten) 4 × 1/die

2.2 Antiarrhythmika (bei positivem Lidocain-Test mit Xylocain 100 mg iv. über 5 min)
z. B. Tocainid (Xylotocan Tabletten) 3–4 × 400 mg/die

2.3 Antikonvulsiva
z. B. Carbamazepin (Tegretal Tabletten) 3 × 400 mg/die

2.4 Infusionstherapie mit Glutaminsäurediethylester u. Glutamat
(20 mg als 0,025%ige Lösung in physiologischer Kochsalzlösung)
(es existieren nur chemisch reine Präparationen der genannten Stoffe, die in den Transmitterstoffwechsel eingreifen, Durchführung Spezialkliniken vorbehalten)

2.5 Antidepressiva und Tranquilizer
z. B. Amitryptillin (Saroten)
Benzodiazepin (Valium)

3. *Objektive Tinnitusformen:* Palatomyoklonus
z. B. Carbamazepin (Tegretal) 3 × 400 mg
Biperiden (Akineton)

hängt wesentlich vom Zeitverlauf des Tinnitus ab. Bei akutem subjektiven, d. h. kürzer als drei Monate bestehendem Tinnitus mit und ohne Hörverlust steht die Pharmakotherapie ganz im Vordergrund. Unter der Annahme einer Durchblutungsstörung werden vor allem Vasodilatantien (z. B. Naftidrofuryl, Betahistin u. a.) und rheologisch wirksame Substanzen wie Plasma-

expander (z. B. Hydroxyethylstärke, niedermolekulare Dextrane) eingesetzt. Darunter kommt es ähnlich wie beim Hörsturz häufig zu einer Remission oder Besserung. Dabei besteht dieselbe Problematik der Evaluierung des Therapieeffektes wie beim Hörsturz (Boenninghaus 1988; Feldmann 1981).

Anders verhält es sich beim permanenten subjektiven chronischen Tinnitus, der sich als irreversible Funktionsstörung im auditorischen System meistens im Zusammenhang mit einem Hörverlust manifestiert hat. Hier kann nicht mehr von einer funktionell korrigierbaren Perfusionsstörung der Cochlea ausgegangen werden. Eine durchblutungsfördernde Therapie gleich welcher Art ist dann wenig erfolgversprechend. Das Ziel der Therapie muß darauf gerichtet sein, die *pathologische elektrische Aktivität* im auditorischen System zu normalisieren. Wichtigster Therapieschritt ist das Counselling, um den Patienten über die Natur des Symptoms und die Art des Umgangs aufzuklären. Nur in Fällen von dekompensiertem Tinnitus (vgl. Kap. 6) sind weitergehende therapeutische Maßnahmen indiziert, die neben der physikalisch-apparativen und Psychotherapie auch die Pharmakotherapie nach den oben dargestellten Prinzipien umfaßt.

Da am Patienten mit den heute verfügbaren diagnostischen Methoden eine genaue Bestimmung des zugrundeliegenden Pathomechanismus nicht möglich ist, kann die Auswahl des effektivsten Pharmakons nur durch Trial and Error unter Beachtung von Kontraindikationen und Nebenwirkungsrate erfolgen. Dabei soll jedes Medikament mit ausreichender Dosierung über einen ausreichend langen Zeitraum (Minimum 4 Wochen) möglichst ohne Kombination mit anderen Substanzen verabreicht werden, um durch Vermeiden von Polypragmasie die Wirksamkeit beurteilen zu können.

Wegen der relativ geringen Nebenwirkungsrate können zunächst *Calciumantagonisten* versucht werden, z. B. Flunarizin oder Nimodipin oral. Bei ausbleibender Wirkung können membranwirksame Medikamente versucht werden. Wegen der hohen dosisabhängigen Nebenwirkungsrate (Lenarz 1989) ist die Indikation sorgfältig zu stellen und durch einen sog. *Lidocaintest* abzusichern. Kommt es unter intravenöser Gabe (100 mg Lidocain über 5 min) zu einer signifikanten transienten Tinnitussuppression, so kann dies als Hinweis für die potentielle Wirksamkeit des Lidocainderivates Tocainid (Lenarz 1989) oder des Antikonvulsivums *Carbamazepin*

(Goodey 1988) gewertet und ein oraler Therapieversuch in langsam ansteigender Dosierung in Zusammenarbeit mit dem Internisten bzw. Neurologen eingeleitet werden. Bei Nebenwirkungen muß die Therapie häufig abgebrochen werden.

Alternativ kommt die intravenöse Gabe von *Glutamat* und dessen Antagonisten *Glutaminsäurediethylester* in Frage (Ehrenberger u. Brix 1983). Dabei tritt meistens eine transiente Suppression auf.

Der Einsatz von *Antidepressiva* wie Amitryptillin und *Tranquilizern* ist unter dem Hintergrund der potentiellen Abhängigkeitsentwicklung kritisch zu sehen. Bei entsprechend depressiver oder erregter Grundstimmung kann ihr Einsatz neben der Wirkung im auditorischen System sinnvoll sein.

Insgesamt beträgt die Erfolgsquote medikamentöser Therapieversuche 15% und liegt damit in der Größenordnung der anderen verfügbaren Therapieformen (Goebel u. Mitarb. 1990; v. Wedel u. Mitarb. 1989). In welcher Reihenfolge welche Therapieformen eingesetzt werden, hängt sowohl vom einzelnen Patienten, seiner bisherigen Therapiegeschichte als auch den therapeutischen Möglichkeiten des behandelnden Arztes ab.

Entscheidende Fortschritte der medikamentösen Tinnitustherapie sind zukünftig nur durch Aufdeckung der pathophysiologischen Prozesse, durch Entwicklung einer Pharmakologie der Hörbahn mit spezifisch wirksamen Pharmaka möglich. Erste Schritte in diese Richtung bestehen in der Entwicklung eines validen tierexperimentellen Modells. Dabei kommt der Betrachtung der Ensemble-Spontanaktivität im auditorischen System wesentliche Bedeutung zu. Auf dieser Grundlage lassen sich Pharmaka auf ihre Wirksamkeit und ihren Angriffspunkt im Bereich des auditorischen Systems prüfen (Schreiner u. Mitarb. 1990). Bei der Komplexität pathophysiologischen Geschehens mit verschiedenen ineinandergreifenden pathologischen Prozessen bleibt es aber auch dann fraglich, ob es zukünftig „das" Tinnitusmedikament geben wird.

Literatur

Bárány, R.: Die Beeinflussung des Ohrensausens durch intravenös injizierte Lokalanästhetika. Acta Otolaryngol 23 (1935), 201 – 203

Blair, P. A., H. T. Reed: Amino-oxyacetic acid: a new drug for the treatment of tinnitus. J La state Med Soc 138 (1986), 17 – 19

Blayney, A. W., M. S. Phillips, A. M. Guy, B. H. Colman: A sequential double blind cross-over trial of tocainide hydrochloride in tinnitus. Clin Otolaryndol 10 (1985), 97 – 101

Boenninghaus, H.-G.: Der idiopathische Hörsturz. Dtsch Ärztebl 85 (1988), 2215 – 2217

Burns, E. M.: A comparison of variability among measurements of subjective tinnitus and objective stimuli. Audiology 23 (1984), 426 – 440

Cathcart, J.-M.: Assessment of the value of tocainide hydrochloride in the treatment of tinnitus. J Laryngol Otol 96 (1982), 981 – 984

Domenech, J., M. Carulla, J. Traserra: Tinnitus in patients treated with cis-platinum. In: Feldmann, H. (Hrsg.): Proc. III Int. Tinnitus Seminar, Karlsruhe 1987, 168

Donaldson, I.: Tinnitus: a theoretical view and a therapeutic study using amylobarbitone. J Laryngol Otol 92 (1978), 123 – 130

Drucker, T.: Drugs that can cause tinnitus. Am. Tinnitus Assn. Newsletter, Vol. 4 (1979)

Duckert, L. G., T. S. Rees: Treatment of tinnitus with intravenous lidocaine: a double-blind randomized trial. Otolaryngol Head Neck Surg 91 (1983), 550 – 555

Duckert, L. G., T. S. Rees: Placebo effect in tinnitus management. Otolaryngol Head Neck Surg 92 (1984), 697 – 699

Ehrenberger, K., R. Brix: Glutamic acid and glutamic acid diethylester in tinnitus treatment. Acta Otolaryngol 95 (1983), 599 – 605

Emmett, J. R.: Drugs and tinnitus discussion. Ciba Found. Sympos. 85, Pitman, London 1981, 275 – 276

Emmett, J. R., J. J. Shea: Treatment of tinnitus with tocainide hydrochloride. Otolaryngol Head Neck Surg 88 (1980), 442 – 446

Federspil, P.: Ototoxizität von Antibiotika unter besonderer Berücksichtigung der Lokalbehandlung. In: Ganz, H., W. Schätzle (Hrsg.): HNO Praxis Heute, Bd. 2. Springer, Berlin, Heidelberg, New York, S. 1 – 33 (1982)

Feldmann, H.: Sudden hearing loss: A clinical survey. Adv Otorhinolaryngol 27 (1981), 40 – 69

Goebel, G., W. Keeser, M. Fichtner, W. Rief: Neue Aspekte des komplexen chronischen Tinnitus. Teil I: Überprüfung eines multimodalen verhaltensmedizinischen Behandlungskonzeptes. Psychother Psychosom med Psychol 40 (1990)

Goodey, R. J.: Drugs in the treatment of tinnitus. In: Kitahara, M. (Hrsg.): Tinnitus. Igaku-Shoin, Tokyo, New York 1988, 64 – 73

Harker, L. A., R. S. Tyler, P. A. Fredell et al.: Evaluation of flecainide acetate (Tambocor)® as a treatment for tinnitus. In: Feldmann, H. (Hrsg.): Proc. III Int. Tinnitus Seminar, Harsch, Karlsruhe 1987, 322 – 325

Hazell, J. W. P.: A cochlear model for tinnitus. In: Feldmann, H. (Hrsg.): Proc. IIIrd Int. Tinnitus Seminar, Harsch, Karlsruhe 1987, S. 121 – 129

House, P. R.: Personality of the tinnitus patient. In: Evered, D.; G. Lawrenson (Hrsg.): Tinnitus. Ciba Foundation Symposium 85. Pitman, London 1981, 193 – 203

Hulshoff, J. H., P. Vermeij: The value of carbamazepine in the treatment of tinnitus. ORL 47 (1985a), 262 – 266

Hulshoff, J. H., P. Vermeij: The value of tocainide in the treatment of tinnitus. A double-blind controlled study. Arch ORL 241 (1985b), 279 – 283

Israel, J. M., J. S. Connelly, S. T. McTigue et al.: Lidocaine in the treatment of tinnitus aurium. A double-blind study. Arch Otolaryngol 108 (1982), 471 – 473

Kay, N. J.: Oral chemotherapy in tinnitus. Brit J Audiol 15 (1981), 123 – 124

Klinke, R.: Neurotransmission in the inner ear. Hear Res. 22 (1986), 235 – 243

Larsson, B., L. Lyttkens, S.-A. Wästerström: Tocainide and tinnitus. Clinical effect and site of action. ORL 46 (1984), 24 – 33

Lenarz, T.: Der akute Tinnitus, Begleitsymptom der akuten Schallempfindungsschwerhörigkeit oder selbständiges Krankheitsbild? Vereinig. Westdt. HNO-Ärzte, Münster 1990

Lenarz, T.: Medikamentöse Tinnitus-Therapie. Thieme, Stuttgart, New York 1989

Lenarz, T., J. Gülzow: Tinnitus-Therapie mit Lidocain und Tocainid. Laryng Rhinol Otol 64 (1985), 604 – 608

Lewy, R. B.: Treatment of tinnitus aurium by the intravenous use of local anesthetic agents. Arch Otolaryngol 25 (1936), 178 – 183

Marks, N. J., C. Onisiphorou, J. R. Trounce: The effect of single doses of amylobarbitone sodium and carbamazepine in tinnitus. J Laryngol Otol 95 (1981), 941 – 945

Martin, F. W., B. H. Colman: Tinnitus: double-blind cross-over controlled trial to evaluate the use of lignocaine. Clin Otolaryngol 5 (1980), 3 – 11

McCormick, M. S., J. N. Thomas: Mexiletine in the relief of tinnitus: a report on a sequential double-blind crossover trial. Clin Otolaryngol 6 (1986), 255 – 258

McIlwain, J. C.: Glutamic acid in the treatment of tinnitus. Otolaryngol Head Neck Surg (1986), 34

Melding, P. S., R. J. Goodey: The treatment of tinnitus with oral anticonvulsants. J Laryngol Otol 93 (1979), 111 – 122

Melding, P. S., R. J. Goodey, P. R. Thorne: The use of intravenous lignocaine in the diagnosis and treatment of tinnitus. J Laryngol Otol 92 (1978), 115 – 121

Miller, J. J.: CRC Handbook of Ototoxicity. CRC Press, Boca Raton, 1985

Møller, A. R.: Pathophysiology of tinnitus. Ann Otol Rhinol Laryngol 93 (1984), 39 – 44

Reed, H. T., J. Meltzer, P. Crews et al.: Aminooxyacetic acid as a palliative in tinnitus. Arch Otolaryngol 111 (1985), 803 – 805

Schreiner, C. E., T. Lenarz, R. L. Snyder: Spectral and temporal characteristics of abnormal spontaneous ensemble activity of cat auditory nerve. ARO Abstr midwinter meeting, St. Petersburg Beach, 1990

Schreiner, C. E., R. L. Snyder: A physiological animal model of peripheral tinnitus. In: Feldmann, H. (Hrsg.): Proc. III Int. Tinnitus Seminar, Karlsruhe 1987, 100 – 106

Shea, J. J., M. Harell: Management of tinnitus aurium with lidocaine and carbamazepine. Laryngoscope 88 (1978), 1477 – 1484

von Wedel, H., U. Strahlmann, P. Zorowka: Effektivität verschiedener nicht medikamentöser Therapiemaßnahmen bei Tinnitus. Eine Langzeitstudie. Laryng Rhinol Otol 68 (1989), 259

8. Chirurgische Therapie

T. Lenarz

Die chirurgische Therapie spielt in der spezifischen Tinnitusbehandlung eine vergleichsweise geringe Rolle. Dies gilt vor allem für die subjektiven Tinnitusformen, die nur indirekt bei chirurgischer Therapie der zugrundeliegenden Schwerhörigkeit beeinflußt werden. Dies trifft sowohl für die Schalleitungsschwerhörigkeiten einschließlich der Otosklerose als auch für die Schallempfindungsschwerhörigkeiten, insbesondere den M. Menière zu. Eine Ausnahme bilden lediglich die neurovaskulären Kompressionssyndrome an der Wurzeleintrittszone des N. acusticus im Kleinhirnbrückenwinkel durch kreuzende arterielle Gefäßschlingen. Hier ist die mikrovaskuläre Dekompression eine mögliche chirurgische Therapie. Im folgenden sollen auch die ablativen chirurgischen Verfahren hinsichtlich ihrer Konsequenzen für den Tinnitus beleuchtet werden. In diesem Zusammenhang wird die Problematik des iatrogen erzeugten Ohrgeräusches deutlich.

Anders sieht dies bei den objektiven Tinnitusformen aus. Bei Gefäßprozessen stellt die operative oder interventive neuroradiologische Therapie meistens die einzig sinnvolle Behandlungsmöglichkeit dar. Dies trifft auch für einige muskuläre Prozesse wie Spasmen der Binnenohrmuskeln zu.

8.1 Objektive Ohrgeräusche

Bezüglich Symptomatologie, Diagnostik und Ursachen wird auf Kapitel 4 verwiesen. Auch im Hinblick auf die Therapie muß zwischen den beiden großen Gruppen der vaskulär und muskulär bedingten Ohrgeräusche unterschieden werden.

Vaskulär bedingte Ohrgeräusche manifestieren sich am ehesten durch einen pulsatilen, pulssynchronen Charakter. Die definitive Abklärung geschieht durch bildgebende Verfahren, insbesondere die Angiographie, die bei Hämangiomen und Glomustumoren auch therapeutisch in Form der Embolisation genutzt werden kann. Die chirurgische Therapie ist in allen Fällen nicht primär auf die Beseitigung des Ohrgeräusches, sondern des pathologischen Prozesses als ganzes ausgerichtet. Der Effekt auf das Ohrgeräusch ist dann indirekt. Dabei muß beim Vorgehen in Nähe der Gehörknöchelchenkette und des Innenohres immer mit dem Auftreten iatrogener, im Charakter hochfrequenter und gleichmäßiger Ohrgeräusche gerechnet werden. Hinsichtlich der einzelnen Operationsverfahren sei auf die entsprechende Literatur verwiesen. Dabei ist die Rezidivfreudigkeit von arteriovenösen Malformationen, speziell von Hämangiomen, festzuhalten, die sich in einem erneut auftretenden oder verstärkten pulsatilen Ohrgeräusch äußern (Arenberg u. McCreary 1971; Ward u. Mitarb. 1975). Hier finden sich vor allem Verbindungen zwischen A. occipitalis und Sinus sigmoideus, der A. carotis interna und des Sinus cavernosus (vorwiegend traumatisch).

Das therapeutische Vorgehen im einzelnen läßt sich nach dem Ergebnis der Angiographie festlegen (Harris u. Mitarb. 1979). Neben der Ligatur speisender Gefäße kommt vor allem die Embolisation mit Kunststoffpartikeln und Gelatinestückchen in Frage.

Eine *klaffende Tube* führt zu atemsynchronen Strömungsgeräuschen, die sich zum Mittel- und Innenohr fortpflanzen. Dabei kann eine atemsynchrone Trommelfellbewegung otoskopisch oder mit Hilfe der Impedanzaudiometrie registriert werden. Oft finden sich in der Anamnese ein starker Gewichtsverlust oder hypotone Kreislaufdysregulationen mit Auftreten vor allem im Stehen. Zur Behandlung wurden verschiedene operative Verfahren angegeben (Zusammenfassung bei O'Connor u. Shea 1981). Neben der Instillation von Silbernitrat in das Lumen wird die Tefloninjektion (Pulec 1967) in den Tubenwulst mit einer Erfolgsrate von über 70% angegeben. Auch die monopolare Koagulation wird erwähnt. Dabei muß jedoch auf die jedem dieser Verfahren anhaftenden Risiken des Tubenverschlusses mit konsekutivem Sero-Mucotympanum und Schalleitungsschwerhörigkeit hingewiesen werden.

Idiopathische Spasmen der Binnenmuskeln des Mittelohres machen sich als klickende oder kratzende Geräusche bei lauter akustischer Reizung, bei taktiler Reizung im Trigeminusbereich oder bei bestimmten Bewegungen der vom N. facialis versorgten Muskulatur, z. B. Augenzwinkern, bemerkbar (Hazell 1987). Die Symptome lassen sich entweder otoskopisch durch Beobachtung der simultanen Trommelfellbewegungen oder in der Impedanzaudiometrie objektivieren. Therapie der Wahl ist die Tenotomie, wodurch die Geräusche sofort verschwinden (Watanabe u. Mitarb. 1974).

Ein *Palatomyoklonus* erzeugt klickende Geräusche, wobei auch die Binnenmuskeln des Mittelohres involviert sein können. Eine Synkinese mit anderen, motorisch vom N. trigeminus innervierten Muskeln (M. masseter) kann vorliegen (Hazell 1987). Die Zunahme der Tinnitusintensität durch Aufeinanderbeißen der Zähne oder bei Myoarthropathie des Kieferbewegungsapparates könnte über eine synkinetische Aktivierung des M. tensor tympani erklärbar sein (Wilson u. Sutton 1981). Dieses sog. *Tensortympani-Syndrom* (Klockhoff 1981) kann mit Impedanzänderungen einhergehen. Neben einer Reduktion der allgemeinen Anspannung dieser Patienten kommt therapeutisch die Sehnendurchtrennung in Frage. Der Palatomyoklonus kann am besten medikamentös therapiert werden (s. Kap. 7).

8.2 Mittelohrchirurgie einschließlich Stapeschirurgie

Tinnitus ist bei *Schalleitungsschwerhörigkeiten* vergleichsweise selten. So fanden sich nur 10% Patienten mit chronischer Otitis media oder Otosklerose bei einem großen von Hazell (1987) untersuchten Kollektiv von Tinnituspatienten. Dies entspricht etwa dem Anteil der Schalleitungsschwerhörigkeiten an der Gesamtheit aller Schwerhörigkeiten. Dabei steht die Intensität in keiner Relation zum Ausmaß der Schwerhörigkeit, reduziert sich aber mit operativer Verbesserung der Schalleitungskomponente. Dies spricht für eine sensorineurale Genese des Tinnitus, der durch den *Verschlußeffekt* der Schalleitungskomponente verstärkt wird. Durch Reduktion des Air-Bone-Gap wird dieser Effekt durch verstärkte Zufuhr des Umgebungsschalles reduziert. Der Effekt einer Tympanoplastik auf den Tinnitus kann präoperativ durch einen Papierprothesenversuch angenähert abgeschätzt werden.

Der gegenteilige Effekt einer Tinnitusverschlechterung kann ebenfalls, wenn auch seltener auftreten. Er ist auf eine *operationsbedingte mechanische oder lärmtraumatische Schädigung* des Innenohres zurückzuführen (Douek 1987).

Der Einfluß der Stapeschirurgie auf den Tinnitus bei *Otosklerose* scheint unabhängig von der verwendeten operativen Technik zu sein. Von 190 Fällen wiesen ca. 78% präoperativ einen Tinnitus auf. Bei Reduktion der Schalleitungskomponente auf weniger als 15 dB über alle Frequenzen wiesen postoperativ ca. 31% keinen Tinnitus mehr auf, bei 33% war er deutlich reduziert, blieb gleich bei 23% und verschlechterte sich bei 3% (Glasgold u. Altmann 1966). Causse u. Mitarb. (1983) sahen eine Verbesserung nur für tief- und mittelfrequenten Tinnitus, den sie auf veränderte Impedanzankopplungen der Gehörknöchelchenkette oder auf einen erhöhten lymphatischen Druck zurückführen. Der Tinnitus bei 2 kHz wird dagegen durch enzymatisch-toxische Prozesse des Knochenumbaus erklärt.

8.3 Saccotomie, Labyrinthektomie und Neurektomie

Die chirurgischen Eingriffe bei sensorineuraler Schwerhörigkeit konzentrieren sich im wesentlichen auf den M. Menière., seltener auf spontane, traumatische oder operative Perilymphfisteln (Flood u. Mitarb. 1985). Im Anfangsstadium steht der Schwindel im Vordergrund, während in ausgebrannten Fällen mit reduziertem Schwindel und praktischer Taubheit der tieffrequente Tinnitus auch bedingt durch den fehlenden Maskingeffekt durch Umgebungsgeräusche mehr und mehr in den Vordergrund rückt. Nach chirurgischen *Eingriffen am Saccus endolymphaticus* kommt es nach Angaben mehrerer Autoren über einen Zeitraum von 4 Monaten bis zu 3 Jahren bei ca. 30% der Fälle zu einer Besserung, in 25% zu einer Verschlechterung und bei 45% zu keiner Veränderung des Tinnitus (Zusammenfassung bei Helms 1985). Angesichts des fluktuierenden Krankheitsverlaufs ist die Beurteilung des therapeutischen Ergebnisses erschwert und häufig trotz standardisierter Beurteilungskriterien nicht von Placeboeffekten abzugrenzen (Alford 1972; Bretlau 1980).

Destruktive Eingriffe wie *Labyrinthektomie* und *Neurektomie* werden mit dem primären Ziel der Beseitigung des Schwindels bei bereits schlechtem Hörvermögen oder Taubheit durchgeführt. Im Gegensatz zu den günstigen Ergebnissen hinsichtlich des Schwindels (Zusammenfassung bei Helms 1985) wird der Tinnitus je nach operativer Technik nur selten oder häufiger gebessert. So konnte bei der *Labyrinthektomie* in etwa 40% eine Verbesserung, in 60% jedoch keine Änderung oder eine Verschlechterung beobachtet werden (Pedersen u. Sorensen 1970). Bei der *translabyrinthären Neurektomie* an 68 Fällen konnte eine Verbesserung in 43%, in 28% eine Verschlechterung festgestellt werden (House u. Brackmann 1981). In einer anderen Studie betrug die Verbesserungsrate 72% (Glasscock u. Mitarb. 1980). Nach *translabyrinthärer Exstirpation von Akustikusneurinomen* lag in einer Serie von über 500 Fällen präoperativ ein Tinnitus in 83% der Fälle vor, der sich postoperativ bei 40% besserte, aber bei 50% verschlechterte (House u. Brackmann, 1981).

Dagegen sind die Resultate der *Durchtrennung des N. cochlearis* enttäuschend und unvorhersagbar (Douek 1987; Jackson 1985). Silverstein u. Mitarbeiter (1986) sahen nur in 35% der Fälle eine Besserung. Trotz anfänglicher Besserung kann sich allmählich wieder eine Verschlechterung einstellen.

8.4   Allgemeine Bemerkungen zu ablativen Verfahren

Die zur Beherrschung des Schwindels bei M. Menière sowie zur Exstirpation von Akustikusneurinomen durchgeführten destruktiven Eingriffe weisen hinsichtlich des Tinnitus sehr unterschiedliche und *im Einzelfall nicht vorhersagbare Ergebnisse* auf. Auch die nach anfänglicher Besserung wieder zunehmende Tinnitusintensität weist darauf hin, daß die *Indikation* zu ablativen chirurgischen Verfahren zur alleinigen Therapie des Tinnitus mit besonderer Vorsicht gestellt werden muß. Dies ist neben der nicht unerheblichen Komplikationsrate mit Ertaubung, Facialisparese und Otoliquorrhoe vor allem aus drei zusätzlichen Gründen geboten:

1. Durch Destruktion des Innenohres mit konsekutiver Ertaubung wird jede Möglichkeit eines *Tinnitusmasking* genommen. Gerade bei

Menière-Patienten ist das Masking mit hoher Erfolgsquote möglich (Hazell 1987).

2. Bei Durchtrennung des N. cochlearis und bei Zerstörung der Cochlea entfällt zukünftig jede Möglichkeit der Tinnitussuppression durch *Elektrostimulation.* Im besonderen Maß trifft dies vor allem für die Versorgung mit einem Cochlea-Implant oder einem Tinnitus-Implant (s. Kap. 9) zu.

3. Das Wiederauftreten und die Persistenz von Tinnitus nach Neurektomie oder Labyrinthektomie zeigen sehr deutlich, daß Tinnitus pathophysiologisch gesehen keinen lokalisierbaren Prozeß innerhalb des auditorischen Systems darstellt, sondern mehrere Mechanismen mit peripherer und *zentraler Präsentation* beteiligt sind (s. Kap. 2 u. 7). Tinnitus zeigt damit ein analoges Verhalten zum Phantomschmerz.

Insgesamt kann damit festgestellt werden, daß es kein spezifisches operatives Verfahren gibt, dessen Einsatz zur alleinigen Tinnitustherapie geeignet wäre (Silverstein u. Mitarb. 1986).

8.5   Mikrovaskuläre Dekompression (Jannetta-Operation)

Die AICA (A. inferior cerebelli anterior), die mit Ästen u. a. das Innenohr versorgt, bildet häufig Gefäßschlingen, die im Bereich des inneren Gehörgangs ein *vaskuläres Kompressionssyndrom* mit zum Teil menièreformem Krankheitsbild, zum Teil progredientem Hörverlust verursachen kann. Pathophysiologisch wird dabei die besonders weit peripher gelegene Rout Entry Zone des N. vestibulocochlearis als Schwachstelle angesehen, da die von Oligodendrozyten gebildete zentrale Myelinscheide, die besonders empfindlich für mechanisch pulsierende Einwirkungen ist, weit nach peripher reicht und somit der gesamte Verlauf im Kleinhirnbrückenwinkel als potentiell empfänglich gelten muß (M. Møller 1987). Differentialdiagnostische Hinweise gegenüber cochleären Läsionen ergeben sich aus der BERA, die auf einen retrocochleären Schaden mit verlängerter Interpeaklatenz J1 – J5 hinweist.

Behandlungsmethode der Wahl stellt die *mikrovaskuläre Dekompression (Jannetta-Operation)* mit Isolation der Gefäßschlinge vom unterkreuzenden Nerven durch Interposition von Muskelgewebe dar (Jannetta 1987). Dabei konnte nur bei 30% der Betroffenen (12 von 39 Patienten) eine signifikante Reduktion oder ein Verschwinden des Tinnitus postoperativ über einen längeren Zeitraum von Monaten bis Jahren beobachtet werden. Die Persistenz bei der Mehrzahl weist auf eine bereits weiter fortgeschrittene, irreversible Schädigung des N. vestibulocochlearis hin.

Literatur

Alford, B. R.: Committee on hearing and equilibrium of American Academy of Ophthalmology and Otolaryngology. Menière's disease: Criteria for diagnosis and evaluation of treatment. Trans. Am Acad Ophthalmol Otolaryngol 76: 1462 – 1466

Arenberg, I. K., H. S. McCreary: Objective tinnitus aurium and dural arterio-venous malformations of the posterior fossa. Ann Otol 80 (1971), 111 – 120

Bretlau, T.: Endolymphatic shunt operation for Menière's disease. A double blind study. Int. Symp. Pathogenesis, Diagnosis and Treatment of Menière's Disease, Düsseldorf 1980

Causse, J. B., J. R. Causse, R. J. Wiet, T. J. Yoo: Complications of stapedectomies. Am J Otology 4 (1983), 275 – 280

Douek, E.: Tinnitus following surgery. In: Feldmann, H. (Hrsg.) Proc. III Int. Tinnitus Seminar, Harsch, Karlsruhe 1987, 64 – 69

Flood, L. M., J. G. Fraser, J. W. P. Hazell, M. P. Rothera: Perilymph fistula. Four-year experience with a new audiometric test. J Laryngol Otol 99 (1985) 671 – 676

Glasscock, M. E., W. E. Davis, G. B. Hughes, C. G. Jackson: Labyrinthectomy versus middle fossa vestibular nerve section in Menière's disease. Ann Otol 89 (1980) 318 – 324

Glasgold, A., F. Altmann: The effect of stapes surgery on tinnitus in otosclerosis. Laryngoscope 76 (1966), 1524 – 1532

Harris, S., J. Brismar, S. Cronqvist: Pulsatile tinnitus and therapeutic embolization. Acta Otolaryngol 88 (1979), 220 – 226

Hazell, J. W. P.: Surgical management of the tinnitus patient. In: Hazell, J. W. P. (Hrsg.): Tinnitus. Churchill Livingstone, Edinburgh, 1987, 144 – 155

Helms, J.: Die chirurgische Therapie des Morbus Menière. Arch ORL, Suppl 1985/I, 68 – 118

House, J. W., D. E. Brackmann: Tinnitus: surgical treatment. In: Evered, D., G. Lawrenson (Hrsg.): Tinnitus. Ciba Foundation Symposium 85. Pitman, London, 1981, 204 – 216

Jackson, P.: A comparison of the effects of eighth nerve section with lidocaine on tinnitus. J Laryngol Otol 99 (1985) 663 – 666

Jannetta, P. J.: Microvascular decompression of the cochlear nerve as treatment of tinnitus. In: Feldmann, H. (Hrsg.) Proc. III Int. Tinnitus Seminar, Harsch, Karlsruhe 1987, 348 – 352

Klockhoff, I.: Impedance fluctuation and a "tensor tympani" syndrome. In: Penha u. Pizarro (Hrsg.): Proc. 4th Int. Symp. Acoust. Impedance Measurements. Universidade Nova de Lisboa, Lissabon, 1981, 69 – 76

Møller, M.: Vascular compression of the eighth nerve as cause of tinnitus. In: Feldmann, H. (Hrsg.) Proc. III Int. Tinnitus Seminar, Harsch, Karlsruhe, 1987, 340 – 347

O'Connor, A. F., J. J. Shea: Autophony and the patulous eustachian tube. Laryngoscope 91 (1981), 1427 – 1435

Pedersen, C. B., H. Sorensen: Clinical effects of labyrinthectomy. Arch Otolaryngol 92 (1970), 307 – 310

Pulec, J. L.: Abnormally patent eustachian tubes: treatment with injection of polytetrafluoroethylen (teflon) paste. Laryngoscope 77 (1967), 1543 – 1554

Silverstein, H., T. Haberkamp, E. Smouha: The state of tinnitus after inner ear surgery. Otolaryngol Head Neck Surg 95 (1986) 438 – 441

Ward, P. H., R. Babin, T. C. Calcaterra, H. R. Konrad: Operative treatment of surgical lesions with objective tinnitus. Ann Otol 84 (1975), 473 – 482

Watanabe, I. U., H. Kumagami, Y. Tsuda: Tinnitus due to abnormal contraction of stapedial muscle. ORL 36 (1974), 217 – 226

Wilson, J. P., G. Sutton: Acoustic correlates of tonal tinnitus. In: Evered, D., G. Lawrenson (Hrsg.): Tinnitus. Ciba Foundation Symposium 85, Pitman, London 1981, 82 – 107

9. Apparativ-akustische Therapie: Hörgeräte und Tinnitusmasker

H. von Wedel

9.1 Maskierung von Tinnitus – neuere Untersuchungen

Trotz der in Kap. 1.16 vorgestellten frühen Kenntnisse zur Maskierung von Tinnitus und trotz erster therapeutischer Versuche wurden die Möglichkeiten dieser Therapieverfahren, die völlig in Vergessenheit geraten waren, erst durch Vernon und Feldmann wieder entdeckt.

Für Patienten mit normalem Hörvermögen und Tinnitus entwickelte Vernon (1977) einen tragbaren elektrischen Tinnitusmasker, indem er in Hörgeräten Rauschgeneratoren mit breitbandigem Spektrum einsetzte.

In den letzten Jahren wurden diese Geräte vielfältig modifiziert und durch weitere Maskierungsinstrumente und -systeme wie Walkman etc. ergänzt, deren Anpassung durch die verbesserten Methoden zur Tinnitusbestimmung und -klassifikation basierend *auf den Untersuchungsverfahren von Feldman* (1969a, b, 1971, 1981a, b, 1984), erheblich effektiver erfolgen kann. Entsprechend umfangreich ist die Literatur zu diesem Themenkomplex geworden.

(Pulec u. a. 1978; Kießling 1980, 1981, 1986; Roeser u. Price 1980; Rose 1980; Schleuning u. a. 1980; v. Wedel u. Opitz 1980, 1983; Dzeik u. a. 1981; Feldmann 1981a, b, 1984; Hazell u. Wood 1981; Hazell u. a. 1981, 1985, 1987; Miller 1981; Shulman 1981; Vernon u. Meikle 1981; Mc Fadden 1982; Penner 1983; Spitzer u. a. 1983; Hazell 1985, 1987a, b; Letowski u. Thompson 1985; Sheldrake u. a. 1984; Stephens u.- Corcoran 1985; Surr u. a. 1985; Terry u. Jones 1986; Coles u. Goodrum 1987; Coles u. a. 1987; Mc Cormick u. Pritchard 1987; East u. Hazell, 1987; Erlandsson u. a. 1987; Jakes u. Stephens 1987; Johnson 1987; Kitahara u. Kitajima 1987; Kitajima u. a. 1987; Melin u. a. 1987; Pritchard u. Mc Cormick 1987; Scott u. a. 1987; Shulman u. Goldstein 1987; Vernon 1987, 1988; Vernon u. a. 1987; Walter u. Johansen 1987; v. Wedel 1987, 1988; v. Wedel u. a. 1989).

9.2 Diagnostik zur apparativen Maskierung von Tinnitus

Bevor der Versuch einer Anpassung eines Hörgerätes, eines Tinnitusmaskers oder eines anderen Maskierungssystems (Walkman etc.) unternommen werden kann, sind verschiedene Untersuchungen zur *Tinnitusklassifikation* notwendig (Tab. 9.1). Das Flußdiagramm in Abb. 9.1 verdeutlicht, welche Therapiemaßnahmen z. B. bei akutem Tinnitus der apparativ-akustischen Therapie vorausgehen sollten.

Wichtige Informationen auch zur Maskierung des Tinnitus durch Umweltgeräusche liefert ein Fragebogen, wie er z. B. in Kap. 6. diskutiert wird. In der HNO-ärztlichen Befundung nehmen die audiologischen Untersuchungen den wichtigsten Stellenwert ein. Speziell im Hinblick *auf die Maskierung von Tinnitus* müssen die Merkmale Tonhöhe, Lautheit, Stabilität der Maskierung, *bleibende Hemmungseffekte* etc. im Rahmen der Tinnitusanalyse erfaßt werden. Die Tinnitusqualität und -quantität läßt sich durch Vergleichsmessungen mit Tönen oder Geräuschen am Audiometer oder, wenn verfügbar, über einen Tinnitusanalysator bestimmen. Die Maskie-

Tabelle 9.1 Gesichtspunkte zur Klassifikation von Tinnitus, wie sie z. B. aus einem Fragebogen ermittelt werden können

1. Patientenfragebogen zur speziellen Tinnitus-anamnese

2. Klinische Beobachtungen

3. Tinnitusanalyse (Frequenzbereich, Lautheit, Maskierungsverlauf, bleibende Hemmungs-effekte)

4. Begleitphänomene (Hörverlust, vestibuläre Beschwerden)

5. Bisherige Therapiemaßnahmen und deren Effektivität (Medikamente, Operationen, Elektrostimulation, Psychotherapie etc.)

rungsverläufe mit Tönen, Schmalbandgeräuschen oder Breitbandrauschen, wenn notwendig auch kontralateral, sind wichtiger Bestandteil der *Tinnitusanalyse* und ergeben in Anlehnung an die klassischen Zuordnungen von Feldmann (1969a, b, 1971) (s. Kap. 5.3) Hinweise zur möglichen Effektivität und Vorauswahl von technischen Maskierungssystemen wie Hörgerät, Tinnitusmasker, „Tinnitus-Instrument" etc.

9.3 Indikation zum therapeutischen Einsatz von Maskierung

Im Hinblick auf die *positive Prädiktion* verschiedener audiologischer Untersuchungsverfahren scheinen eine komplette Maskierung und eine komplette bleibende Hemmung über 60 Sekunden die größte Korrelation zu einer effektiven apparativen Therapie aufzuweisen (Hazell u. a. 1985). Dies soll auch für Tinnitus mit zusätzlichem Hochtonhörverlust und für tieferfrequenten Tinnitus gelten (Jakes u. Stephens 1987; Erlandson u. a. 1987).

Die Korrelationskoeffizienten zu den audiologischen Untersuchungsbefunden (Tonaudiogramm, Unbehaglichkeitsschwelle etc.) und zu einigen der Tinnitusanalyse (Frequenzbereich des Tinnitus, Maskierungspegel) liegen in den meisten Untersuchungen unter 0,1 und erlauben kaum eine Prognose zur Effektivität einer apparativenTherapie (Johnson u. Fenwick 1984; Hazell u. a. 1985; Johnson u. Mitchell 1984). Bei Patienten mit notwendigen Maskierungspegeln > 15 dB SL soll eine komplette stabile Maskierung nur bei ca. 20% erreichbar sein (Vernon u. Fenwick 1984). Für diese Gruppe scheint der Versuch der Tinnitusmaskierung nicht sinnvoll zu sein. Auch die subjektiven Angaben zum Schweregrad des Tinnitus korrelieren nicht mit der später ermittelten Effektivität einer Tinnitusmaskierung (Jakes u. Stephens 1987).

Einheitliche Vorstellungen zum Zeitpunkt einer apparativen Maskierung in Abhängigkeit von der Zeitdauer des Tinnitus bestehen nicht. Sowohl bei akutem Tinnitus als auch bei länger als ein Jahr existierendem Tinnitus wird diese Therapiemaßnahme empfohlen und vorgenommen. Für die in Kap. 9 und in Kap. 11 aufgeführten Therapiemaßnahmen kann kein gültiges Konzept vorgestellt werden, wann und ob diese in Begleitung oder als Ergänzung zur apparativen Maskierung durchgeführt werden sollten.

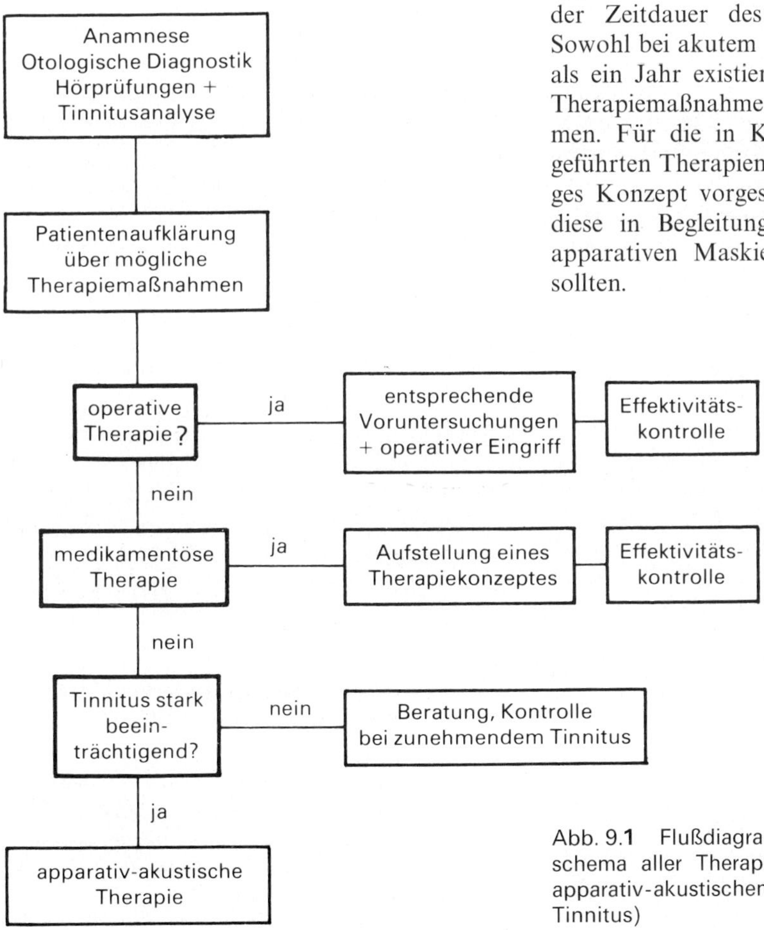

Abb. 9.1 Flußdiagramm zum möglichen Ablaufschema aller Therapieverfahren vor Beginn einer apparativ-akustischen Therapie (z. B. beim akuten Tinnitus)

Krankheitsbilder wie der Morbus Menière, die Otosklerose oder der Hörsturz, die häufig *Tinnitus als Begleitsymptom* aufweisen, sind keine Kontraindikation zum therapeutischen Einsatz von Maskierungsmaßnahmen. Dies gilt selbstverständlich auch für alle Patienten mit gering- bis hochgradigen Hörverlusten oder mit zusätzlichen vestibulären Beschwerden. Gerade bei Hörverlusten, auch wenn diese von einem Rekruitment, einer herabgesetzten Unbehaglichkeitsschwelle, einer Diplakusis oder anderen Auffälligkeiten begleitet sind, kann eine apparative Therapie z. B. mit einem Hörgerät durch die *maskierende Wirkung des verstärkten Umweltschalls* sehr effektiv sein. Ein beidohriger Tinnitus stellt keine Kontraindikation für eine Tinnitusmaskierung mittels Hörgerät oder Tinnitusmasker dar.

Auch in einigen Fällen von objektivem, nicht operativ oder medikamentös therapierbarem Tinnitus wie z. B. beim tubenbedingten *Myoklonus*, der sich durch klickförmigen Tinnitus bemerkbar macht, können Hörgerät oder Tinnitusmasker durchaus eine Hilfe sein (East u. Hazell 1987). Ebenfalls für *Kinder*, die unter objektivem oder subjektivem Tinnitus leiden (Graham u. Butler 1984; Graham 1987), wurden diese Maßnahmen eingesetzt.

In Abhängigkeit vom individuellen *Leidensdruck* des Patienten sollte erst nach eingehender Tinnitusanalyse und Abklärung aller sonst möglichen Therapiemaßnahmen über die apparative Tinnitustherapie entschieden werden. Ein Patient, der seinen Tinnitus weitgehend kompensiert, sollte in einem *Informationsgespräch* erst ausreichend über die Möglichkeiten und Grenzen der heute verfügbaren Maßnahmen zur Tinnitustherapie unterrichtet werden, und nicht zur Erprobung einer apparativen Maskierung gedrängt werden. Die insgesamt niedrige Prädiktion aller audiologischen Untersuchungen auch im Hinblick auf die unterschiedlichen Krankheitsbilder verdeutlicht, daß allein der Versuch einer apparativen Therapie mit einer längeren *Erprobungsphase* über deren Effektivität entscheiden kann.

Aus diesem Grunde empfehlen Coles und Goodrum (1987) die Erprobung eines Tinnitusmaskers, als Taschengerät getragen, um nach ermittelter Feineinstellung und Optimierung von Ausgangspegel und Frequenzgang die notwendigen Daten für ein entsprechendes hinter dem Ohr oder im Ohr getragenes Gerät zu erhalten.

Eine sinnvolle apparativ-akustische Maskierung kann nur im Rahmen einer eingehenden Beratung und Betreuung des Patienten während der Probezeit erfolgen.

9.4 Maskierung durch Umweltgeräusche

In der Regel berichten Patienten mit Tinnitus, daß dieser tagsüber weniger lästig als abends oder während der Nacht ist. *Geräusche* am Arbeitsplatz, im Radio und Fernsehen, Verkehrsgeräusche und laufendes Wasser reduzieren häufig die Belästigung durch Tinnitus erheblich. Viele Patienten führen dies auf einen Ablenkungseffekt zurück, was zu einem gewissen Grad ohne Zweifel richtig ist. Jedoch muß der *Maskierungseffekt von Umweltgeräuschen* als der wesentliche Faktor einer Reduzierung der Tinnitusbelästigung angesehen werden.

Häufig ist es hilfreich und ausreichend, den vornehmlich in ruhiger Umgebung unter Tinnitus leidenden Patienten auf die Möglichkeit hinzuweisen, Umgebungsgeräusche vermehrt zur Tinnitusmaskierung einzusetzen. Hierzu gehört die dezente Musik im Hintergrund ebenso wie z. B. das Geräusch eines kleinen Springbrunnens, eines Ventilators, einer Dunstabzugshaube über dem Küchenherd, eines laut tickenden Weckers etc. Die Einstellung des Radios auf einen Bereich zwischen zwei UKW Sendern erzeugt ein Rauschen, welches in der Einschlafphase von vielen Tinnituspatienten als angenehm empfunden wird, da es den sehr störenden Tinnitus maskiert.

Dem unter Tinnitus leidenden Patienten muß klar gemacht werden daß die *akustische Isolation* den Leidensdruck erheblich verstärkt. *Strategien* für eine effektive Ausnutzung von Umweltgeräuschen zur Tinnitusmaskierung sollten mit dem Patienten erarbeitet werden und können in vielen Fällen bereits zu einer erheblichen Reduzierung des Leidensdrucks führen.

9.5 Maskierung durch Hörgeräte, Tinnitusmasker und „Tinnitus-Instruments"

Ausgehend von den grundlegenden Arbeiten von Feldmann (1969a, b, 1971) zur Maskierung von Tinnitus wurde etwa Mitte der 70er Jahre die apparative Tinnitusmaskierung von Vernon (1977) weiterentwickelt und erprobt. Im wesentlichen werden drei Systeme

Tabelle 9.**2**   Geräte zur apparativ-akustischen Maskierung von Tinnitus

Hörgerät (HdO, IdO)

Tinnitusmasker (HdO, IdO, programmierbares Taschengerät)

„Tinnitus-Instrument" (HdO)

zur Tinnitusmaskierung empfohlen (Tab. 9.**2**), die in Abhängigkeit von Art und Grad des Tinnitus ausgewählt und angepaßt werden können. Die Effektivität dieser Maßnahmen, die in einer kompletten oder partiellen Tinnitusmaskierung besteht, wird zwischen 10% und 80% ermittelt. Vernon (1977, 1978, 1981), Vernon u. a. (1977), Vernon u. Schleuning (1978), Pulec u. a. (1978), Schleuning u. a. (1980), Shulman (1981), Mc Fadden (1982), Maddox u. Porter (1981) geben in ihren ersten Studien Erfolgsquoten mit Tinnitusmaskern und Hörgeräten zwischen 50% und 80% an. Rose (1980) sowie Roeser u. Price (1980) können diese Ergebnisse nicht bestätigen. Die damals im deutschen Sprachraum vorgenommenen Untersuchungen (Kießling, 1980, 1981; Dzeik u. a., 1981, v. Wedel u. Opitz, 1980, 1983) können für die Verwendung von Tinnitusmaskern eine Effektivität zwischen 10% − 20% und von Hörgeräten zwischen 40% − 50% ermitteln.

Zur Auswertung und Beurteilung der Effektivität werden von den einzelnen Gruppen unterschiedliche Kriterien verwendet. In einigen Studien wird die Anzahl der letztlich verordneten Hörgeräte, Tinnitusmasker oder „Tinnitus-Instruments" als Prozentwert der positiven Beurteilung herangezogen, ohne daß die Tragedauer sowie Maskierungs- und Hemmungseffekte integriert werden. Andere Studien beziehen ihre angegebenen Prozentwerte auf die Patienten, bei denen die apparativ-akustische Therapiemaßnahme angewandt wurde, ohne das Gesamtkollektiv aller untersuchten Tinnituspatienten zu berücksichtigen. Eine derartige Vorselektion verfälscht das gewonnene Datenmaterial erheblich.

Verfolgt man z. B. in der Studie von Schleuning u. a. (1980) die einzelnen Prozentwerte der versuchsweisen Anpassung, der Verordnung und der Effektivität (komplette Unterdrückung − partielle Unterdrückung − keine Unterdrückung des Tinnitus) und berücksichtigt man die Gesamtzahl von 493 Patienten mit Tinnitus, ergeben sich folgende Daten: ca. 40% testeten einen Tinnitusmasker, ca. 28% ein Hörgerät und ca. 10% ein „Tinnitus-Instrument". Die Versorgung erfolgte für ca. 20% mit einem Tinnitusmasker, für ca. 20% mit einem Hörgerät und für ca. 6% mit einem „Tinnitus-Instrument". Ebenfalls in Bezug auf die Gesamtzahl von 493 Patienten gaben ca. 15% der mit Tinnitusmaskern, ca. 8% der mit Hörgeräten und ca.

5% der mit „Tinnitus-Instruments" versorgten Patienten eine komplette oder partielle Linderung ihres Tinnitus an. Diese Quoten liegen bei Bezug auf die Patienten, denen ein Gerät verordnet wurde, mit ca. 80% für die Hörgeräteträger, ca. 40% für die Tinnitusmaskerbenutzer und fast 90% für die Träger eines „Tinnitus-Instruments" wesentlich höher.

Diese Zusammenhänge verdeutlichen, daß reine Prozentwerte keine ausreichende Beurteilung erlauben, wenn nicht die Ausgangssituation mit berücksichtigt wird. Ähnlich sind die Angaben von Shulman (1981) und Vernon (1981) zu sehen, wenn die Prozentangaben sich nicht auf das zur apparativ-akustischen Therapiemaßnahme selektierte Patientengut beziehen. Die *deutlichen Unterschiede zur Effektivität* dieser Therapiemaßnahme zwischen den Untersuchungen in den *USA* und in der *Bundesrepublik* mögen ihre Ursache in diesen unterschiedlichen Bewertungs- und Beurteilungskriterien haben.

Bleibende Hemmungseffekte (Residual-Inhibition) werden als wichtiger Bestandteil der akustisch-apparativen Therapie angesehen. In Abhängigkeit von der Bandbreite und der eingestellten Lautstärke eines Tinnitusmaskers sowie bei Berücksichtigung der wirksamen akustischen Verstärkung durch ein Hörgerät, werden unterschiedliche Zeiten der bleibenden Hemmung und Veränderungen in der Qualität und Lautheit des Tinnitus beschrieben.

So geben Hazell u. a. (1985) für 42% ihrer Patienten mit Tinnitusmasker partielle oder komplette Hemmung bis zu mehreren Stunden nach Absetzen des Tinnitusmaskers an. Von Wedel (1987, 1988) stellt bei ca. 50% der Patienten Hemmungseffekte über eine Stunde bei Patienten mit Tinnitusmaskern und 10% bei Patienten mit Hörgeräten fest.

Hörgeräteanpassung

Bei über 80% aller Patienten ist der Tinnitus Begleitsymptom einer mehr oder weniger stark ausgeprägten Hörstörung. In solchen Fällen kann bereits bei geringem Hörverlust, der aus Gründen der Sprachverständlichkeit eigentlich noch keine Hörgeräteversorgung erforderlich macht, die Anpassung eines Hörgerätes angezeigt sein. Durch Verstärkung der Umweltgeräusche wird häufig mit Hörgeräten eine partielle oder komplette Maskierung des Tinnitus erreicht. Bleibende Hemmungseffekte nach Absetzen des Hörgerätes (Residual-Inhibition) sind in den wenigsten Fällen zu erreichen.

Tief- und mittelfrequenter Tinnitus (zwischen 250 Hz – 4000 Hz) ist durch Hörgeräte günstiger zu maskieren, wenn dieser durch Hörverluste im gleichen Frequenzbereich gekennzeichnet ist, als höherfrequenter Tinnitus vor allem oberhalb 4 – 6 kHz. Die nicht ausreichende Maskierungswirkung der tieferen, wenn auch verstärkten Umgebungsgeräusche auf einen höherfrequenten Tinnitus und der geringere Anteil höherfrequenter Signale in Umgebungsgeräuschen erschweren die Verwendung von Hochtonhörgeräten als Tinnitusmaskierer bei Tinnitus oberhalb 6 kHz. Dieses Verhalten läßt sich bereits beim *Konvergenztyp der Tinnitusmaskierungskurven* nach Feldmann feststellen.

In der Regel läßt sich Tinnitus im Frequenzbereich zwischen 2 – 6 kHz, durch eine Hörgeräteversorgung mit einem HdO- oder IdO-Hörgerät konzipierten Hochtongerät maskieren, wenn gleichzeitig ein Hochtonhörverlust vorliegt. Nach Reed (1960), Meikle und Taylor-Walsh (1984), Vernon (1978), Kießling (1980) und v. Wedel u. a. (1989) ist dies der Frequenzbereich, in dem Tinnitus mit 70% – 80% aller Patienten am häufigsten auftritt.

Durch eine *offene Anpassung*, bei der die Otoplastik den Gehörgang nicht abschließt, sondern eine groß angelegte Zusatzbohrung oder nur einen Schallzuleitungsschlauch aufweist, durch ein *Bakke-Horn*, eine hornartige Erweiterung der Otoplastik zur Anhebung der Verstärkung im Hochfrequenzbereich (bei 4 kHz bis 5 kHz) und durch entsprechende Auswahl eines Hörgerätes mit höhenbetonter Frequenzcharakteristik wird zum einen die sprachliche Kommunikation vor allem im Störgeräusch erheblich verbessert und zum anderen der Tinnitus weitgehend maskiert. Beide Effekte, die verbesserte Sprachdiskrimination und die komplette oder partielle Tinnitusmaskierung, wirken sich für den unter Tinnitus leidenden Patienten positiv aus.

Als Beispiel für eine effiziente *Hochton-Hörgeräteversorgung* bei beidohrigem Tinnitus um ca. 2 kHz und einem Hochtonhörverlust bis zu maximal 60 dB zeigt die *In-situ-Messung* (Schalldruckmessung im Gehörgang mit einem empfindlichen Sondensystem) in Abb. 9.2 die erforderliche wirksame akustische Verstärkung. Eine Hörgeräteauswahl und -einstellung ist ohne In-situ-Messung nicht zu empfehlen, da die Dimensionierung einer Hochtonbohrung bzw. die offene Anpassung ebenso wie der Einfluß eines Bakke-Horns hinsichtlich ihrer Auswirkun-

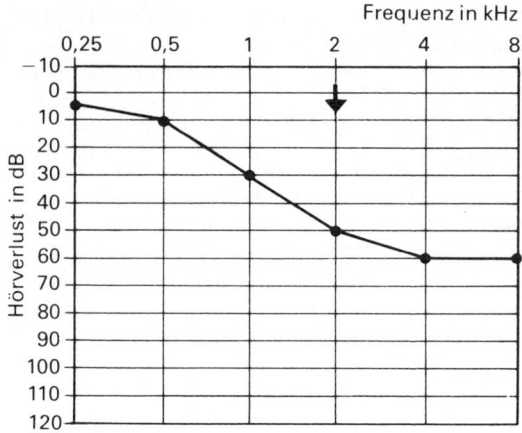

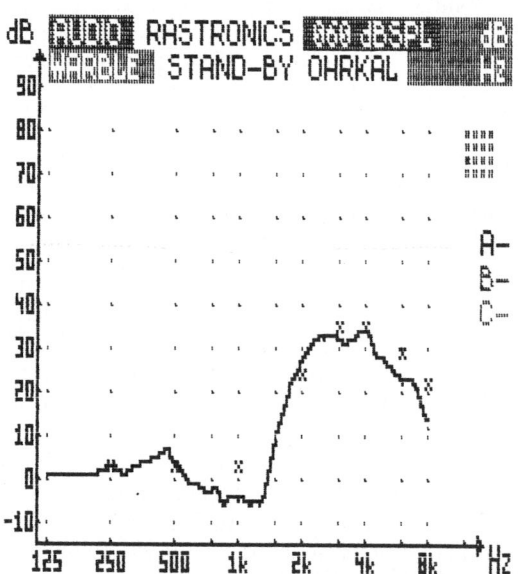

Abb. 9.**2** Tonaudiogramm und wirksame akustische Verstärkung eines Hochton-Hörgerätes bei einem Tinnitus bei 2 kHz

gen auf den Frequenzgang des Hörgeräts nicht ausreichend prognostiziert werden können. Dies gilt im besonderen Maße für die vermehrt verwendeten *Im-Ohr-Hörgeräte*, die von vielen Patienten nicht nur aus kosmetischen Gründen vorgezogen werden.

Die Auswahl und Anpassung eines Hörgeräts darf sich nicht nur an den Anforderungen zur Tinnitusmaskierung orientieren, sondern muß auch die sprachliche Kommunikation mitberücksichtigen. Dementsprechend müssen die Ergebnisse der Sprachaudiometrie, die Unbehaglichkeitsschwelle im Tonaudiogramm sowie Toleranzgrenze im Sprachaudiogramm und die Dynamik des Hörfeldes mit in die Auswahl und Anpassung des Hörgerätes integriert werden. In vielen Fällen führt die stark höhenbetonte Verstärkung des Hörgeräts zu einer anfangs nicht akzeptierten Klangfarbe des verstärkten Umweltschalls, vor allem bei sprachlichen Signalen. Wird jedoch der Tinnitus bei der so gewählten Frequenzcharakteristik optimal beeinflußt, akzeptieren die meisten Patienten diese Veränderung, vorausgesetzt die sprachliche Kommunikation wird nicht erheblich reduziert. Auch bei einseitiger Hörstörung mit Tinnitus hat sich die Versorgung mit einem Hörgerät bewährt. Hier erzielen Im-Ohr-Hörgeräte im Hinblick auf die bessere Beeinflussung des Richtungshörens und des Selektionsvermögens durch Ausnutzung der Reflexions- und Beugungseffekte von Concha und Pinna eine größere Effektivität als HdO-Hörgeräte. In etwa 60−70% tritt Tinnitus beidohrig mit einem symmetrischen Hörverlust auf. In diesen Fällen sollte eine beidohrige Versorgung angestrebt werden.

Nur in seltenen Fällen wird durch eine Hörgeräteanpassung eine Verstärkung des Tinnitus verursacht. Eine ausreichende Begrenzung des maximalen Ausgangsschalldruckpegels kann in solchen Fällen bereits Abhilfe schaffen, auch wenn die Unbehaglichkeitsschwelle nicht auffällig verändert ist. Wichtig neben der gründlichen Vorauswahl und Anpassung eines oder zweier Hörgeräte zur Tinnitusmaskierung ist eine *ausreichende Erprobung*, in der der Tinnituspatient die Effektivität dieser therapeutischen Maßnahme ausreichend prüfen kann. Erst wenn entsprechende Korrekturen am Ohrpaßstück

oder an der Einstellung des Hörgerätes vorgenommen wurden, kann über eine endgültige Verordnung entschieden werden.

Tinnitusmasker

Viele Fälle von Tinnitus, die nur mit geringem Hörverlust einhergehen, oder einen Tinnitus im Frequenzbereich zwischen 6−10 kHz aufweisen, lassen sich eher mit einem Tinnitusmasker versorgen. Diese Geräte, im Aussehen einem Hörgerät wie in Abb. 9.3 ähnlich, enthalten einen Rauschgenerator, dessen Frequenzspektrum durch Filter verändert werden kann, sowie einen Lautstärkesteller. Neben breitbandigen Tinnitusmaskern sind auch schmalbandige verfügbar (Abb. 9.4). Im Unterschied zum Hörgerät verstärkt ein Tinnitusmasker jedoch nicht externe Schallsignale sondern maskiert den Tinnitus über das intern generierte Geräusch.

Die heutzutage angebotenen Tinnitusmasker sind überwiegend als *HdO-Geräte* konzipiert. Erste Versuche und Entwicklungen mit IdO-Geräten (Coles u. a. 1987) zeigen, daß diese Geräte ähnlich effektiv wie HdO-Masker sind. Sie werden als *Einschlafhilfe* verwendet und von Patienten mit tinnitusbedingten Einschlafproblemen eher und häufiger getragen. Auch der kosmetische Aspekt spielt wie bei allen Hörgeräteträgern eine zusätzliche Rolle.

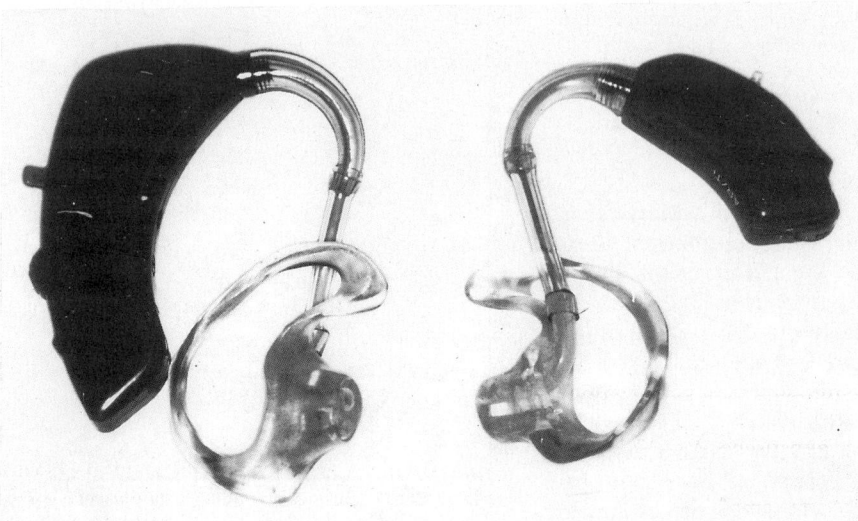

Abb. 9.**3** Tinnitusmasker (kompakt) mit Otoplastik mit großer Hochtonbohrung (Starkey, TM5 links; Viennatone AR/Ti rechts)

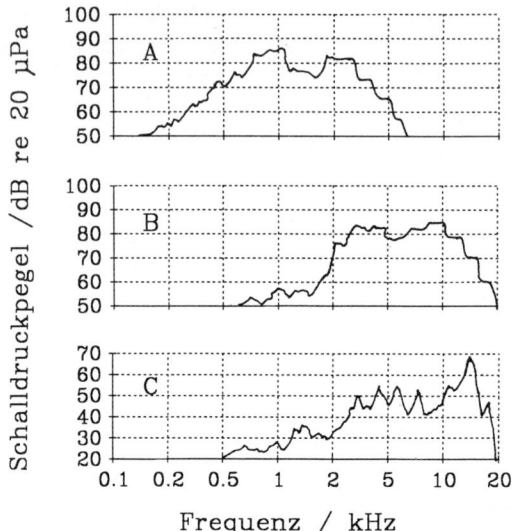

Abb. 9.4 Frequenzgänge (umschaltbar) für einen typischen Tinnitus-Masker; A = breitbandig im Mittelfrequenzbereich; B = breitbandig im Hochfrequenzbereich; C = Frequenzbereich bis zu 12–14 kHz

Kontinuierliche Maskierungsgeräusche sind unterbrochenen vorzuziehen, da sie bei gleichen Maskierungseffekten und ausgeprägteren Hemmungseffekten (Residual-Inhibition) in der Regel auch besser vom Patienten akzeptiert werden (Letowski u. Thompson 1985).

Der Patient selbst kann die Lautstärke des Geräusches und häufig auch das Frequenzspektrum selbst einstellen, um eine effektive Maskierung seines Tinnitus zu erreichen, ohne daß die Sprachdiskrimination auch in geräuschvoller Umgebung eingeschränkt wird (Spitzer u. a., 1983). Hierzu gibt es inzwischen auch programmierbare Tinnitusmasker, die als Taschenhörgeräte konzipiert, eine komplexe und variable Geräuschauswahl ermöglichen (Coles u. Goodrum 1987; Erlandsson u. a. 1987).

Zur Zeit gibt es auf dem deutschen Markt etwa fünf *Firmen*, die Tinnitusmasker anbieten (Rexton, Siemens, Starkey, Viennatone, Rion). Die in den Datenblättern angegebenen Frequenzspektren der Maskierungsgeräusche werden überwiegend am *2 ccm-Kuppler* gemessen. Wie bei der Hörgeräteanpassung die wirksame akustische Verstärkung nur mittels *In-situ-Messung* ermittelt werden kann, ist das wirksame Frequenzspektrum des Maskierungsgeräusches nur bei Messungen am Ohr des Patienten zu bestimmen (Vernon 1988; Vernon u. a. 1987). Abb. 9.5 verdeutlicht den Unterschied in der Spektralanalyse eines Starkey TM-3-Tinnitusmaskers am 2 ccm-

Kuppler und mittels In-situ-Messung. Der im Ohr des Patienten ermittelte Pegel ist wesentlich höher, die Bandbreite vergrößert und die obere Resonanzfrequenz zu höheren Frequenzen hin verschoben.

Da Tinnitusmasker, als HdO-Gerät konzipiert, am häufigsten bei höherfrequentem Tinnitus angepaßt werden, sind die verwendeten *Otoplastiken* in offener Form oder mit einer großen Hochtonbohrung konzipiert, um den Hauptsprachbereich nicht zu maskieren. Die Ermittlung des durch den Tinnitusmasker plus Ohrpaßstück generierten Frequenzspektrums ist für derartige Anpassungen nur per In-situ-Messung möglich. Variationen des Frequenzspektrums durch Veränderungen von Länge und Querschnitt der Schlauchzuleitung der Otoplastik oder durch Ergänzung eines Bakke-Horns lassen sich nur über eine In-situ-Messung verifizieren. Zur Auswahl eines Tinnitusmaskers liefert die Tinnitusanalyse (Tonhöhe, Lautheit, Maskierung, bleibende Hemmungseffekte etc.) wichtige Informationen. Die *Maskierungsverläufe* (Abb. 9.6) können Hinweise zum notwendigen Frequenzspektrum (schmalbandig oder breitbandig) sowie zur notwendigen Lautstärke liefern, wodurch die Vorauswahl des Maskertyps erleichtert wird.

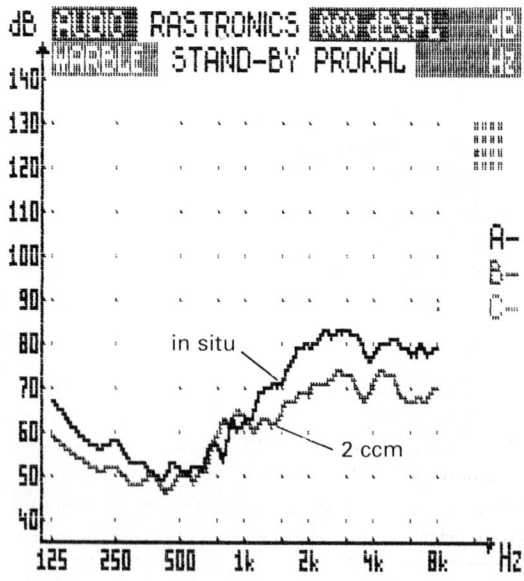

Abb. 9.5 Messung des wirksamen akustischen Frequenzspektrums eines Tinnitusmaskers am Patientenohr (in situ) und am 2 ccm-Kuppler

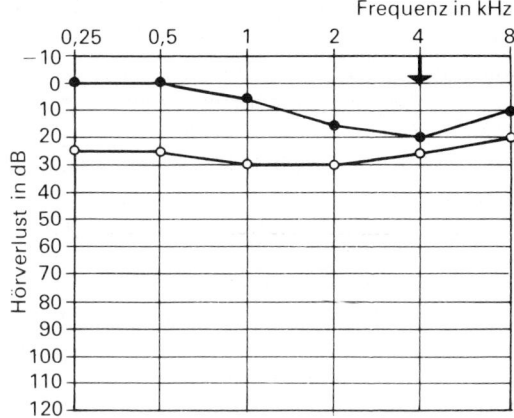

Abb. 9.**6** Tonaudiogramm (●———●) und Maskierungsverlauf eines tonalen Tinnitus bei 4 kHz durch Schmalbandgeräusche (○———○) bei einer geringgradigen Hochtonsenke

In Fällen, in denen die minimale Verdeckungsintensität des Tinnitus mit Schmalbandgeräuschen im Bereich der Tinnitusfrequenz oder mit Breitbandgeräuschen oberhalb 30 dB SL liegt und ein Hörverlust größer 50 dB festgestellt wird, sollte an eine mögliche *Schädigung des Gehörs* durch zu hohe Ausgangspegel des Tinnitusmaskers (maximal 105 dB SPL) gedacht werden (McFadden 1982) und der Tinnitusmasker vorerst nur probeweise angepaßt werden. Im Rahmen der weiteren Erprobung und Einstellung kann mit dem Patienten eine temporäre Verwendung des Tinnitusmaskers abgesprochen werden.

Während der ersten probeweisen Anpassung und Einstellung des Tinnitusmaskers sollten die notwendige *Lautstärke* zur stabilen Maskierung des Tinnitus, der *Zeitgang* der Maskierung sowie *bleibende Hemmungseffekte* (Residual-Inhibition) nach Absetzen des Tinnitusmaskers dokumentiert werden. Diese sind in der Regel ausgeprägter und länger andauernd, wenn ein Frequenzspektrum des Maskierungsgeräusches gewählt wird, welches dem Frequenzbereich des Tinnitus entspricht (Kitajima u. a. 1987; Pritchard u. McCormick 1987). Dem Patienten sollte deutlich gemacht werden, daß eine vorübergehende Hemmung des Tinnitus nicht Zeichen einer Heilung ist und auch eine verlängerte Tragedauer und eine Erhöhung der Maskierungslautstärke diese nicht bewirken können.

Ob bei dem häufig bilateral auftretenden Tinnitus, der nicht selten in den Kopf lokalisiert wird, eine beidohrige

Anpassung eines Tinnitusmaskers vorgenommen werden sollte, kann erst nach der versuchsweisen Erstanpassung entschieden werden. Johnson und Fenwick (1984) empfehlen dann die Maskierung durch Rauschen mit leicht unterschiedlichem Frequenzspektrum, da die dann wirksame dichotische Maskierung effektiver sei. Durch diese Maßnahme wird erreicht, daß die nicht kohärenten Rauschsignale nicht in der Kopfmitte als ein Schalleindruck fusioniert werden und möglicherweise die Maskierung auf jedem Ohr nicht ausreichend ist. Derartige Fusionsprobleme könnten z. B. bei der Verwendung eines Walkmans mit zwei identischen Kopfhörern und nur einer bzw. zweier identischer Geräuschquellen ebenfalls auftreten. Zumindest sind die Maskierungsmöglichkeiten bei beiderseitigem, vor allem bei in den Kopf lokalisiertem Tinnitus, noch nicht ausreichend untersucht und bedürfen bei entsprechenden Anpaßversuchen einer eingehenden Testung. Eine einseitige oder eine wechselseitige Anpassung kann hinsichtlich der Effektivität ebenfalls erst während einer längeren Probezeit abgeklärt werden. Zumindest soll nach Douek (1984) die Akzeptanz eines einseitigen Tinnitusmaskers bei bilateralem Tinnitus größer als bei unilateralem sein. Für den seltenen Fall der kontralateralen Tinnitusmaskierung z. B. bei Patienten mit Tinnitus auf einem hochgradig schwerhörigen, an Taubheit grenzenden Ohr ist eine ausreichende Probezeit zu empfehlen.

Grundsätzlich sollte der Tinnitusmasker nach der probeweisen Erstanpassung mit einem individuell angefertigten Ohrpaßstück mindestens für 2 – 3 Wochen versuchsweise getragen werden. In dieser Zeit sollte das Gerät in verschiedenen Situationen erprobt werden. Anleitungen zur Benutzung des Tinnitusmaskers sowie zu den möglichen Effekten (bleibende Hemmung, Maskierung) sind notwendig, um diese Therapiemaßnahmen später ausreichend überprüfen zu können. Um bleibende Hemmungseffekte zu erfassen, sollten die Patienten den Tinnitusmasker nach einem vorher abgesprochenen Ablaufschema tragen und mögliche Veränderungen und ein temporäres Ausbleiben des Tinnitus dokumentieren.

Erst nach erneuter Kontrolle im Rahmen einer Tinnitusanalyse, ergänzt durch eine Effektivitätsanalyse, die sich auch an der täglichen Benutzungsdauer orientiert, kann über die *Verordnung* eines Tinnitusmaskers entschieden werden.

„Tinnitus-Instrument"

Für Patienten mit Hörverlust und Tinnitus, die durch eine alleinige Hörgeräteanpassung keine ausreichende Tinnitusmaskierung erfahren, kann die Kombination *Hörgerät plus Masker*, als

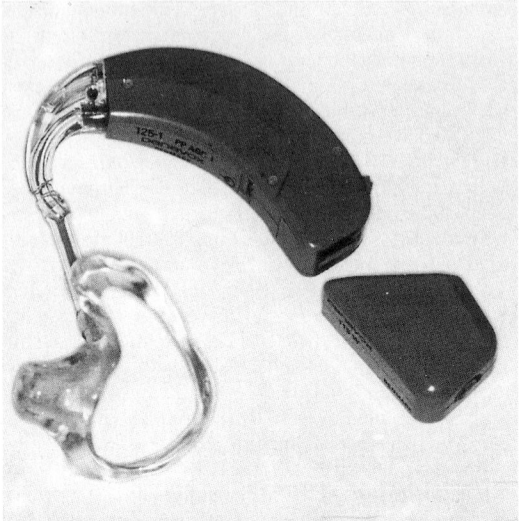

Abb. 9.**7** „Tinnitus-Instrument"; als Ergänzung zu einem handelsüblichen Hörgerät wird ein Adapter (rechts) ergänzt; Otoplastik mit großer Hochtonbohrung (Danavox 119 W)

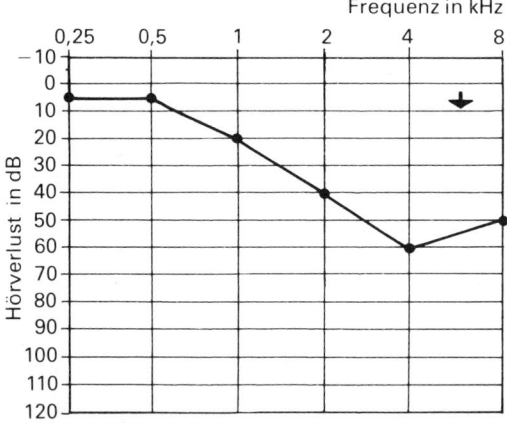

Abb. 9.**8** Hochtonhörstörung mit hochfrequentem tonalen Tinnitus bei 6 kHz – Tinnitusmaskierung mittels „Tinnitus-Instrument"

„Tinnitus-Instrument" im englischsprachigen Raum bekannt, eine Alternative sein (Abb. 9.7). Wie ein hochfrequenter tonaler Tinnitus, der nicht durch ein Hochtonhörgerät bei dem bestehenden Hochtonhörverlust zu beeinflussen ist, durch Kombination mit einem Masker reduziert werden kann, veranschaulicht Abb. 9.**8**. Bisher sind „Tinnitus-Instruments" nur als HdO-Geräte verfügbar (Abb. 9.7) und werden von den

Firmen Starkey, Danavox, Hansaton und Rion angeboten ...

Ein „Tinnitus-Instrument" sollte so eingestellt werden, daß zuerst der Hörgeräteteil des Geräts optimiert wird, wobei in der Regel eine offene Anpassung oder zumindest eine Hochtonbohrung (Otoplastik) anzustreben ist. Danach sollte die Feineinstellung des Maskerteils erfolgen. Bei umgekehrter Reihenfolge würde eine mögliche partielle Maskierung durch die Hörgerätefunktion unberücksichtigt bleiben und das Geräusch des Maskers zu laut eingestellt werden, was eher zu einer Ablehnung des Geräts führen könnte. Frequenzspektrum des Markierungsgeräusches und wirksame akustische Verstärkung des Hörgeräteteils sollten mittels In-situ-Messung ermittelt werden. Auch hier schließt sich eine Erprobungsphase von 3 – 4 Wochen an die Erstanpassung an, wobei die unterschiedlichen Funktionen des „Tinnitus-Instruments" als Hörgerät und als Masker getrennt und zusammen hinsichtlich ihrer Effektivität von Patienten getestet und dokumentiert werden sollten. Danach kann dann die Verordnung vorgenommen werden.

Die *Strategien* zur akustisch-apparativen Therapie mit Hörgerät, Tinnitusmasker oder „Tinnitus-Instrument" können in einem *Flußdiagramm* (Abb. 9.**9**) zusammengefaßt werden. Dieser Ablauf geht von eigenen Erfahrungen aus und berücksichtigt auch die Ergebnisse anderer Kliniken und Tinnitusambulanzen (Hazell 1987b).

9.6   Einsatz auch anderer Maskierer (Walkman)

Häufig werden die vom Tinnitusmasker erzeugten Breitband- oder Schmalbandgeräusche vom Patienten als nicht ausreichend zur Tinnitusmaskierung oder als störend empfunden. Für diese Patienten lassen sich auf Band aufgenommene Geräuschformen verwenden, die nach individueller Testung aus einem Breitbandrauschen durch spezifische Filterung gefunden werden können. Dieses im Hinblick auf Maskierungeffekte und gleichzeitige Akzeptanz günstigste Geräusch kann über einen *Walkman* wiedergegeben werden, den der Patient zur Tinnitusmaskierung trägt. Als Einschlafhilfe lassen sich diese Geräusche auch über einen aufgestellten Lautsprecher, über einen Kopfkissenlautsprecher oder über einen IdO-Masker mit induktiver Ankopplung wiedergeben. Auch

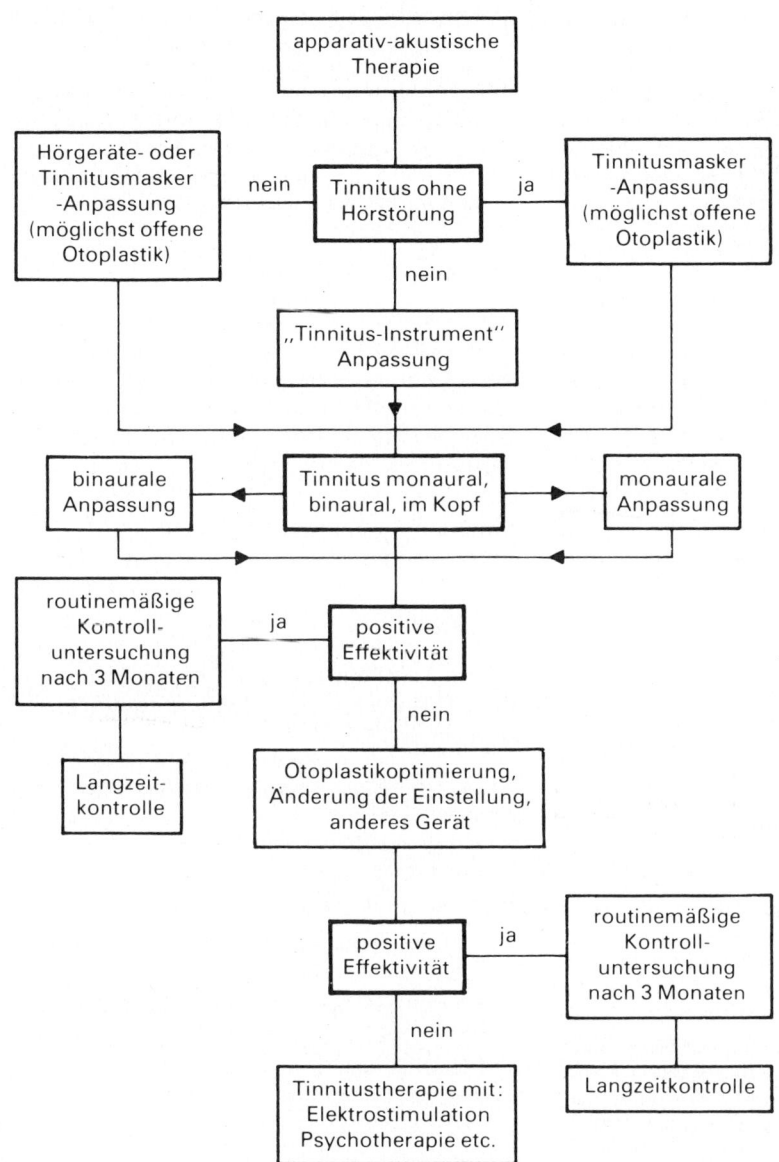

Abb. 9.9 Flußdiagramm zum möglichen Ablauf einer apparativ-akustischen Therapie mit Hörgerät, Tinnitusmasker oder „Tinnitus-Instrument"

andere Maskierungsgeräusche wie Musik, Windgeräusche, Wassergeräusche etc. können aufgenommen werden oder, wenn auf einem CD-Player verfügbar, auch über diesen zur Tinnitusmaskierung verwendet werden. Für diese apparativ-akustischen Therapiemaßnahmen werden Erfolgsquoten von bis zu 90% angegeben (Al-Jassim 1987, 1988).

9.7 Effektivitätskontrollen bei apparativ-akustischer Therapie

Nach den umfangreichen Studien zur Effektivität von Hörgerät, Tinnitusmasker und „Tinnitus-Instrument" von Hazell u. a. (1985) lassen sich folgende wesentlichen Gesichtspunkte hervorheben:

1. Die positiven Effekte einer apparativ-akustischen Therapie sind auf vielfältige physiologische und psychologische Ursachen zurückzuführen. Durch komplette oder partielle Maskierungseffekte und zeitlich unterschiedlich andauernde Hemmungseffekte (Residualinhibition) werden Konzentrationsstörungen, Schlafstörungen und nervöse Erschöpfungszustände abgebaut und der Leidensdruck erheblich reduziert.

2. Ohne eine eingehende Voruntersuchung mit umfangreicher Anamnese und Diagnostik, die durch spezielle Fragebogen und Untersuchungsverfahren zum Tinnitus gekennzeichnet sind, ist eine effektive apparativ-akustische Therapie nicht möglich. Dazu gehören ebenfalls eine sorgfältige Anpassung, die eingehende Beratung des Patienten und engmaschige Kontrollen zwecks Feineinstellung der Geräte und deren weitere Effektivität. Trotzdem sollte berücksichtigt werden, daß alle elektrophysiologischen und psychoakustischen Untersuchungsergebnisse in der Regel kaum eine ausreichende Prädiktion zur Auswahl und Effektivität der apparativ-akustischen Therapie ermöglichen.

3. Bei Patienten mit Hörstörungen sollen Tinnitusmasker oder „Tinnitus-Instruments" effektiver als ein Hörgerät allein sein. Häufig benötigen Patienten, denen zuerst ein Hörgerät angepaßt wurde, zur effektiven Tinnitusmaskierung die Ergänzung durch einen Tinnitusmasker. Das „Tinnitus-Instrument" soll für diese Patientengruppe die geeignetste Therapiemaßnahme darstellen.

4. Die pathologischen Ursachen des Tinnitus werden nicht beseitigt oder beeinflußt. Es werden auch keine Veränderungen des Hörvermögens festgestellt. Hörschwelle und Tinnitus zeigen sich in der Regel bei den Kontrolluntersuchungen unverändert.

5. Beidohrig auftretender Tinnitus, der beide Ohren gleich laut betrifft, kann durch entsprechend beidohrig angepaßte Tinnitusmasker, Hörgeräte oder „Tinnitus-Instruments" versorgt werden. Unsymmetrischer Tinnitus scheint dagegen mit einer einseitigen Anpassung besser kompensiert zu werden. Bei Tinnitus, der sich aus multiplen Tönen und Geräuschen zusammensetzt, sollte die am meisten störende Komponente des Tinnitus, in der Regel die mit tonalem Charakter, maskiert werden.

6. Hörgerät, Tinnitusmasker und „Tinnitus-Instrument" haben neben ihrer positiven psychologischen Komponente, die auch durch das vorausgehende eingehende Patientengespräch, die Untersuchungen, die Anpassung und die Beratung im Sinne einer Psychotherapie zu sehen sind, zwei wesentliche physiologische Effekte. Neben der partiellen oder kompletten Maskierung treten häufig entsprechende partielle oder komplette Hemmungseffekte auf, die bis zu mehreren Stunden andauern können. Diese sollen nach Angaben der Autoren bei Tinnitusmaskern wesentlich häufiger und länger andauernd auftreten als bei Hörgeräten.

7. Eine effektive apparativ-akustische Therapie kann nur in der Hand eines Spezialisten erfolgreich durchgeführt werden. Es wird deshalb empfohlen, diese möglichst nur an medizinischen Einrichtungen vorzunehmen, die über ausreichende Erfahrungen im Umgang mit Tinnituspatienten verfügen und deren apparative Ausstattung es erlaubt, sowohl den diagnostischen als auch therapeutischen Ansprüchen zu genügen.

Überprüfungen der Effektivität von Hörgerät, Tinnitusmasker oder „Tinnitus-Instrument" lassen sich nur nach einer entsprechenden *Probezeit* von einigen Wochen vornehmen. Auf verschiedene Aspekte derartiger Effektivitätskontrollen wurde oben bereits eingegangen. Da die symptomatische Behandlung von Tinnitus in der Regel nicht zu einer Beseitigung des Tinnitus führt, sondern nur zu einer Reduzierung der Auswirkung auf Psyche, Physis und Lebensqualität, müssen neben einer erneuten Tinnitusanalyse im Rahmen einer Kontrolluntersuchung weitere Faktoren über ein *Untersuchungsprotokoll* erfaßt werden (Tab. 9.**3**). Die Tinnituseigen-

Tabelle 9.**3** Tinnitustherapie: Schema eines möglichen Untersuchungsprotokolls

1. Tinnitusmerkmale

2. Dauer der Benutzung (Stunden pro Tag)

3. Partielle oder komplette Maskierung während der Benutzung

4. Hemmungseffekte (Residual Inhibition) nach Benutzung

5. Effektivität der Therapiemaßnahme

schaften wie Qualität und Quantität sollten ebenso erfragt werden wie die Dauer der Benutzung eines Gerätes.

Wichtig im Hinblick auf die Effektivität der apparativ-akustischen Maßnahme ist die Frage nach der partiellen oder kompletten Maskierung als wesentlicher Bestandteil dieser Therapie. Auf *Hemmungseffekte* (Residual-Inhibition) nach Absetzen des Geräts sollte besonders eingegangen werden. Patienten mit massiven *Einschlafstörungen* profitieren von einer ausreichend langen Hemmungsphase und tragen ihren Tinnitusmasker vornehmlich aus diesem Grunde einige Stunden vor dem Einschlafen.

Der *Belästigungsgrad* durch Tinnitus im Vergleich zur Zeit vor der Anpassung von Hörgerät, Tinnitusmasker oder „Tinnitus-Instrument", kann mittels Skalierung ermittelt werden. So können z. B. auf einer 6stufigen Antwortskala (Tab. 9.**4**) die Auswirkungen deutlich reduziert sein, was einer hohen Effektivität entspricht. Positive Einflüsse auf Allgemeinbefinden, Nervosität, Resignation, Angst, Depression etc. oder eine Abnahme des Tablettenkonsums wegen Einschlafstörungen oder psychischer Probleme sind ebenfalls Ausdruck einer hohen Effektivität. Durch ergänzende Befragungen der Angehörigen lassen sich verschiedene Aspekte der Effektivität zusätzlich abklären und bestätigen, da die eigenen Angaben des Patienten häufig nicht objektiv sind.

Grundsätzlich sind zu einer aussagekräftigen Effektivitätskontrolle *Langzeitstudien* notwendig, die in Folgeuntersuchungen über mindestens 2 – 3 Jahre die weitere Akzeptanz der apparativ-akustischen Therapiemaßnahme und die Ursachen einer möglichen Kompensation des Tinnitus unter Verzicht auf diese Maßnahmen oder ihre Ablehnung bei weiterhin erheblich störendem Tinnitus erfassen.

Tabelle 9.**4** 6stufige Antwortskala zur Beurteilung des Belästigungsgrades von Tinnitus (als Patientenvorlage)

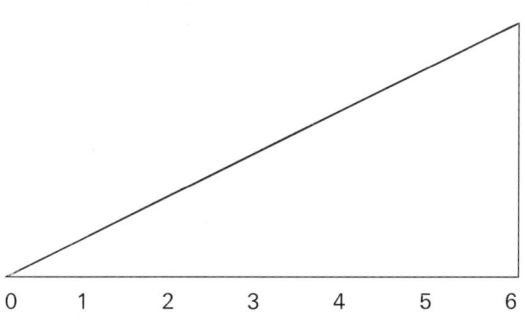

```
0    1    2    3    4    5    6
```

0 = kein Ohrgeräusch
1 = gelegentliches Ohrgeräusch ohne Belästigungscharakter
2 = ständiges Ohrgeräusch mit Belästigung in ruhiger Umgebung
3 = ständiges Ohrgeräusch mit Belästigung nicht nur in ruhiger Umgebung
4 = ständiges sehr störendes Ohrgeräusch mit Konzentrations- und Einschlafstörungen
5 = ständiges massiv belastendes Ohrgeräusch mit Arbeitsunfähigkeit etc.
6 = durch nichts zu verdrängendes „fürchterliches" Ohrgeräusch mit Suizidäußerungen

9.8 Ergebnisse von Langzeitstudien

Ergebnisse zu den vorgestellten apparativ-akustischen Therapiemaßnahmen über mehrere Jahre durch Langzeitstudien liegen vornehmlich aus dem englischsprachigen Raum vor. Vernon und Schleuning (1978) geben an, daß von 53 Patienten, die mit einem Hörgerät oder einem Tinnitusmasker versorgt wurden, noch 49 ihre Geräte mit Erfolg nach einem Jahr trugen. Nach Hazell (1978b) sollen von 250 Patienten noch ca. 40% ihren Tinnitusmasker nach ca. 3 Jahren erfolgreich weiter benutzen.

Shulman und Goldstein (1987) betonen, daß bei etwa 30% aller Tinnituspatienten die instrumentellen Therapiemaßnahmen über mehrere Jahre erfolgreich eingesetzt werden. In ähnlichen Studien wird dieser Prozentsatz auch von Vernon (1987), Walter u. Johansen (1987), Mc Cormick u. Pritchard (1987), v. Wedel (1987, 1988) u. von v. Wedel u. Mitarb. (1989) bestätigt.

In einer Langzeitstudie von v. Wedel (1988) konnten 74 Tinnituspatienten (56 Hörgeräteträger, 15 Benutzer von Tinnitusmaskern und 3 von „Tinnitus-Instruments") über einen Zeitraum von 3 Jahren hinsichtlich der Effektivität dieser Therapiemaßnahmen untersucht werden. Bei den Patienten, die mit einem Tinnitusmasker versorgt worden waren, war ein normales Hörvermögen bis zu geringgradigen Hörverlusten überwiegend im Hochtonbereich vor. Der Tinnitus zeigte sich am häufigsten im Frequenzbereich zwischen 2000 Hz und 6000 Hz. Die in der Regel effektiver mit Hörgeräten versorgten Patienten wiesen mittel- bis hochgradige im Hochtonbereich stärker ausgeprägte Hörverluste mit einem Tinnitus zwischen 1000 Hz und 6000 Hz auf. Neben dem in Tabelle 9.**3** aufgeführten Untersuchungsprotokoll wurde ein Fragebogen zur Überprüfung der Effektivität ausgefüllt, der z. B. Fragen zur Tragedauer und Trageweise enthält.

Wie auch andere Studien bestätigen (Johnson 1987; McCormick u. Pritchard 1987), bleiben Hörvermögen, Tinnitusqualität und -quantität über den gesamten Untersuchungszeitraum weitgehend stabil. Auch die Tinnitusmaskierungsverläufe sowie die Stabilität der Maskierung und auftretende Hemmungseffekte (Residual-Inhibition) sind kaum verändert.

Bei fast allen Patienten ist die nach Absetzen der Hörgeräte bzw. Tinnitusmasker festgestellte partielle oder für längere Zeit auftretende komplette Hemmung (Residual-Inhibition) stabil. Dies gilt auch für den Grad der Maskierung während der Benutzung von Hörgerät oder Tinnitusmasker. Zur Tragedauer der Hörgeräte bzw. Tinnitusmasker verdeutlicht Abb. 9.**10** die Effektivität dieser Therapiemaßnahmen. Die permanente Tragedauer (immer) ist durch eine Tragedauer von

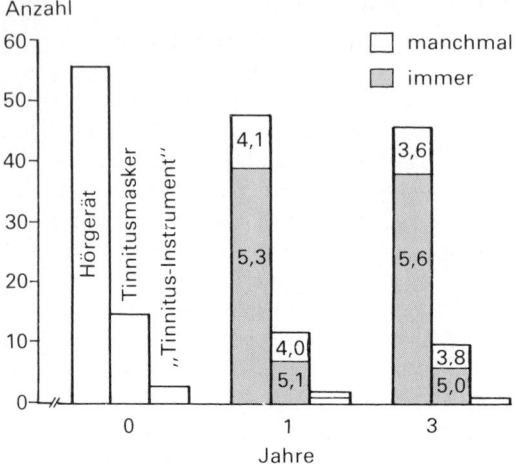

Anzahl

Abb. 9.**10** Ergebnisse einer Langzeitstudie mit Hörgerät, Tinnitusmasker und „Tinnitus-Instrument" hinsichtlich der Tragedauer nach der Anpassung (○), nach einem Jahr und nach drei Jahren (v. Wedel u. a., 1989). Die angegebenen Zahlenwerte beziehen sich auf die beurteilte Effektivität der Therapiemaßnahme, die nach einer 6stufigen Antwortskala (1 = sehr schlecht − 6 = sehr gut) vorgenommen wird

mehr als 3 Stunden täglich gekennzeichnet. Demnach benutzen von den insgesamt 56 Patienten mit Hörgeräten noch 39 nach einem Jahr und 38 nach 3 Jahren ihr Hörgerät immer, 9 Patienten benutzen ihr Hörgerät noch nach einem Jahr manchmal und 8 noch nach 3 Jahren.

Von den 15 Patienten mit Tinnitusmasker tragen 5 ihr Gerät noch nach einem Jahr und 4 nach 3 Jahren manchmal. Immer wird der Tinnitusmasker nach einem Jahr von 7 und nach drei Jahren von 6 Patienten getragen. Dies entspricht einer Quote von 40% wie sie auch von Shulman (1987), Vernon (1987) und Hazell (1987b) angegeben wird.

Zieht man die Skalierung von 1−6 zur Effektivität der apparativen-akustischen Therapiemaßnahme hinzu, wobei mit 6 die höchste Effektivität beschrieben wird, bestätigen sich die Ergebnisse zur Tragedauer als Korrelat zur Effektivität.

9.9   Versorgungs- und Kostenprobleme

Tinnitusmasker und „Tinnitus-Instruments" sind im Gegensatz zum Hörgerät nicht im *Heil- und Hilfsmittelkatalog* der gesetzlichen Krankenversicherungen enthalten. Entsprechend problematisch ist die Verordnung, da keine Leistungspflicht der Krankenversicherung besteht. Bis-

herige Grundlagen sind eine gemeinsame *Empfehlung* des Berufsverbandes der Hals-, Nasen-, Ohrenärzte e. V. und der Bundesinnung der Hörgeräteakustiker vom 19. 2. 1980 sowie eine abschließende Äußerung (ebenfalls aus dem Jahr 1980) zu diesem Statement:

Statement in Sachen Tinnitus

− Eine gemeinsame Komission aus Ärzten, Hörgeräteakustikern und Ingenieuren hat nach ausführlicher Diskussion zum Thema Tinnitus, Tinnitusanalyzer und Tinnitusmasker folgende Standpunkte formuliert:

− Ohrensausen ist ein Symptom sehr unterschiedlichen Ursprung; es kann Ausdruck einer organischen Schädigung des Hörsystems in seinen einzelnen Stationen sein, es kann psychologisch überlagert oder sogar ausschließlich psychogen entstanden sein.

− Die Therapie des Ohrensausens ist zumeist nur symptomatischer Natur. Auch der Tinnitusmasker kann bislang nur empirisch erprobt werden; im Augenblick jedenfalls fehlen jegliche Kriterien für die zu erwartende Wirkung im Einzelfall und damit für eine fundierte Anpassung und Verordnung.

− Untersuchungen mit Hilfe des Tinnitusanalyzers und mit Tinnitusmaskern unterschiedlicher Geräusche werden derzeit durchgeführt. Der Tinnitusmasker soll das subjektive Ohrensausen durch ein von außen zugeführtes Geräusch ersetzen − so wie auch der Umweltlärm für manche Tinnituspatienten eine Linderung bringt. Eine Heilung ist nicht zu erwarten, aber auch eine Verschlimmerung durch ständige Geräuscheinwirkung ist letztlich nicht auszuschließen.

− Als Hilfsmittel im Sinne des § 182b RVO (Reichsversicherungsordnung) kann der Tinnitusmasker deshalb vorerst nicht gelten. Die Kommission beabsichtigt, sich zu gegebener Zeit zu äußern.

Abschließende Äußerung zum Statement in Sachen Tinnitus

− Entsprechend der Ankündigung in dem Statement vom März 1980 wurden inzwischen in HNO-Kliniken, von HNO-Ärzten und Hörgeräteakustikern umfassendere Untersuchungen mit Tinnitusmaskern angestellt, bei denen sich als Erfahrung ergab:

− Unabhängig von der jeweils erreichbaren Verdeckung des Tinnitus wurde das Rauschen von Maskern ganz allgemein als zu störend empfunden. Nach dem Tragen geeigneter breitbandiger Hörgeräte aber gaben manche Patienten eine Linderung des Ohrensausens an. Deshalb empfiehlt sich zur Behandlung auch des Ohrensausens der Versuch mit einem geeigneten Hörgerät, wenn der Tinnitus Symptom einer Schwerhörigkeit ist, für deren Versorgung Hörgeräte als Hilfsmittel angezeigt sind.

– Es bestätigt sich somit, daß kein Anlaß besteht, gegenüber den RVO-Kassen die Tinnitusmasker als besondere Hilfsmittel einzubeziehen. Für ausgesuchte Einzelfälle genügen spezielle Genehmigungsverfahren.

Noch im Dezember 1986 wurden die negativen Aussagen des Jahres 1980 durch bis dahin gemachte Erfahrungen bestätigt und die grundsätzliche Anerkennung von Tinnitusmaskern als Heil- und Hilfsmittel abgelehnt. Zur Zeit erfolgt eine Überarbeitung der bisherigen medizinischen und technischen Beurteilungskriterien und eine Abklärung über die Aufnahme von Tinnitusmaskern und „Tinnitus-Instruments" in das *Hilfsmittelverzeichnis* nach § 128 GRG, da inzwischen weltweit positive Erfahrungen zur apparativen-akustischen Therapie vorliegen.

Bei schriftlich begründeter medizinischer Indikation, die aufgrund einer umfassenden Anamnese und Diagnostik und unter Berücksichtigung erfolgloser anderer Therapiemaßnahmen erstellt wird, sollte nach einer gründlichen Vorauswahl und Feineinstellung eines Tinnitusmaskers oder „Tinnitus-Instruments" und einer ausreichenden Probezeit mit anschließender Effektivitätskontrolle in der Regel die *Kostenübernahme* durch die gesetzliche Krankenversicherung möglich sein.

Zumindest wird in begründeten Einzelfällen dieses Vorgehen in der Bundesrepublik Deutschland so gehandhabt und akzeptiert. Ähnlich wie bei Hörgeräten werden Tinnitusmasker und „Tinnitus-Instrument" im Ausland z. B. in Großbritannien vom Staat leihweise zur Verfügung gestellt oder wie in den USA vom Patienten vollständig aus eigenen Mitteln finanziert.

Auch die *einseitige Hörgeräteversorgung* zum Zwecke der Tinnitusmaskierung bei einseitiger Hörstörung plus Tinnitus hat sich in vielen Fällen bewährt und wird wie auch die *beidseitige Hörgeräteversorgung* bei Tinnitus von den Kostenträgern bei entsprechender Begründung und nach ausreichender Erprobung akzeptiert.

Im Falle der Anpassung eines Im-Ohr-Hörgerätes oder eines speziellen z. B. digital programmierbaren Hörgeräts müssen die Mehrkosten im Vergleich zu einem äquivalenten HdO-Hörgerät vom Patienten selbst getragen werden.

Häufig wird jedoch der unter seinem Tinnitus massiv leidende Patient die Kosten für eine apparativ-akustische Therapiemaßnahme selbst übernehmen, wenn sich diese als effektiv und hilfreich im Hinblick auf die Kompensation des Tinnitus erweist und eine Reduzierung des Leidensdruckes zur Folge hat.

9.10 Kombination mit anderen Mitteln

Grundsätzlich stellte sich die Frage, ob die apparativ-akustischen Therapiemaßnahmen vor oder im Anschluß an alle bekannten medikamentösen, operativen und psychotherapeutischen versucht werden sollen, oder sogar parallel durchgeführt werden können.

Auch in Abhängigkeit vom Zeitpunkt des erstmaligen Auftretens von Tinnitus kann überlegt werden, ob die apparativ-akustischen Therapiemaßnahmen bei akuten oder bereits länger als drei Monate persistierendem Tinnitus empfohlen werden können.

Kitahara und Kitajima (1987, 1988) verwenden ein kombiniertes Behandlungsschema, indem sie Medikamente, Analgetika, Biofeedback, Elektrostimulation und Tinnitusmasker gleichzeitig einsetzen. Zu über 50% soll der Tinnitus bei ca. 70% der so behandelten Patienten reduziert werden können. Dabei besteht keine Abhängigkeit von der Tinnitusdauer, die zwischen einem Monat und 10 Jahren angegeben wird.

Werden die Therapiemaßnahmen Tinnitusmasker und externe Elektrostimulation mit dem Therraband Audimax (Kap. 10.3) kombiniert, so sollen synergistische Effekte die Tinnitusmaskierung durch eine Verlängerung der partiellen oder kompletten Hemmung erheblich steigern (Bagot d'Arc u. a. 1987).

Die Kompensation von Tinnitus im Rahmen einer psychotherapeutischen Therapie soll ebenfalls schneller und erfolgreicher erzielt werden, wenn diese Maßnahme durch eine apparativ-akustische Therapie unterstützt wird (Goebel 1989).

Wissenschaftlich fundierte Studien über kombinierte Behandlungsmethoden fehlen bis heute und sind sicherlich auch schwierig zu erstellen, da die Kombinationsmöglichkeiten zu vielfältig sind und die Beurteilung der möglichen Einzel- oder Gesamtwirkungsmechanismen schwierig erscheint.

9.11 Ausblick

Berücksichtigt man die vor allem durch Langzeitstudien bestätigten *Therapieerfolge* mit Tinnitusmaskern und „Tinnitus-Instruments" zwischen 40% und 50% im Vergleich zur geringen Effektivität anderer Therapiemaßnahmen, zeigt die apparativ-akustische Therapie einen hohen Stellenwert in der Behandlung bzw. Linderung von Tinnitus. Dies gilt auch für die Versorgung mit einem Hörgerät zur Maskierung von Tinnitus als Begleitsymptom einer Hörstörung durch

Verstärkung von Umweltgeräuschen und Sprache.

Die apparativen Voraussetzungen zur Auswahl und Anpassung sind sowohl durch die Industrie als auch durch die Hörgerätakustiker in den letzten Jahren wesentlich verbessert worden. So sind Untersuchungssysteme verfügbar, die z. B. mittels In-situ-Messung sowohl die wirksame akustische Verstärkung eines Hörgeräts als auch das Frequenzspektrum eines Tinnitusmaskers testen. Eine gründliche Tinnitusanalyse mit klassischen Audiometern oder mit sog. *Tinnitus-analysatoren* liefert eine umfangreiche Beschreibung zu Art und Grad, Maskierbarkeit, Hemmung etc. des Tinnitus, wodurch die Auswahl und Feinanpassung des entsprechenden Gerätes erleichtert wird.

Da *prognostische Hinweise* zur Effektivität dieser Therapiemaßnahmen aus diesen Ergebnissen nur begrenzt ableitbar sind, bleibt nur das längere Testen mit einer abschließenden eingehenden Effektivitätskontrolle, um über die endgültige Verordnung zu entscheiden.

Für die technische Weiterentwicklung ist die geringe Stückzahl von heute benötigten Tinnitusmaskern und „Tinnitus-Instruments" im Vergleich zum Hörgerät sicher ein Hemmnis für die Industrie. Bisher vornehmlich verfügbare Tinnitusmasker oder „Tinnitus-Instruments" sind überwiegend als HdO-Geräte konzipiert. Aus kosmetischen Gründen, zur Optimierung des wirksamen Frequenzspektrums in Trommelfellebene und zur Verfügbarkeit während der Einschlafphase bei Tinnitus-bedingten Einschlafstörungen müßten *IdO-Geräte*, auch kombiniert mit Walkman oder CD-Player, die über Induktionsschleifen angekoppelt werden können, vermehrt angeboten werden. Im Rahmen der enormen Fortschritte auf dem Gebiet der digital-programmierbaren oder digital konzipierten Hörgeräte kann jedoch erwartet werden, daß Geräte hergestellt werden, die zur individuellen Maskierung eine größere *Variabilität* einstellbarer Maskierungsgeräusche ermöglicht. Auch die Weiterentwicklung eines Walkmans zum „Hörgeräte-Walkman" könnte hierzu hilfreich sein, da der unter seinem Tinnitus leidende Patient nicht nur ein Maskierungsgeräusch benötigt, welches seinen Tinnitus ausreichend maskiert, sondern auch ein Geräusch, welches er bezüglich der Lautstärke und Klangfarbe weitgehend akzeptieren kann (Terry u. Jones 1986).

Literatur

Al-Jassim, A. H.: The use of the Walkman mini-stereo system in the management of tinnitus. J Laryngol Otol, 101 (7) 663 – 5, 1987

Al-Jassim, A. H.: The use of Walkman mini-stereo system as a tinnitus masker. J Laryngol Otol, 102 (1) 27 – 8, 1988

Bagot, d'Arc M., Corlieu, P., Maton, P., Sterkers, J. M.: Simultaneous electrical and acoustic stimulations in tinnitus therapy. Our experience about 71 cases (Poster).In: H. Feldmann (ed): III International Tinnitus Seminar, Harsch Verlag, 458, 1987

Coles, R. R., Baskill, J. L., Goodrum, K.: A comparative trial of ear-canal and behind-the-ear tinnitus masker. In: H. Feldmann (ed): III International Tinnitus Seminar, Harsch Verlag, 265 – 269, 1987

Coles, R. R., Goodrum, K.: Prescriptive masking studies with the entomed programmable masker. In: H. Feldmann (ed): III International Tinnitus Seminar, Harsch Verlag, 288 – 292, 1987

Douek, E.: Electrical stimulation of the inner ear-Auditory tinnitus suppression results and speech discrimination. Tinnitus Proceedings of the 2nd International Tinnitus Seminar 1983. J Laryngol Otol, Suppl 9, 137 – 138, 1984

Dzeik, R., Pieper, U., Stange, G.: Unsere Erfahrungen mit Tinnitusmaskern. Audiol Akustik 84 – 95, 1981

East, C. A., Hazell, J. W. P.: The suppression of palatal (or intra-tampanic) myoclonus by tinnitus masking devices. J Laryng Otol 101, 1230 – 1234, 1987

Erlandsson, S., Ringdahl, A., Hutchins, T., Carlsson, S.G.: Treatment of tinnitus: a controlled comparison of masking and placebo. Br J Audiol 21 (1) 37 – 44, 1987

Feldmann, H.: Homolateral and contralateral masking of tinnitus by noisebands and by pure tones. Audiology 10, 139, 1971

Feldmann, H.: Homolateral and contralateral masking of tinnitus. J Laryng Otol, Suppl 4, 60 – 70, 1981

Feldmann, H.: Homolaterale und kontralaterale Verdeckungen von subjektiven Ohrgeräuschen durch Breitbandgeräusche, Schmalbandgeräusche und reine Töne. Arch. Ohr-, Nas.- u. Kehlk.-Heilk. 194, 460, 1969

Feldmann, H.: Tinnitus masker; tinnitus instruments: Profile of successful cases. Tinnitus: Proceedings of the first International Tinnitus Seminar 1979. J Laryng Otol, Suppl 4, 173 – 177, 1981

Feldmann, H.: Tinnitus masking curves (updates and review): J Laryng Otol, Suppl 9, 157 – 160, 1984

Feldmann, H.: Untersuchung zur Verdeckung subjektiver Ohrgeräusche. Ein Beitrag zur Pathophysiologie des Ohrensausens. Z Laryng Rhinol 48, 528, 1969

Goebel, G.: Tinnitus In: I.Hand u. H.-U. Wittchen (eds): Sonderdruck aus Verhaltenstherapie in der Medizin, Springer-Verlag, 207 – 228, 1989

Graham, J.M.: Tinnitus in hearing impaired children. In: Hazell, J. (ed.) Tinnitus. Churchill Livingstone, 131 – 143, 1987

Graham, J. M., Butler, J.: Tinnitus in children. Tinnitus Proceedings of the 2nd International Tinnitus Seminar 1983 J Laryng Otol, Suppl 9, 236 – 241, 1984

Hazell, J. W.: Management of tinnitus: discussion paper. J R Soc Med. 78 (1) 56 – 60, 1985

Hazell, J. W.: Tinnitus. In: Churchill Livingstone, 1987

Hazell, J. W.: Tinnitus masking therapy. In: Tinnitus, Churchill Livingstone, 96 – 117, 1987

Hazell, J. W., Williams, G. R., Sheldrake, J. B.: Tinnitus Maskers – Successes and Failures: A report on the state of the art. J Laryng Otol, Suppl 4, 80 – 87, 1981

Hazell, J. W., Wood, S.: Tinnitus masking – a significant contribution to tinnitus management. Br J Audiol 15(4) 223 – 30, 1981

Hazell, J. W., Wood, S. M., Cooper, H. R., Stephens, S. D. G., Corcoran, A. L., Coles, R. R. A., Baskill, J. L., Sheldrake, J. B.: A clinical study of tinnitus maskers. Br J Audiol 19 (2) 65 – 146, 1985

Hazell, J. W. P., Sheldrake, J. B., Meerton, L. J.: Tinnitus Masking – is it better than counselling alone? Proc.III International Tinnitus Seminar Münster. Harsch-Verlag Karlsruhe, 239 – 250, 1987

Jakes, S. C., Stephens, S. D. G.: Multivariate analyses of tinnitus complaint and change in tinnitus complaint: A masker study. Br J Audiol 21, 259 – 272, 1987

Johnson, R. M.: Effects of long term masking of tinnitus on hearing sensitivity In: H. Feldmann (ed): III International Tinnitus Seminar, Harsch Verlag, 261 – 264, 1987

Johnson, R. M., Fenwick, J.: Masking levels (Minimums Masking Levels) and tinnitus frequency; Tinnitus Proceedings of the 2nd International Tinnitus Seminar 1983. J Laryng Otol, Suppl 9, 63 – 66, 1984

Johnson, R. M., Mitchell, C. R.: Tinnitus: Critical bandwidth-masking bands; Tinnitus Proceedings of the 2nd International Tinnitus Seminar 1983. J Laryng Otol, Suppl 9, 69 – 73, 1984

Kießling, J.: Erfahrung mit dem Einsatz von Maskern und Hörgeräten zur Tinnitusverdeckung. Audiol. Akustik 1, 14 – 21, 1981

Kießling,J.: Hearing aids, maskers and instruments for tinnitus. Audiology in Practice III/2, 3 – 5, 1986

Kießling, J.: Tinnitusmasker und Hörgeräte zur Verdeckung von Ohrgeräuschen. HNO, 28 (11) 383 – 8, 1980

Kitahara, M., Kitajima, K.: Combined treatment battery for intolerable tinnitus. In: H. Feldmann (ed): III International Tinnitus Seminar, Harsch Verlag, 293 – 296, 1987

Kitahara, M., Kitajima, K.: Combined treatment for tinnitus. In: M. Kitahara (ed): Tinnitus, Pathophysiology and Management, Igaku-Shon, 107 – 117, 1988

Kitajima, K., Kitahara, M., Kodama, A.: Can tinnitus be masked by band erased filtered masker? Masking tinnitus with sounds not covering the tinnitus frequency. Am J Otol 8 (3) 203 – 6, 1987

Letowski, T. R., Thompson, M. V.: Interrupted noise as a tinnitus masker: an annoyance study. Ear Hear 6 (2) 65 – 70, 1985

Maddox, H. E., Porter, T. H.: Evaluation of the tinnitus masker. Am J Otol 2 (3) 199 – 203, 1981

McCormick, M. S., Pritchard, J. Do tinnitus maskers reduce tinnitus level: A two year review of tinnitus matching and masking (Poster) In: H. Feldmann (ed): III International Tinnitus Seminar, Harsch Verlag, 299 – 300, 1987

McFadden, D.: Tinnitus, Facts, Theories and Treatments, National Academy Press, Washington, 89 – 116, 1982

Meikle, M., Taylor-Walsh, E.: Characteristics of Tinnitus and related observations in over 1800 Tinnitus clinical patients. J Laryng Otol, Suppl 9, Proceedings of the 2nd International Tinnitus Seminar, New York, 17 – 21, 1983

Melin, L., Scott, B., Lindberg, P., Lyttkens, L.: Hearing-aids and tinnitus-an experimental group study. Br J Audio 21: 91 – 97, 1987

Miller, M. H.: Tinnitus amplification: The high-frequency hearing aid. Tinnitus Proceedings of the 1st International Tinnitus Seminar 1979. J Laryng Otol, Suppl 4, 71 – 75, 1981

Academy Press, Washington, 89 – 116, 1982

Meikle, M., Taylor-Walsh, E.: Characteristics of Tinnitus and related observations in over 1800 Tinnitus clinical patients. J Laryng Otol, Suppl, Proceedings of the 2nd International Tinnitus Seminar, New York, 17 – 21, 1983

Melin, L., Scott, B., Lindberg, P., Lyttkens, L.: Hearing-aids and tinnitus-an experimental group study. Br J Audio 21: 91 – 97, 1987

Miller, M. H.: Tinnitus amplification: The high-frequency hearing aid. Tinnitus Proceedings of the 1st International Tinnitus Seminar 1979. J Laryng Otol, Suppl 4, 71 – 75, 1981

Penner, M. J.: The annoyance of Tinnitus and the noise required to mask it. J Speech Her Res 26 (1), 73 – 76, 1983

Pritchard, J., McCormick, M. S.: Are high frequency tinnitus masker effective? (Poster) In: H. Feldmann (ed): III International Tinnitus Seminar, Harsch Verlag, 303, 1987

Pulec, J. L., Hodell, S. F., Anthony, P. F.: Tinnitus: diagnosis and treatment. Ann Otol 87, 821 – 33, 1978

Reed, G. F.: An audiometric study of two hundred cases of subjective tinnitus. Arch Otolaryngol 71, 94 – 104, 1960

Roeser, R. J., Price, D. R.: Clinical experience with tinnitus maskers. Ear Hear 1 (2) 63 – 8, 1980

Rose, D. E.: Tinnitus maskers: A follow-up. Ear Hear 1 (2) 69 – 70, 1980

Schleuning, A. J., Johnson, R. M., Vernon, J. A.: Evaluation of a tinnitus masking program: a follow-up study of 598 patients. Ear Hear 1 (2) 71 – 4, 1980

Scott, B., Lindberg, P., Lyttkens, L., Melin, L.: Hearing-aids and tinnitus – an experimental group study (Poster) In: H. Feldmann (ed): III International Tinnitus Seminar, Harsch Verlag, 297−298, 1987

Sheldrake, J. B., Wood, S. M., Cooper, H. R.: Practical aspects of the instrumental management of tinnitus. Br J Audiol 19 (2) 147−50, 1985

Shulman, A.: Clinical classification of subjective idiopathic tinnitus. J Laryng Otol, Suppl 4, 123−129, 1981

Shulman, A., Goldstein, B.: Tinnitus Masking-update 1977−1986. A longitudinal study of the efficacy of diagnosis and treatment using instrumentation. Proc. III International Tinnitus Seminar Münster, Harsch-Verlag Karlsruhe, 251−256, 1987

Spitzer, J. B., Goldstein, B. A., Salzbrenner, L. G., Mueller, G.: Effect of tinnitus masker noise on speech discrimination in quiet and to noise backgrounds. Scand Audiol 12 (3) 197−200, 1983

Stephens, S. D., Corcoran, A. L.: A controlled study of tinnitus masking. Br J Audiol 19 (2) 159−67, 1985

Surr, R. K., Montgomery, A. A., Mueller, H. G.: Effect of amplification on tinnitus among new hearing aid users. Ear Hear 6 (2) 71−5, 1985

Terry, A. M. P., Jones, D. M.: Preference for potential tinnitus maskers: Results from annoyance ratings. Br J Audiol 20, 277−297, 1986

Vernon, J.: Attempts to relieve tinnitus. J Amer Audiol Soc 2, 124, 1977

Vernon, J.: Current use of masking for the relief of tinnitus. In: M. Kitahara (ed): Tinnitus, Pathophysiology and Management, Igaku-Shon, 96−106, 1988

Vernon, J.: The common errors of masking for relief of tinnitus. Proc. III International Tinnitus Seminar Münster, Harsch-Verlag Karlsruhe, 229−238, 1987

Vernon, J.: The history of masking as applied to tinnitus. Tinnitus Proceedings of the 1st International Tinnitus Seminar 1979. J Laryng Otol, Suppl 4, 76−79, 1981

Vernon, J.: The other noise damage: Tinnitus. Sound and Vibration 12 (5), 26, 1978

Vernon, J., Schleuning, A.: Tinnitus: A new management. Laryngoscope 88, 413, 1978

Vernon, J., Fenwick, J. A.: Tinnitus „loudness" as indicated by masking levels with environmental sounds. Tinnitus Proceedings of the 2nd International Tinnitus Seminar 1983. J Laryng Otol, Suppl 9, 59−62, 1984

Vernon, J., Meikle, M. B.: Tinnitus masking: unresolved problems. In: Evered D., Lawrenson G. (eds): Tinnitus, Ciba Foundation symposium 1985, Pitman, London, 239−262, 1981

Vernon, J., Schleuning, A., Odell, L., Hughes, F.: A tinnitus clinic. Ear Nose Throat J 56 (4) 181−9, 1977

Vernon, J., Wilson, F., Mitchell, C.: Real-Ear evaluation of tinnitus-masker. In: H. Feldmann (ed): III International Tinnitus Seminar, Harsch Verlag, 280−287, 1987

Von Wedel, H.: Tinnitustherapie mit Hörgeräten und Tinnitusmaskern: Ergebnisse einer Langzeitstudie. Audiol Akustik 2, 34−44, 1988

Von Wedel, H.: A longitudinal study in tinnitus therapy with tinnitus maskers and hearing aids. Proc. III International Tinnitus Seminar Münster, Harsch-Verlag Karlsruhe, 257−260, 1987

Von Wedel, H., Opitz, H. J.: Ein Beitrag zur Behandlung von Ohrgeräuschen mit Tinnitus-Maskern. Laryng Rhinol Otol 59, 542−547, 1980

Von Wedel, H., Opitz, H. J.: Langzeittherapie von Tinnitus mit Hörgeräten und Tinnitusmaskern − Ein dreijähriger Erfahrungsbericht. Arch Otorhinolaryngol Suppl., 254−259, 1983

Von Wedel, H., Strahlmann, U., Zorowka, P.: Effektivität verschiedener nicht medikamentöser Therapiemaßnahmen bei Tinnitus. Laryngo-Rhinol-Otol 68, 259−266, 1989

Walter, B., Johansen, P. A.: Effect of tinnitus masker. 5 Years follow-up (Poster) In: H. Feldmann (ed): III International Tinnitus Seminar, Harsch Verlag, 301−302, 1987

10. Elektrostimulation und Tinnitus

Kap. 10.1–10.4   H. von Wedel
Kap. 10.5   T. Lenarz

10.1 Neuere Untersuchungen

In ihren grundlegenden Studien zur transtympanalen *Elektrostimulation am Promontorium oder am runden Fenster* haben Graham und Hazell (1977), Cazals u. a. (1978), Portmann u. a. (1979), Aran (1981), Aran und Cazals (1981) und Aran u. a. (1984) die Einflüsse der Elektrodenposition, der Stimulusform, der Stromintensität, der Stimulationsdauer, der möglichen Nebenwirkungen etc. im Hinblick auf eine effektive Tinnitusunterdrückung untersucht.

Die Stimulation im Bereich des runden Fensters ist effektiver als am Promontorium. So gibt Aran (1981) eine komplette Tinnitusunterdrückung für 60% seiner Patienten mit einer Elektrode am runden Fenster an. Bei Anbringung der Elektrode am Promontorium ist eine komplette Unterdrückung nur noch bei 25% und eine partielle bei 43% zu erreichen.

Häufig wird der Tinnitus, der vom Promontorium aus nicht beeinflußbar ist, durch Applikation der Elektrode am runden Fenster partiell oder komplett unterdrückt. Die günstigsten Einflüsse ergeben sich mit *Gleichstrom positiver Polarität*, wobei Schädigungen der Cochlea bei längerer Stimulation nicht auszuschließen sind (Aran 1977).

Auch Stromimpulse mit positiver Polarität und einer Folgefrequenz zwischen 50 Hz und 1600 Hz sowie einer minimalen Stromstärke zur kompletten Tinnitusunterdrückung zwischen 20 µA und 500 µA werden verwendet.

Eine Umkehr der Reizpolarität führt zur Auslösung akustischer Sensationen und hat keine Wirkung auf den Tinnitus. Die Überlagerung positiver und negativer Reizimpulse führt zur akustischen Wahrnehmung und gleichzeitig zur Unterdrückung von Tinnitus. Dabei sind die Stromstärken zur Auslösung akustischer Sensationen in der Regel deutlich größer als zur Tinnitusunterdrückung. *Bleibende Hemmungseffekte* nach Beendigung der Stimulation werden in der Regel nur für einige Minuten festgestellt. Ein Ausbleiben des Tinnitus über Stunden oder sogar Tage wird bei keinem Patienten erreicht.

Über *Nebenwirkungen* wie Schwindel oder Fazialisreizung wird nur bei Stromstärken berichtet, die oberhalb der Schwellenwerte zur Tinnitusbeeinflussung liegen.

Als wichtigstes Ergebnis dieser Studien wird die Möglichkeit angesehen, mittels der Elektrostimulation am Promontorium oder am runden Fenster, als günstigstem Ort, eine *Klassifikation von Tinnitus* vorzunehmen. Peripher, also im Bereich der Cochlea oder des Hörnerven erzeugter Tinnitus, soll durch die Elektrostimulation partiell oder komplett unterdrückbar sein. Hier scheinen ähnliche Mechanismen wie bei der akustischen Maskierung wirksam zu sein, wenn der Tinnitus Begleitsymptom einer Hörschädigung ist und nicht Taubheit vorliegt. Beim zentral generierten Tinnitus ist die Elektrostimulation unwirksam.

Die elektrische Stimulation bewirkt unabhängig vom Ort der Applikation (intern – extern) in Abhängigkeit vom Strompegel verschiedene *Stufen der Sensation*: Vibrationsempfinden, auditive Wahrnehmung, elektrische Maskierungseffekte, Tinnitusunterdrückung, Unbehaglichkeits- und Schmerzempfinden. Shulman (1987, 1988) berücksichtigt die tinnitusspezifischen Sensationen hinsichtlich ihrer *Dynamik* und ermittelt daraus einen Faktor zur Effektivität der Elektrostimulation. Zusätzlich leitet er aus diesem Faktor ab, ob der Tinnitus seinen Ursprung eher peripher oder zentral hat.

Der dynamische Bereich der Elektrostimulation zur Tinnitusunterdrückung ist durch das Einsetzen und das Ausbleiben der Tinnitusunterdrückung mit zunehmender Stromstärke gekennzeichnet. Dieser Wert ist individuell sehr unterschiedlich und von Stimulationsart, Stimulationsort und verwendeter Elektrodenart abhängig. Der Dynamikbereich der akustischen Sensation ergibt sich aus dem Strompegelbereich zwischen akustischer Wahrnehmungsschwelle und der Unbehaglichkeitsschwelle. Das Verhältnis beider Bereiche (akustisch/Tinnitus) sollte möglichst kleiner oder gleich 1 sein, um eine effektive Tinnitusbeeinflussung zu erzielen (Shulman 1987). Ein großer Dynamikbereich zur Tinnitusunterdrückung und ein geringer zur akustischen Wahrnehmung wirken sich dementsprechend positiver auf die Tinnitustherapie mittels Elektrostimulation aus als bei umgekehrten Verhältnissen. Diese Zusammenhänge gelten sowohl für die externe (Außenohr) als auch für die interne (Mittelohr, Cochlea) Elektrostimulation. Nach Shulman (1987) sollten alle vier durch Elektrostimulation evozierten Effekte (Vibration, auditive Wahrnehmung, Tinnitusunterdrückung, Schmerzempfinden) hinsichtlich ihrer Dynamik berücksichtigt werden, um daraus eine Differenzierung zwischen peripher oder zentral generiertem Tinnitus abzuleiten. Zusätzlich wäre bei peripherem Tinnitus eine Aussage über die Art der Schädigung der sensorischen und/oder neuralen Elemente der Cochlea denkbar.

Im Rahmen der ersten Implantationen von *Cochleaprothesen* berichtet bereits Bilger (1977) über verschiedene Effekte auf Tinnitus als Begleitsymptom der peripheren Schädigung oder als Folge der Elektrostimulation. Brackmann (1981a, b) bestätigt unterschiedliche Einwirkungsmöglichkeiten sowohl auf ipsilateralen als auch auf contralateralen Tinnitus bei Cochlea-Implantat-Patienten. Ähnliche Ergebnisse werden in der weiteren Entwicklung der Cochleaprothesen auch von anderen Arbeitsgruppen berichtet (Berliner u. Cunningham 1987). Die verschiedenen Methoden der internen Elektrostimulation (Mittelohr, Innenohr etc.) und der externen (Gehörgang, Mastoid etc.), die in den letzten zwei Jahrzehnten entwickelt wurden, werden nach ergänzenden Ausführungen zur Pathophysiologie und zu den Wirkungsmechanismen der Elektrostimulation in Kap. 10.5 behandelt (House 1984; Graham u. a. 1987; Berliner u. a. 1987; Sininger u. a. 1987).

10.2 Pathophysiologie und Wirkungsmechanismen der Elektrostimulation

Eine effektive Tinnitusunterdrückung ist nur bei ipsilateraler Elektrostimulation möglich. Bei eindeutig diagnostizierter cochleärer Pathologie ist eine Tinnitusbeeinflussung möglich, was für einen Tinnitus zentralen Ursprungs nicht der Fall ist.

Demnach können cochleäre Wirkungsmechanismen im Bereich der Haarzellen oder der Nervenfasern im Ganglion spirale für die verschiedenen Unterdrückungsformen von Tinnitus durch Elektrostimulation trotz unterschiedlicher Art und Ausprägung der

Hörstörung verantwortlich gemacht werden. Geht man von einer veränderten *Spontanaktivität* der auditorischen Nervenfasern als mögliche Ursache von Tinnitus aus, könnte durch eine Elektrostimulation eine *Hemmung* oder eine *Exzitation* der Spontanaktivität bewirkt werden. Untersuchungen zur Einzelfaseraktivität des Hörnerven bei Elektrostimulation bei intaktem Innenohr und bei Taubheit (Kiang u. Moxon 1972, Black u. Clark 1980, Gifford u. Guinan 1983, Hartmann u. a. 1984) haben nicht eindeutig nachweisen können, welche Mechanismen im Bereich der Cochlea für Exzitations- oder Hemmungseffekte der Spontanaktivität der Hörnervenfasern verantwortlich gemacht werden können.

Neben elektrophonen Effekten, die durch elektromechanische Vorgänge zwischen der Elektrode und dem polarisierten umgebendem Gewebe hervorgerufen werden, können auch elektro-chemische Phänomene im Haarzellbereich afferente Nervenfasernaktivitäten hervorrufen (Aran u. Erre 1987).

Denkbar sind auch direkte Stimulationsprozesse der äußeren Haarzellen, die zur mechanischen Stimulation der Zilien der inneren Haarzellen möglicherweise auch über mikromechanische Vibrationen der Endolymphe führen. Auch dieser Vorgang wäre eher als elektrophoner Effekt anzusehen.

Eine direkte Stimulation der inneren Haarzellen ist ebenfalls nicht auszuschließen. Da diese jedoch als passive mechanische Wandler angesehen werden, muß an andere Aktivitäten gedacht werden, die dort durch die Elektrostimulation ausgelöst werden können. Als weitere Möglichkeit kann von einer direkten Stimulation der afferenten Dendriten ausgegangen werden. Diese Stimulation könnte im nicht myelinisierten Bereich unterhalb der Haarzelle oder im Modiolus zwischen Habenula perforata und dem Hörnerven erfolgen. Letztlich ist auch eine direkte Stimulation der efferenten Nervenfasern möglich, wodurch entweder die äußeren Haarzellen oder die afferenten Nervenfasern der inneren Haarzellen beeinflußt werden.

Wahrscheinlich treten all diese Phänomene zusammen auf, wobei aufgrund der Wirkungsmechanismen unterschiedliche Zeitmuster zu berücksichtigen sind. Im Hinblick auf die veränderte Spontanaktivität bei Elektrostimulation kann davon ausgegangen werden, daß elektro-mechanische oder elektro-chemische Vorgänge, die gegenüber der direkten Stimulation des Nerven verzögert sind, die direkt evozierten Nervenaktivitäten kaum beeinflussen (Aran u. Erre 1987). Dies zeigen auch Untersuchungen mit gleichzeitiger Maskierung und Elektrostimulation des Innenohres, die ein gut synchronisiertes elektrisch evoziertes Nervenaktionspotential mit sehr kurzer Latenz aufweisen (Charlet de Sauvage u. a. 1980).

Auch die Unterdrückung von Tinnitus bei komplett ausgefallenen äußeren und inneren Haarzellen weist darauf hin, daß die Wirkungsmechanismen der Elektrostimulation eher im Bereich der noch intakten Nervenfasern z. B. im Ganglion spirale (Lindsay u. Hinojosa 1978) zu lokalisieren sind. Die Abhängigkeit von der Polarität des Stromes läßt vermuten, daß es bei Stimulation mit positiver Polarität zu einer Hyperpolarisation und dadurch bedingter Reduzierung der Spontanaktivität im Sinne einer Inhibition kommt. Eine negative Polarität führt zur Depolarisation mit einer Zunahme der Spontanaktivität als Zeichen einer Exzitation.

Bei der Elektrostimulation müssen verschiedene Gesichtspunkte Berücksichtigung finden. So haben Elektrodentyp, Elektrodenposition, Form und Intensität des elektrischen Reizes unterschiedliche Einflüsse auf eine angestrebte Tinnitusreduzierung oder -unterdrückung. Zusätzlich müssen mögliche Nebenwirkungen berücksichtigt werden. Die Art und Durchführung der Effektivitätskontrollen führen ebenfalls zu unterschiedlichen Ergebnissen und Aussagen zu dieser speziellen Tinnitustherapie.

Elektrodentyp

Als Elektrodentyp finden Silber, Silberchlorid, Platin, Platin-Iridium oder rostfreier Stahl sowohl bei den transtympanalen als auch bei den im Gehörgang oder am Mastoid angebrachten Oberflächenelektroden Verwendung.

Elektrodenposition

Der Sitz der Elektroden kann danach eingeteilt werden, ob es sich um extern (Kopfhaut, Außenohr) oder um intern (Mittelohr, Innenohr) angebrachte Elektroden handelt. Transkutane Elektrostimulation am Mastoid, Elektroakupunktur der Ohrmuschel oder Stimulation mittels Iontophorese sind den externen Methoden zuzurechnen. Die Plazierung der Reizelektroden am Promontorium, in der Nische des runden Fensters oder in der Cochlea kennzeichnet die internen Stimulationsmethoden.

Reizform

Der elektrische Stimulus kann sehr unterschiedlicher Natur sein:

Gleichstromreizung (DC) mit negativer oder positiver Polarität, gepulster Gleichstrom (negativ oder positiv), Pulsfolgen mit Gleichstrom (negativ oder positiv), biphasische Gleichstromimpulse mit Ladungsausgleich, Wechselstrom (AC) (sinus- oder rechteckförmig) mit unterschiedlicher Frequenz (Abb. 10.1).

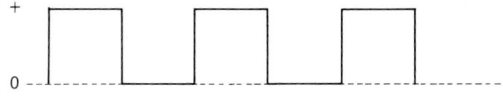

anodischer Gleichstrompuls (Aran), Pulsrate=500 Hz

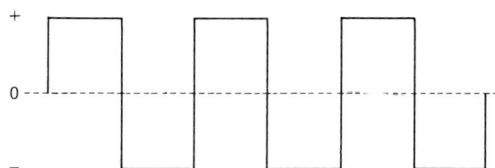

Wechselstrompuls mit Ladungsausgleich, Pulsrate=500 Hz

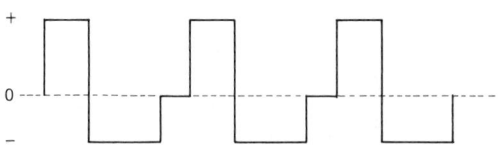

asymmetrischer Wechselstrompuls mit Ladungsausgleich (Rowland), Pulsrate=160 Hz

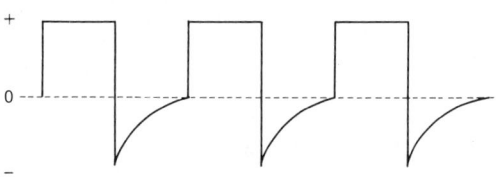

Wechselstrompuls ohne Ladungsausgleich (TENS), Pulsrate=120 Hz

Abb. 10.**1** Schematische Darstellung möglicher elektrischer Stimulusformen zur partiellen oder kompletten Tinnitusunterdrückung

Reizintensität

Die Reizintensität hängt vom Ort und der Art der Stimulation ab. Bei interner Stimulation am Promontorium oder auch am runden Fenster liegen die Stromstärken zwischen 5 μA – 30 μA im Schwellenbereich der Tinnitusunterdrückung und bei 300 μA – 400 μA im Bereich beginnender Nebenwirkungen wie Schwindel, Fazialisstimulation etc.

Bei externer Stimulation im Gehörgang wie bei der Iontophorese werden Stromstärken zwischen 0,2 mA und 1 mA verwendet. Für die externe Stimulation am Mastoid werden in Abhängigkeit vom Übergangswiderstand Stromstärken zwischen 2,0 mA – 7,5 mA benötigt. Spannungsangaben statt der Stromstärke sind nur dann verwendbar, wenn der Widerstand am Übergang Elektrode – Gewebe bekannt ist.

Nebenwirkungen

Häufig sind zur Tinnitusunterdrückung bei interner Elektrostimulation Stromstärken notwendig, die zu einer akustischen Sensation führen. Auch wenn der Tinnitus komplett oder partiell unterdrückt ist, wird der zusätzliche auditive Stimulus als störend empfunden.

Eine unipolare Gleichstromreizung führt zu erheblichen Gewebeschäden vor allem im Innenohr, die durch *Elektrolysevorgänge* hervorgerufen werden. Auch gepulster Gleichstrom zeigt ähnliche Auswirkungen. Erst bei ausreichendem Ladungsausgleich wie z. B. beim Wechselstrom oder beim speziell geformten, biphasischen Gleichstromreiz können diese Auswirkungen weitgehend reduziert werden. Komplikationen ergeben sich sowohl für die interne als auch für die externe Elektrostimulation bei zu hohen Stromstärken. *Schwindel*, Unwohlsein, Schmerzempfinden im Bereich der Elektroden oder sogar unerwünschte Aktivitäten des Nervus facialis können die Folge sein.

Eine Zunahme einer bestehenden Hörstörung oder das Auftreten einer Hörstörung ist bei zu hohen Strompegeln nicht auszuschließen.

Effektivitätskontrollen

Die partielle oder komplette Unterdrückung des Tinnitus mittels der internen oder externen Elektrostimulation kann nur über die Wahrnehmung des Patienten ermittelt werden. Bei Stromarten und -stärken, die zusätzlich zu einer akustischen Wahrnehmung führen, fällt diese Beurteilung häufig schwer, da sich der Tinnitus und der elektrisch evozierte Stimulus überlagern.

Die Überprüfung möglicher bleibender *Hemmungseffekte* (Residual-Inhibition) ist schwierig, da auch psychische Einflußfaktoren die Beurteilung einer partiellen oder kompletten Hemmung und deren Zeitdauer erheblich beeinträchtigen.

Im Rahmen der verschiedenen elektrostimulatorischen Therapiemaßnahmen wird auf die oben aufgeführten Gesichtspunkte im einzelnen eingegangen.

10.3 Externe inhibitorische Stimulation

Zu den Methoden der im Außenohr (Ohrmuschel und Gehörgang) sowie im Bereich des Mastoids vorgenommenen externen Stimulationsmaßnahmen müssen die *Elektroakupunktur* oder Stimulation der Ohrmuschel, die *Iontophorese* und die sog. *Hochfrequenzstimulation* am Mastoid gezählt werden.

Transkutane aurikuläre elektrische Stimulation

Von Engelberg und Bauer (1985) und Bauer (1986) werden Untersuchungen zur Elektrostimulation an 13 Punkten der Ohrmuschel vorgestellt. Mit einem modifizierten biphasischen Gleichstromimpuls unterschiedlicher Folgefrequenz mit einer Stromstärke von 50 µA werden zwischen 1 und 17 Stimulationssitzungen vorgenommen. In einer Kontrollgruppe erfolgte die Plazierung der Elektroden ohne Stimulation. 82% aller Patienten mit Elektrostimulation gaben eine Besserung ihres Tinnitus bzw. eine Verschiebung der Tinnitusfrequenz zu niedrigeren Frequenzen an, die maximal bis zu 6 Monaten andauerte. In der Kontrollgruppe ohne Stimulation wurde nur eine geringe Tinnitusveränderung angegeben. In einigen Fällen konnte eine komplette Tinnitusunterdrückung für mehrere Tage erreicht werden. Dies war unabhängig von der Dauer des Tinnitus, wie die Ergebnisse für einen akuten Tinnitus (2 Wochen) und einen länger persistierenden Tinnitus (3 Jahre) nachwiesen.

In ihren Untersuchungen zur Abhängigkeit der Tinnitusunterdrückung von der externen Elektrodenposition und der Stimulusform verglichen Chouard u. a. (1981) den anodischen und kathodischen Gleichstromimpuls, den symmetrischen und unsymmetrischen biphasischen Impuls sowie den Sinustonimpuls. Die Erfolgsquote im Hinblick auf eine Tinnitusunterdrückung lag zwischen 23% und 42%, wobei mit dem asymmetrischen biphasischen Impuls, der auch im Rahmen der elektrischen Schmerzunterdrückung verwendet wird, die besten Effekte zu erzielen waren. Unabhängig vom Ort der Stimulation (Gehörgang, Ohrmuschel, prä- oder postaurikulär) ergaben sich vergleichbare Ergebnisse, solange die Elektroden im Kopfbereich fixiert waren.

Mit dem von Chouard angegebenen Strom-
impuls konnten Vernon und Fenwick (1985) im
Vergleich zu anderen Reizformen bei etwa 30%
ihrer Patienten bei Applikation im Bereich des
Außenohres eine mehr als 40%ige Reduzierung
des Tinnitus erzielen, die bei 80% der Patienten
für etwa 1 – 3 Stunden anhielt. Gersdorff und
Robillard (1987) konnten mittels der *Elektro-
Aurikular-Therapie* an den drei klassischen Auri-
kularpunkten keine Tinnitusveränderung feststellen.

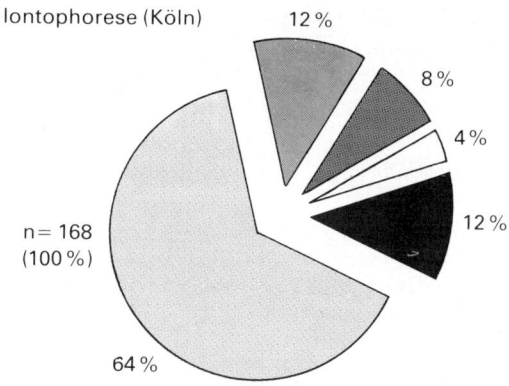

Iontophorese (Köln)   12 %
8 %
4 %
n = 168   12 %
(100 %)
64 %

Iontophorese

Auf die günstigen Effekte von *Lidocain* auf
Tinnitus, zumindest was die vorübergehende Unterdrückung während der Applikation angeht,
wurde an anderer Stelle hingewiesen (Kap. 7.4).

☐ keine Angaben

■ Verschlechterung

☐ keine Besserung

▨ leichte Besserung

▨ erhebliche Besserung

Die *Iontophorese-Lokalanästhesie* dient über ein
Spannungsfeld zwischen einer im Gehörgang in einer
1 : 1-Mischung von 4%igem Xylocain und einer
1/1000 Epinephrin-Stammlösung liegenden Anode sowie einer am kontralateralen Arm befestigten Kathode
zur Lokalanästhesie des Gehörgangs und des Trommelfells (Tolsdorff 1980). Im Prinzip wird über den galvanischen Strom das Lokalanästetikum in ionisierter Form
durch das intakte Oberflächenepithel der Gehörgangs-
haut und des Trommelfells an die Nervenzellmembran
transportiert. Gleichzeitig bildet sich zwischen den
Elektroden ein Stromdichtefeld, welches auch das Innenohr erfaßt. Eine Anlagerung von Lidocain in der
Cochlea ist nicht wahrscheinlich, da die Medikamen-
tenneindringtiefe bei 20minütiger Applikationsdauer
bei 2 – 3 mm liegen soll (Tolsdorff 1980). Die möglichen
Auswirkungen des konstanten Gleichstroms (0,5 mA
bis 2 mA) positiver Polarität auf das Innenohr sind
ebenfalls kritisch zu sehen, wenn man den Ausführungen von Shulmann (1985) folgt, der für therapeutische
Zwecke mittels der externen Elektrostimulation Stromstärken von mehr als 1 mA als notwendig angibt.

Opitz und von Wedel (1980) und von Wedel und
Opitz (1986) konnten mit der Iontophorese bei
25% ihrer Patienten mit langjährig persistierendem Tinnitus unterschiedlicher Genese lediglich
eine partielle Tinnitusreduzierung ermitteln. Diese hielt bis zu einigen Stunden an. Auch eine
mehrfache Applikation bis zu 12mal erbrachte
keine besseren Ergebnisse.

Brusis und Loennecken (1985) berichteten in
einer Studie an 50 Patienten über eine wirksame
Iontophorese-Lokalanästhesie bei 55% ihrer Patienten. Bei 20% soll eine komplette Beseitigung des Tinnitus erreicht worden sein.
Abb. 10.**2** zeigt die Ergebnisse bei diesem
Patientenkollektiv nach einer erneuten Kontroll-

Abb. 10.2 Effektivität der Iontophorese bei einem
Kollektiv der durch Brusis und Loennecken (1985)
untersuchten bzw. behandelten Patienten 1/2 Jahr
nach der Behandlungsmaßnahme

untersuchung zur Effektivität dieser Behandlungsmethode nach 1/2 Jahr. Berücksichtigt
man, daß die Angabe „leichte Besserung" eher
auf *psychologische Auswirkungen* zurückzuführen sein dürfte, geben nur 8% eine erhebliche
Besserung ihres Leidensdruckes an. Dagegen
wird von 12% eine Verschlechterung angegeben.
Auch die aus einer Langzeitstudie ermittelten
Ergebnisse an 462 Patienten mit mehr als einem
Jahr persistierendem Tinnitus und 12maliger
Iontophorese-Lokalanästhesie (von Wedel u. a.
1989) bestätigen den geringen Langzeiteffekt mit
knapp 2%.

Pauer und Kaufmann (1986) konnten an 25 Tinnituspatienten nie eine vollständige Beseitigung
des Tinnitus erreichen; in 8 Fällen soll eine
Abschwächung aufgetreten sein. Ähnliche Ergebnisse im Sinne einer geringen Wirksamkeit
der Iontophorese-Lokalanästhesie wurden auch
von Ziegelmüller u. a. (1987) für *Tinnitus nach
Knalltrauma* berichtet. Auch die umfangreichen
Untersuchungen von Welkoborsky und Bumb
(1988), Laffrée und Hulshof (1987), Willat u. a.
(1987), Benz u. a. (1987) und von Wedel u. a.
(1989) bestätigen die geringe Effektivität dieser
Therapiemaßnahme.

Externe Elektrostimulation am Mastoid (Hochfrequenzstimulation)

Erste Untersuchungsergebnisse zur Effektivität der Tinnitustherapie mit dem *Tinnitussupressor „Audimax"* wurden von Shulman (1984a) vorgestellt.

Dieses System enthält zwei Generatoren, einen als Hochfrequenzgenerator (60—80 kHz) ausgelegt, der die Trägerfrequenz erzeugt, und einen zweiten Generator, der zur gleitenden Amplitudenmodulation über einen Frequenzbereich zwischen 200 Hz und 20 kHz verfügt. Das Trägersignal wird mit 90% moduliert. Das elektrische Signal (5 V Spitzenspannung) wird über zwei rostfreie Stahlelektroden mit 2 cm Durchmesser ohne Elektrodengel direkt auf jedes Mastoid übertragen. Die Stromstärke liegt zwischen 7—8 mA und soll bei einer Frequenz von 60 kHz auch bei längerer Applikation nicht das umgebende Gewebe oder Knochenstrukturen schädigen. Das Gerät ist sonst komplett geschlossen, enthält einen Ein/Aus-Schalter und ist batteriebetrieben. Es sollen kaum Haut- oder akustische Sensationen ausgelöst werden. Da das Gerät beide Gehörgänge freiläßt und als Band am Kopf getragen wird, soll es von den Patienten nicht als lästig empfunden werden. Nach einer eingehenden Voruntersuchung zur Differenzierung zwischen mehr peripher oder zentral generiertem Tinnitus auch unter Verwendung der akustisch evozierten Hirnstammpotentiale und der Hochfrequenzaudiometrie nach Tonndorf und Kurman (1984) wurde bei Einhaltung eines spezifischen Stimulationszeitschemas innerhalb von 10 Tagen bei 5 von 13 Patienten eine komplette Tinnitusunterdrückung erreicht. Nach etwa 1—5 Stunden erreichte der Tinnitus wieder sein Ausgangsniveau. Von einigen Patienten wurde zusätzlich eine leichte Hörverbesserung angegeben, die bei einem Patienten audiometrisch bestätigt werden konnte (Shulman 1984).

Die externe Elektrostimulation am Mastoid soll bei allen den Patienten effektiv sein, bei denen der Tinnitus akustisch maskiert werden konnte, was als Hinweis auf seine *periphere Lokalisation* angesehen wurde. Nach Shulman bestätigten die Ergebnisse der akustisch evozierten Hirnstammpotentiale jeweils eine periphere Hörstörung. In Fällen von *zentralem Tinnitus*, durch die BERA-Ergebnisse verifiziert, ist nur eine minimale Tinnitusunterdrückung mittels der externen Elektrostimulation zu erzielen.

In weiteren Untersuchungen konnten Shulman (1985, 1987, 1988), Shulman u. a. (1985), Shulman u. Kisiel (1987), Thedinger u. a. (1987), Dobie u. a. (1986), Vernon und Fenwick (1985), Kitajama u. a. (1987), Lyttkens u. a. (1986, 1987), Pilgramm u. a. (1986) u. Pilgramm u. Schumann (1987) Erfolgsquoten zwischen etwa 20% (Pilgramm u. Schumann 1987; Lyttkens u. a. 1987) und fast 60% (Shulman 1985; Kitajama u. a.

1987) bei einer selektierten Patientenpopulation ermitteln. Nach Dobie u. a. (1986) und Thedinger u. a. (1987) soll die Effektivität allerdings nur bei 10% liegen. Bleibende Hemmungseffekte nach mehrmaliger Applikation bis zu maximal 1/2 Jahr wurden bei keinem Patienten erreicht. Eine langfristige partielle Reduzierung der Tinnitusintensität war in wenigen Fällen möglich (Shulman 1988). Nebenwirkungen wurden nur von wenigen Untersuchern berichtet. Nach Pilgramm und Schuman (1987) sollen jedoch Hautrötungen im Mastoidbereich, kurzfristige Kopfschmerzen in der Fossa cranialis posterior sowie Vibrationsempfindungen im Ohr- und Zungenbereich während der Stimulation auftreten. Insbesondere die Hautrötungen wurden auch von Shulmann (1988) bei längerer Applikation des Gerätes bestätigt. In allen Fällen einer Tinnituszunahme während der Stimulation, nach Shulman (1987) etwa bei 40%, erreichte die Tinnitusintensität ihr Ausgangsniveau wieder nach etwa 24—48 Stunden. Wurden die Therapiemaßnahmen Tinnitusmasker und externe Stimulation kombiniert (Shulman 1988), ergaben sich synergistische Effekte. So war die notwendige Tragedauer des Tinnitussupressors Audimax des Tinnitusmaskers deutlich reduziert und die Dauer partieller oder kompletter Hemmungseffekte wesentlich verlängert. Ähnliche Ergebnisse wurden von Bagot d'Arc u. a. (1987) berichtet, die bei 22% ihrer Patienten eine länger andauernde Tinnitusreduzierung bei simultaner akustischer und elektrischer Stimulation erreichten.

Im Hinblick auf den *Wirkungsmechanismus* der externen Elektrostimulation vermutet Shulman (1987b), daß auch zentrale Hemmungseffekte eine Tinnitusreduzierung bewirken können, da er während der Stimulation eine Zunahme des zerebralen Glucoseverbrauchs im Tierversuch feststellte. Die vor allem im Corpus geniculatum mediale und im Colliculus inferior links ermittelten Effekte können ihren Ursprung in der veränderten peripheren Spontanaktivität haben, was für die Cochlea als Einwirkungsort für die Elektrostimulation spricht (Sasaki u. a. 1980). Die Effektivität der externen Elektrostimulation wurde bereits oben als größer angegeben, wenn der Tinnitus peripheren Ursprungs ist. Shulmann (1987, 1988) empfiehlt zur Prognose der Effektivität die Verwendung des Dynamikbereichs der Elektrostimulation zur Tinnitusunterdrückung im Vergleich zur Dynamik der elektrisch evozierten auditorischen Sensationen.

Ein großer *Dynamikbereich* für die Tinnitusunterdrückung und ein geringer oder fehlender für die akustische Sensation sollen die besten Voraussetzungen zur effektiven Tinnitustherapie sein. Diese Voraussetzungen gelten nicht nur für die externe sondern auch für die im Mittel- oder Innenohr vorgenommene interne Elektrostimulation.

10.4 Interne Elektrostimulation (Mittelohr, Innenohr)

Die Methode der transtympanalen Elektrostimulation am Promontorium oder im Bereich des runden Fensters sowie die Möglichkeiten und Grenzen der Verwendung von Cochleaimplantaten zur Tinnitusunterdrückung wurden bereits in Kap. 10.1 einleitend vorgestellt.

Im Gegensatz zur externen Elektrostimulation hat die Applikation von Elektroden näher zum Generator des Tinnitus eine größere Effektivität mit dem Nachteil, daß es sich um eine invasive Methode handelt. Die notwendigen Stromstärken sind deutlich geringer (µA-Bereich im Vergleich zum mA-Bereich) und die Häufigkeit einer kompletten Unterdrückung von Tinnitus wesentlich größer.

Durch die Verwendung spezieller biphasischer Gleichstromreize mit Berücksichtigung des Ladungsausgleichs oder spezieller Wechselstromimpulse lassen sich sowohl Gewebeschädigungen durch Elektrolyse vermeiden, als auch eine elektrische Tinnitusreduzierung oder -unterdrückung erreichen (Vernon 1987). Von Vernon und Fenwick (1985) wird hierzu ein spezieller biphasischer *Gleichstromimpuls nach Rowland u. a.* (1960) vorgeschlagen.

Seit den grundlegenden Untersuchungen der französischen Gruppen um Portmann, Aran und Cazals wurde eine Vielzahl von Publikationen zu diesem Themenkomplex verfaßt. Auf einige dieser neueren Untersuchungen soll im folgenden kurz eingegangen werden.

Douek (1984) berichtete über ein spezielles Elektrodensystem bei Tinnituspatienten mit Radikalhöhlen oder mit massiven Adhäsivprozessen. Nach kleineren operativen Manipulationen wurde eine mit Gold beschichtete Otoplastik, kombiniert mit einer das Promontorium stimulierenden Elektrode, in den erweiterten Mittelohrraum eingesetzt. Über einen externen Stimulator ließen sich verschiedene Stimulusformen erproben. Der Patient konnte sein Elektrodensystem selbst entfernen.

Von vielen Patienten wurde angegeben, der Tinnitus sei mit den verwendeten unterschiedlichen Stimuli deutlich beeinflußbar. Einige Patienten gaben auch Veränderungen bis zu etwa 2 Stunden nach Absetzen des Gerätes an. Genauere Zahlen wurden von Douek nicht genannt. Er verwies aber auf die Notwendigkeit der Langzeittherapie, die erstens über mögliche Schäden bei noch partiell intaktem Gehör Auskunft geben kann, und außerdem zentrale Kompensationsmechanismen hervorrufen kann. In diesem Zusammenhang kann auf Untersuchungsergebnisse am Meerschwein-

chen von Douek (Balkany u. a. 1987) verwiesen werden. Mit einem alternierenden rechteckförmigen Strom mit Ladungsausgleich erfolgt bei einer Frequenz von 100 Hz und einer Stromstärke von 25–91 µA über einen Zeitraum von 20 Wochen 12 Stunden täglich die Elektrostimulation am runden Fenster. Durch Registrierung der Summenaktionspotentiale mit der gleichen Elektrodenkonfiguration konnte nachgewiesen werden, daß keine Veränderungen der Elektrocochleogramme auftreten. Histologische Untersuchungen zeigten nur geringe basale Veränderungen auf der ipsilateralen Seite. Dagegen ergaben sich in der kontralateralen Cochlea erhebliche Veränderungen in den äußeren Haarzellen, bei weitgehend intakten inneren Haarzellen und den entsprechenden afferenten Nervenfasern. Hier scheinen efferente Einflüsse über das oliviocochleäre Bündel nicht unerhebliche Auswirkungen auf das Gegenohr auszuüben, ein Aspekt, der bei längerfristiger einseitiger Elektrostimulation bei weitgehend intaktem kontralateralem Ohr nicht vernachlässigt werden sollte.

Mit einem Elektrodensystem, das dem von Douek ähnlich ist, führten Shulman und Kisiel (1987) die Elektrostimulation am Promontorium durch. Sie konnten bei ihren so versorgten 4 Patienten eine Tinnitusunterdrückung feststellen, die ausgeprägter war, wenn der Dynamikbereich der Tinnitusbeeinflussung (s. Kap. 10.1) im Vergleich zur Evozierung der akustischen Sensation groß war.

Gersdorff und Robillard (1987) beschreiben verschiedene Verfahren zur Elektrostimulation. Bei transtympanaler Stimulation mit sinusförmigem Strom wurden bei 4,5% der Patienten geringe und bei 6,5% erhebliche Einflüsse auf den Tinnitus ausgeübt. Mit Gleichstromimpulsen positiver Polarität ergab sich eine Effektivität von 23%. Bei elektromagnetischer Stimulation sollen 28% der Patienten eine leichte und 4% eine erhebliche Tinnitusreduktion angeben.

Im Hinblick auf die Auswahl von tauben Patienten zur Implantation einer *Cochleaprothese* führten Graham u. a. (1987) die Elektrostimulation am Promontorium an 28 Patienten mit Tinnitus durch. Die Reizung mit Wechselströmen zwischen 30 Hz und 300 Hz zeigte eine komplette Tinnitusunterdrückung in 43% der Fälle. Die *Gleichstromstimulation* bei positiver Polarität war bei 50% erfolgreich.

Zur *Wechselstromunterdrückung* des Tinnitus wurden Strompegel benötigt, die gleichzeitig zu einer akustischen Wahrnehmung führten. Bleibende Hemmungseffekte für einige Minuten wurden nur nach Wechselstromstimulation festgestellt. Von einem Patienten wurde der Tinnitus bei dieser Form der Stimulation als stärker empfunden. Ein Teil dieser Patienten erhielt ein Cochleaimplantat, welches als *extracochleäre Prothese* eine einkanalige Stimulation am runden

Fenster erlaubte. Von den 7 Patienten, die präoperativ mit Wechselstromimpulsen stimuliert worden waren, konnte bei 4 Patienten über das Cochleaimplantat eine komplette Tinnitusunterdrückung erreicht werden. In einem Fall war die Unterdrückung sogar bilateral, und bei einem zweiten Patienten konnte der kontralaterale Tinnitus unterdrückt werden. Auf dem implantierten Ohr hatte dieser Patient keinen Tinnitus. Bei 2 Patienten wurde der Tinnitus während der Reizung als lauter empfunden, und bei einem dieser Patienten blieb der Tinnitus nach Absetzen der Wechselstromstimulation lauter als vor der Applikation. Es soll auch erwähnt werden, daß bei nur einem Patienten während der Aktivierung des Sprachprozessors der Tinnitus unterdrückt und bei einem anderen Patienten verstärkt wurde.

Zur Effektivität der transtympanalen Elektrostimulation am Promontorium mit Gleichstrom positiver Polarität mit einem Pegel zwischen 60 und 80 µA führten von Wedel und Opitz (1986) und von Wedel u. a. (1989) an 24 Patienten eine Kontrolle nach einem halben Jahr durch (Abb. 10.**3**). Direkt während der Elektrostimulation und auch noch einige Minuten nach Beendigung verspürten etwa 28% der Patienten eine leichte bis erhebliche Besserung. Von 8% wurde der Tinnitus als lauter empfunden. Bei der Kontrolluntersuchung nach einem halben Jahr wurde von 22% eine leichte Verbesserung und von 22% eine Verschlechterung angegeben. Ein *Langzeiteffekt* der einmal durchgeführten Elektrostimulation kann sowohl im Hinblick auf eine Besserung als auch auf eine Verschlechterung des Tinnitus verneint werden. Hier spielen sicherlich psychologische Aspekte eine entscheidende Rolle. Interessant im Hinblick auf die Iontophorese scheinen die Patienten zu sein, die eine komplette Tinnitusunterdrückung bei der transtympanalen Stimulation empfinden. Nur für diese Patienten ließ sich bei der Iontophorese ebenfalls eine komplette oder partielle Unterdrückung während der Elektrostimulation erzielen.

Bei simultaner akustischer und transtympanaler Elektrostimulation wird nach Gersdorff und Robillard (1987) bei 10% der Patienten eine leichte Verbesserung und bei 6% eine deutliche Tinnitusreduzierung erreicht.

Insgesamt zeigen die vorgestellten Methoden zur internen und externen Elektrostimulation, daß die Unterdrückung von Tinnitus peripheren

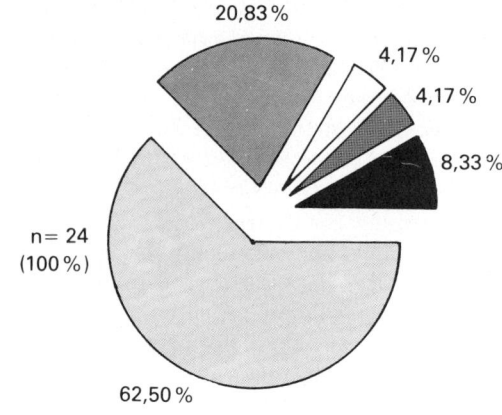

Elektrostimulation (t = 0)
(transtympanal)

20,83%
4,17%
4,17%
8,33%
n = 24
(100%)
62,50%

■ Verschlechterung
□ keine Besserung
▦ leichte Besserung
□ deutliche Besserung
▩ erhebliche Besserung

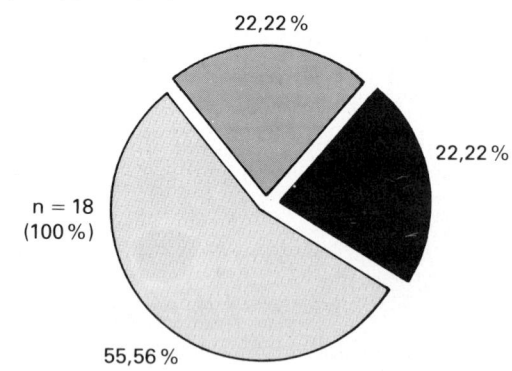

Elektrostimulation
(t = 6) (transtympanal)

22,22%
22,22%
n = 18
(100%)
55,56%

■ Verschlechterung
□ keine Besserung
▦ leichte Besserung

Abb. 10.**3** Effektivität der transtympanalen Elektrostimulation am Promontorium direkt nach (t = 0) und 6 Monate (t = 6) nach der Therapiemaßnahme

Ursprungs häufig erreicht werden kann. Um eine Schädigung der Cochlea oder auch anderer Strukturen zu verhindern, sind spezielle Reizformen notwendig. Trotzdem sollten kontralaterale Auswirkungen über das efferente Hörbahnsystem (olivo-cochleäres Bündel), die zu einer Schädigung führen können, nicht ausgeschlossen werden. Erst Langzeitversuche, auch im Tiermodell, können die Effektivität dieser Therapiemaßnahme endgültig abklären.

Literatur

Aran, J.-M.: Electrical stimulation of the auditory system and tinnitus control. Tinnitus Proceedings of the 1st International Tinnitus Seminar 1979. J Laryng Otol, Suppl 4, 153 – 161, 1981

Aran, J.-M.: Neural correlates of electrically induced cochlear dysfunction. Clin Otolaryngol 2, 305 to 310, 1977

Aran, J.-M.: Cazals, Y.: Electrical supression of tinnitus. In: Ciba foundation symposium 85: Tinnitus. (eds. D. Evered, G. Laurenson), Pitman Medical, London, 217 – 231, 1981

Aran, J.-M., de Sauvage, R. C., Erre, J. P.: Perspectives in experimental stimulation of the ear: Experimental studies. Tinnitus Proceedings of the 2nd International Tinnitus Seminar 1983. J Laryng Otol, Suppl 9, 132 – 136, 1984

Aran, J.-M., Erre, J. P.: Effects of electrical currents applied to the cochlea In: H. Feldmann (ed): III International Tinnitus Seminar, Harsch Verlag, 400 – 409, 1987

Bagot, d'Arc M., Corlieu, P., Maton, P., Sterkers, J. M.: Simultaneous electrical and acoustic stimulations in tinnitus therapy. Our experience about 71 cases (Poster). In: H. Feldmann (ed): III International Tinnitus Seminar, Harsch Verlag, 458, 1987

Balkany, T., Bantli, H., Vernon, J., Douek, E., Shulman, A., House, J., Portmann, M., House, W.: Workshop: direct electrical stimulation of the inner ear for the relief of tinnitus. Am J Otol 8 (3) 207 – 212, 1987

Bauer, W.: Transcutaneous electrical stimulation [letter]. Arch Otolaryngol Head Neck Surg 112 (12) 1301 – 1302, 1986

Benz, B., Schmidt, B., Feidert, F., Wustrow, J., Müller-Peile, I.: Doppelblindstudien zur Wirksamkeit der Iontophoresebehandlung bei Tinnitus. Arch. Otolaryngol Suppl. 231 – 233, 1987

Berliner, K. I., Cunningham, J. K., House, W. F.: Effect of the cochlear implant on tinnitus in profoundly deaf patients. In: H.Feldmann (ed): III International Seminar, Harsch Verlag, 451, 1987

Berliner, K. I., Cunningham, J. K.: Tinnitus suppression in cochlear implantation. In: Tinnitus, Churchill Livingstone, 118 – 130, 1987

Bilger, R. C.: Evaluation of subjects presently fitted with implanted auditory protheses. Ann Otol, Supplement 38, 1977

Black, R. C., Clark, G. M.: Differential electrical excitation of the auditory nerve. J Acoust Soc Am 67, 868 – 874, 1980

Brackmann, D. E.: Panel discussion. In A. Shulman (chairman), Tinnitus: Proceedings of the First International Tinnitus Seminar. J Laryng Otol, Supplement 4, 143 – 144, 1981

Brackmann, D. E.: Reduction of tinnitus in cochlearimplant patients. In A. Shulman (chairman), Tinnitus: Proceedings of the First International Tinnitus Seminar. J Laryng Otol, Supplement 4, 163 – 165, 1981

Brusis, T., Loennecken, I.: Die Behandlung von Ohrgeräuschen mit der Iontophoreselokalanästhesie. J Laryng Rhinol 64, 355 – 358, 1985

Cazals, Y., Negrevergne, M., Aran, J.-M: Electrical stimulation of the cochlea in man: hearing induction and tinnitus suppression. J. Amer Audiol Soc 3, 209 – 213, 1978

Chouard, C. H., Meyer, B., Maridat, D.: Transcutaneous electrotherapy for severe tinnitus. Acta otolaryngol (Stockh) 91 (5 – 6) 415 – 422, 1981

Dobie, R. A., Hoberg, K. E., Rees, T. S.: Electrical tinnitus suppression: a double-blind crossover study. Otolaryngol Head Neck Surg. 95, 319 – 323, 1986

Douek, E.: Electrical stimulation of the inner ear-Auditory tinnitus suppression results and speech discrimination. Tinnitus Proceedings of the 2nd International Tinnitus Seminar 1983. J Laryng Otol, Suppl 9, 137 – 138, 1984

Engelberg, M., Bauer, W.: Transcutaneous electrical stimulation for tinnitus. Laryngoscope 95 (10) 1167 – 73, 1985

Gersdorff, M. Ch., Robillard, T. A. J.: Our clinical experience of electrical stimulation in treatment of tinnitus (Poster) In: H. Feldmann (ed): III International Tinnitus Seminar, Harsch Verlag, 459 to 460, 1987

Gifford, M. L., Guinan, J. L.: Effects of crossed olivo-cochlear-bundle stimulation on cat auditory nerve fiber response to tones. J Acoust Soc Am 74, 115 – 123, 1983

Graham, J. M., Hazell, J. W. P.: Electrical stimulation of the human cochlea using a transtympanic electrode. Br J Audiol 11, 59 – 69, 1977

Graham, J. M., Meerton, L., Hazell, J., Cooper, H.: Suppression of tinnitus in the profoundly deaf by A.C. and D.C. stimulation and using a cochlear implant In: H. Feldmann (ed): III International Tinnitus Seminar, Harsch Verlag, 439 – 450, 1987

Hartmann, R., Topp, G., Klinke, R.: Discharge patterns of cat primary auditory fibers with electrical stimulation of the cochlea. Hearing Res 13, 47 – 62, 1984

House, J. W.: Effects of electrical stimulation on tinnitus. Tinnitus Proceedings of the 2nd International Tinnitus Seminar 1983. J Laryng Otol, Suppl 9, 139 – 140, 1984

Jones, I. H., Knudsen, V. O.: Certain aspects of Tinnitus, particularly treatment. Laryngoscope 38, 597—611, 1982

Kitajima, K., Kitahara, M., Uchida, K.: Transcutaneous suppression of tinnitus with high frequency carrier waves. Proc. III International Tinnitus Seminar Münster. Harsch-Verlag Karlsruhe, 435—438, 1987

Laffrée, J., Hulshof, J. H.: The efficacy of iontophoresis of lidocaine in the treatment of tinnitus. Proc. III International Tinnitus Seminar. Harsch-Verlag Karlsruhe, 311—315, 1987

Lindsay, J. R., Hinojosa, R.: The ganglion in profound sensorineural deafness. In: Naunton, R. F.; Fernandez, C. (eds): Evoked electrical activity in the auditory nervous system. Academic Press, New York, 301—320, 1978

Lyttkens, L., Lindberg, P., Scott, B., Melin, L.: Treatment of tinnitus by external electrical stimulation. Scand Audiol 15 (3) 157—164, 1986

Lyttkens, L., Scott, B., Lindberg, P., Melin, L.: Treatment of tinnitus by external electrical stimulation (Poster). In: H. Feldmann (ed): III International Tinnitus Seminar, Harsch Verlag, 461—462, 1987

Opitz, H. J., von Wedel, H.: Möglichkeiten und Grenzen der Elektrotherapie bei Tinnitus. Arch Oto-Rhino-Laryng Suppl II, 256, 1983

Pauer, R., Kaufmann, J.: Tinnitusbehandlung mit Iontophorese. Vortrag auf der gem. Herbsttagung der Österreichischen Gesellschaft für HNO-Heilkunde, Kopf- und Halschirurgie und der Vereinigung Südwestdeutscher HNO-Ärzte, Salzburg, 1986

Pilgramm, M., Lenders, H., Schumann, K.: Eine Methode zur Linderung von Tinnitusbeschwerden bei längerdienenden Soldaten mit multiplen Knalltraumen — Die externe Elektrostimulation. HNO 34 (7) 280—284, 1986

Pilgramm, M., Schumann, K.: Experience with the application of external electrical stimulation to patients with tinnitus following multiple acoustic trauma (poster) In: H. Feldmann (ed): III International Tinnitus Seminar, Harsch Verlag, 463—464, 1987

Portmann, M., Cazals, Y., Negrevergne, M., Aran, J.-M.: Temporary tinnitus suppression in man through electrical stimulation of the cochlea. Acta Otolaryngol 87, 294—299, 1979

Rowland, V., MacIntyre W. J., Bidder, T. G.: The production of brain lesions with electrical currents. II. Bidirectional currents. J Neurophysiol 17, 55—67, 1960

Sasaki, C. T., Knauer, J. S., Babitz, L.: Differential 2-Deoxyglucose uptake after deafferentation of the mammalian auditory pathway — a model for examining tinnitus. Brain Research 194, 511—516, 1980

Sauvage, C. de, Cazals, Y., Aran, J.-M.: Observation of an electrically evoked whole nerve response using the same stimulating and recording electrode: an imaging of the unit response at the round window (preliminary report). Hearing Res 2, 343—346, 1980

Shulman, A.: Electrical stimulation: Treatment of subjective idiopathic tinnitus In: M. Kitahara (ed): Tinnitus, Pathophysiology and Management, Igaku-Shon, 80—95, 1988

Shulman, A.: External electrical stimulation in tinnitus control. Am J Otol 6, 110—115, 1985

Shulman, A.: External electrical stimulation — Tinnitus suppression — hearing preliminary results. Tinnitus Proceedings of the 2nd International Tinnitus Seminar 1983 J Laryng Otol Suppl 9, 141—146, 1984

Shulman, A.: External electrical tinnitus suppression: a review 1983—1985 Am J Otol 8 (6) 479—484, 1987

Shulman, A.: The effects of the external electrical stimulation on local cerebral glucose utilization in the rat — a pilot study In: H. Feldmann (ed): III International Tinnitus Seminar, Harsch Verlag, 410—419, 1987

Shulman, A.; Kisiel, D. L.: Electrical stimulation — tinnitus suppression. The dynamic range of electrical tinnitus suppression. A predictive test. In: H. Feldmann (ed): III International Tinnitus Seminar, Harsch Verlag, 420—427, 1987

Shulman, A., Tonndorf, J., Goldstein, B.: Electrical tinnitus control. Acta Otolaryngol (Stockh), 99, 318—325, 1985

Sininger, Y. S., Mobley, J. P., House, W., Nielsen, D.: Intra-cochlear electrical stimulation for tinnitus suppression in a patient with near-normal hearing In: H. Feldmann (ed): III International Tinnitus Seminar, Harsch Verlag, 454—457, 1987

Thedinger, B., House, W. F., Edgerton, B. J.: Cochlear implant for tinnitus. Case reports. Am Otol Rhinol Laryngol 94, 10—13, 1985

Thedinger, B. S., Karlsen, E., Schack, S. H.: Treatment of tinnitus with electrical stimulation: an evaluation of the Audimax Theraband. Laryngoscope 97 (1) 33—37, 1987

Tolsdorff, P.: Iontophorese-Lokalanästhesie an Gehörgang und Trommelfell. Laryng Rhinol 59 (1980) 88—97

Tonndorf, J., Kurman, B.: A new high-frequency audiometer. Tinnitus Proceedings of the 2nd International Tinnitus Seminar 1983. J Laryng Otol Suppl 9, 106—110, 1984

Vernon, J. Electrical stimulation for relief of tinnitus. Proc. III International Tinnitus Seminar Münster. Harsch-Verlag Karlsruhe, 428—434, 1987

Vernon, J., Fenwick, J. A.: Attempts to suppression tinnitus with transcutaneous electrical stimulation. Otolaryngol Head Neck Surg 93 (3), 385—389, 1985

von Wedel, H., Opitz, H. J.: Möglichkeiten und Grenzen der Elektrotherapie bei Tinnitus. Arch. Otorhinolaryngol Suppl. 256—258, 1986

von Wedel, H., Strahlmann, U., Zorowka, P.: Effektivität verschiedener nicht medikamentöser Therapiemaßnahmen bei Tinnitus. Laryngo-Rhino-Otol 68, 259—266, 1989

Welkoborsky, H. J., Bumb, P.: Ergebnisse der Tinnitustherapie mit Lidocain-Iontophorese. Laryng Rhinol Otol 67, 289—293, 1988

Willat, D. J., O'Sullivan, G., Stoney, P. J., Jackson, S. R., Prichard, J., McCormick, M. S.: A sequential double blind crossover trial of iontophoresis. Proc. III International Tinnitus Seminar Münster. Harsch-Verlag Karlsruhe, 353−356, 1987

Ziegelmüller, P. M., Pilgramm, M., Schutz, A.: Iontophorese-Lokalanästhesie bei der Behandlung des Tinnitus nach Knalltrauma. Wehrmed. Mschr., 5, 206−209, 1987

10.5 Cochlea-Implant und Tinnitus-Implant

Therapeutische Möglichkeiten bei tauben Ohren

Die Elektrostimulation des Hörnerven eröffnet nicht nur die Möglichkeit zur auditorischen Rehabilitation bei tauben Patienten, sondern auch der Tinnitustherapie. Wie oben ausgeführt, ergeben sich Möglichkeiten der Suppression durch positiv anliegenden Gleichstrom oder durch sinusförmigen bzw. pulsatilen Wechselstrom. Die Effektivität kann dabei durch Plazierung der Elektroden in Nähe des runden Fensters oder in der Scala tympani erheblich gesteigert werden. Positive Erfahrungen hinsichtlich Tinnitus liegen für eine Reihe von Cochlea-Implant-Patienten vor, die während des Gebrauchs ihres Sprachprozessors eine Supression verspüren (Battmer u. Mitarb. 1989; Berliner u. Mitarb. 1987; Brackmann 1981; Graham u. Mitarb. 1987; Hazell u. Mitarb. 1985). Zwischen 50 und 70% der Patienten zeigen bei Verwendung des Sprachprozessors eine teilweise oder vollständige Tinnitussuppression, die u. U. von einer residualen Inhibition nach Beendigung der Stimulation begleitet ist und Minuten bis Stunden anhalten kann (Graham u. Mitarb. 1987). Bei ca. 10% findet sich jedoch der gegenteilige Effekt mit einer Verstärkung des Tinnitus, der u. U. den Gebrauch des Implants erschwert oder unmöglich macht.

Es scheint naheliegend, die verfügbare Technik des Cochlea-Implants für die Elektrostimulation bei Tinnituspatienten auch mit einseitiger Taubheit für den Zweck der Suppression zu verwenden. Entsprechende Versuche an Patienten mit tauben Ohren oder hochgradiger Schwerhörigkeit wurden ebenso unternommen (Thedinger u. Mitarb. 1985) wie auch einzelne Versuche bei Patienten mit nur geringem Hörverlust (Sininger u. Mitarb. 1987). Dabei wurde eine intracochleäre Elektrode 6 mm in die Scala tympani eingebracht und die Ansteuerung transcutan über die

im Mastoidbereich eingebrachte Empfangsspule vorgenommen.

Dabei sind die zu erzielenden Effekte nur zum Teil vorhersagbar. Als prognostischer Indikator kann bis zum gewissen Maß der Promontorialtest dienen (Graham u. Mitarb. 1987), bei dem über die nahe am runden Fenster plazierten Elektroden sowohl AC- als DC-Stimuli appliziert werden können. Dabei kann am ehesten die Situation beim extracochleären Implant imitiert werden, da der Stimulationsort nahezu identisch ist. Dies trifft jedoch nicht mehr für die intracochleären Systeme zu, deren Reizort zu den Nervenfasern anders liegt. Somit kann der potentielle therapeutische Nutzen nur bedingt vorhergesagt werden. Im Einzelfall ist auch der gegenteilige Effekt einer Tinnitusverstärkung möglich.

Die zur Suppression erforderlichen Stromstärken liegen bei der zur Vermeidung einer Gewebsschädigung erforderlichen AC-Stimuli oberhalb der auditorischen Reizschwelle ($10-40\ \mu A$), jedoch unterhalb der Unbehaglichkeitsschwelle (sog. Suprathreshold Stimulation). Die dabei erzeugten auditorischen Sensationen können zusätzlich zur Hyperpolarisation der afferenten Nervenfasern einen Maskingeffekt ausüben (Battmer u. Mitarb. 1989; Thedinger u. Mitarb. 1985). Die kontralateral möglichen Effekte können sowohl über diesen Maskingeffekt als auch über eine Aktivierung des efferenten Systems via olivocochleären Bündels bedingt sein.

Anders stellen sich die Verhältnisse bei noch (teilweise) erhaltener Cochleafunktion dar. Die potentiellen Effekte auf die verschiedenen cochleären Strukturen und Funktionen sind nur teilweise bekannt. Die zur Tinnitusbeeinflussung erforderlichen Stimulusstärken ($2-10\ \mu A$) liegen deutlich unter denen, wie sie bei ertaubten Ohren erforderlich sind (Sininger u. Mitarb. 1987). Dies kann durch elektrophone Effekte oder eine Stimulation der Knochenleitung über die eingesetzte Empfangsspule erklärbar sein, nicht jedoch durch eine neurale Stimulation, da keine elektrischen Hirnstammpotentiale evozierbar sind. Die Verwendung von Stimulusstärken wie bei ausgefallener Cochlea ist aufgrund der übermäßig starken Lautheit nicht möglich.

Langzeiteffekte und Indikation zum Cochlea-Implant

Obwohl über einen Beobachtungszeitraum von einem Jahr kein progredienter Hörverlust zu verzeichnen war, sind die Kenntnisse über potentielle Schädigungen der ipsilateralen Cochlea als auch des kontralateralen Innenohres über eine Aktivierung des efferenten auditorischen Systems unzureichend. Ein Einsatz des Cochlea-Implants in der Tinnitustherapie bei noch *erhaltener cochleärer Funktion* ist erst nach Vorliegen entsprechender tierexperimenteller Befunde zu erwägen. Dies trifft sowohl für extracochleäre, im besonderen Maß für intracochleäre Systeme zu mit dem Risiko der direkten mechanischen oder indirekten infektiösen Schädigung des Innenohres. In diesem Sinn würde es sich dann um ein *Tinnitus-Implant* handeln.

Eine unbestrittene Indikation für das Cochlea-Implant stellt die *beiderseitige cochleäre Taubheit* bei postlingual ertaubten Erwachsenen sowie bei Kindern dar, wenn die verbliebenen neuralen Strukturen noch elektrisch erregbar sind, also ein positiver Promontorialtest vorliegt. Der Einfluß auf den Tinnitus ist dabei ein Nebeneffekt, nicht jedoch Hauptziel.

Eine mögliche zukünftige Indikation stellt die *einseitige Taubheit* oder hochgradige, an Taubheit grenzende Schwerhörigkeit mit Tinnitus dar, der durch keine der sonst verfügbaren Therapiemaßnahmen zu beeinflussen ist. Da eine akustische Maskierung ipsilateral nicht möglich ist und eine Schädigung cochleärer Strukturen nicht mehr zu befürchten steht, ist der Einsatz eines Cochlea-Implants zur Tinnitustherapie aus biologischen Erwägungen heraus vertretbar. Durch einen Promontorialtest ist jedoch zu klären, ob eine Suppression und mit welcher Stimuluskonfiguration diese erreichbar ist, wie mögliche Langzeiteffekte und Wiederholungseffekte ausfallen und ob die erzeugte akustische Sensation für den Betroffenen tolerabel und hilfreich ist.

Literatur

Battmer, R. D., R. Heermann, R. Laszig: Unterdrückung von Ohrgeräuschen durch elektrische Stimulation bei Cochlea-Implant-Patienten. HNO 37 (1989) 148−152

Berliner, K. I., J. K. Cunningham, W. F. House, J. W. House: Effect of the cochlear implant on tinnitus in profoundly deaf patients. In: Feldmann, H. (Hrsg.). Proc. III Int. Tinnitus Seminar, Harsch, Karlsruhe 1987, 451−453

Brackmann, D. E.: Reduction of tinnitus in cochlear implant patients. J Laryngol Otol Suppl 4 (1981), 163−165

Graham, J., L. Meerton; J. Hazell, H. Cooper: Suppression of tinnitus in the profoundly deaf by A.C. and D.C. stimulation and using a cochlear implant. In: Feldmann, H. (Hrsg.) Proc. III Int. Tinnitus Seminar, Harsch, Karlsruhe 1987, 439−450

Hazell, J. W. P., J. M. Graham, M. P. Rothera: Electrical stimulation of the cochlea and tinnitus. In: Schindler, R. A., M. M. Merzenich (Hrsg.): Cochlear Implants. Raven press, New York, 1985, 563−570

Sininger, Y. S., J. P. Mobley, W. House, D. Nielsen: Intra-cochlear electrical stimulation for tinnitus suppression in a patient with near-normal hearing. In: Feldmann, H. (Hrsg.) Proc. III Int. Tinnitus Seminar, Harsch, Karlsruhe 1987, 454−457

Thedinger, B., W. F. House, B. J. Edgerton: Cochlear implant for tinnitus. Case reports. Ann Otol Rhinol Laryngol 94 (1985) 10−13

11. Sonstige Therapieformen

Kap. 11./11.1   T. Lenarz
Kap. 11.2–11.6   H. von Wedel

Aufgrund der unbefriedigenden therapeutischen Gesamtsituation ist die Suche der Betroffenen nach Hilfe auch in alternativen Methoden verständlich. Dies wird noch verstärkt durch den häufig anzutreffenden *therapeutischen Nihilismus* bei vielen Ärzten, die den Patienten auf die Notwendigkeit, mit dem Tinnitus leben zu müssen, hinweisen, ihm jedoch nicht die gesuchte Zuwendung und Anweisung zur Bewältigung seines Problems geben. Werden diese Faktoren durch den Therapeuten, der alternative Methoden anbietet, vermittelt, bedeutet dies einen erheblichen therapeutischen Effekt, der mit dem Placeboeffekt vergleichbar ist.

Die meisten der hier angesprochenen Verfahren wurden bisher nicht nach den Kriterien klinischer Prüfungen auf ihre therapeutische Effektivität hin überprüft oder entziehen sich einer solchen Prüfung aufgrund ihrer Eigenarten. Die auch von Betroffenen geschilderten Erfolge verdeutlichen nochmals die Bedeutung des möglichen *Placeboeffektes*. Die nachfolgende Auflistung erhebt keineswegs den Anspruch auf Vollständigkeit. Auch soll mit dieser Auswahl keine Abwertung anderer Methoden vorgenommen werden. Für die hier erwähnten Methoden liegen jedoch ausreichend Erfahrungsberichte vor.

11.1 Physikalische Verfahren

Hyperbare Sauerstofftherapie

Der akute Tinnitus mit und ohne begleitende sensorineurale Schwerhörigkeit kann als Hörsturzäquivalent aufgrund seines plötzlichen Beginns, der hohen Spontanremissionsrate, der Auslösung durch Streß angesehen werden. Die pathogenetische Hpothese geht dabei von einer vorwiegend funktionell wirksamen Perfusionsstörung aus. Therapeutische Maßnahmen sollen daher auf eine Verbesserung der Perfusion zielen. Neben medikamentösen Maßnahmen kann eine Verbesserung durch ein vermehrtes Angebot an Sauerstoff im gelösten Zustand erreicht werden.

Da bei normaler Sauerstoffkonzentration der Raumluft bereits eine 100%ige Sättigung des Blutes vorliegt, kann eine weitere Steigerung des im Gewebe verfügbaren Sauerstoffs nicht durch Respiration höherer Sauerstoffkonzentrationen erreicht werden. Dies kann nur durch eine Erhöhung des atmosphärischen Druckes und damit des *Sauerstoffpartialdruckes* im Blut erzielt werden. Die absolute Menge physikalisch gelösten Sauerstoffs wird dadurch im Blut und damit auch im perfusionsabhängigen Gewebe erhöht.

Zu diesem Zweck werden die Patienten in eine *Druckkammer* eingeschleust und der atmosphärische Druck auf ca. 2 bar erhöht. Pilgramm u. Mitarb. (1985) untersuchten vor allem Patienten mit akutem Knalltrauma, Hörsturz und akutem Tinnitus und grenzten diese Fälle von chronischen Verläufen ab. Nach mehreren Druckfahrten kam es in einem hohen Prozentsatz zu einer Reduktion der Tinnituslautheit oder zu einem Verschwinden des Symptoms. Wesentlich ungünstiger fallen die Ergebnisse bei *chronischem Tinnitus* unabhängig von der Ätiologie aus. Diese Ergebnisse zeigen den auch für andere Therapieverfahren bekannten Verlauf guter Erfolge in der Akutphase, die u. U. auf die Erfassung der Fälle mit spontaner Restitutio ad integrum zurückzuführen sind. Die erzielten Erfolge fallen damit nicht besser aus als mit anderen hämorheologisch wirksamen Therapieverfahren erzielten Ergebnisse.

Kritisch anzumerken bleiben die nicht unerheblichen Nebenwirkungen in Form von Dekompressionskrankheit, Herz-Kreislauf-Attacken sowie der hohe apparative und personelle Aufwand, der diese Methode auf wenige Zentren beschränkt.

Krankengymnastik

Die Krankengymnastik wird vor allem bei *funktionellen Störungen der HWS*, sog. Gefügestörungen, eingesetzt. Dabei handelt es sich um Fehlstellungen der Halswirbelsäule mit Störungen im

Bewegungsablauf einzelner Segmente. Neben Streckhaltungen kommen vor allem Atlasrotationen und -kippungen in Frage. Ein Zusammenhang mit sensorineuralen Hörstörungen ist aufgrund plötzlicher Befundbesserungen im unmittelbaren Zusammenhang mit der durchgeführten krankengymnastischen Übungsbehandlung wahrscheinlich. Für den begleitenden oder eigenständigen Tinnitus kann dies nicht angenommen werden, da selten zeitlich eindeutige Zusammenhänge vorliegen (Biesinger 1989). Durch die auf die Funktionsstörung bezogene *krankengymnastische Übungstherapie* sollen die Fehlhaltungen und Bewegungsstörungen in die Normalfunktion rückgeführt werden. Die dabei auch zu Tage kommenden muskulären Verspannungen werden durch unterstützende Maßnahmen wie Eispackung, heiße Rolle oder Fango sowie Massage gelöst. Dies vom Patienten als wohltuend empfundene Regimen kann auf eher unspezifischem Weg auch einen positiven Einfluß auf die subjektiv erlebte Lautheit des Tinnitus haben. Inwieweit dabei auch die immer wieder postulierten spezifischen neuralen Verbindungen der Gelenk- und Propriozeptoren der HWS mit dem auditorischen System eine Rolle spielen, bleibt Spekulation.

Ähnliche Zusammenhänge werden für funktionelle Bewegungsstörungen des *Kieferbewegungsapparates* als Mitursache des Tinnitus diskutiert. Über eine synkinetische Mitinnervation des M. tensor tympani ist die Auslösung eines Spasmus im Mittelohr mit objektivem Tinnitus denkbar. Außerdem kommen Verspannungen der Kaumuskulatur, arthrotische Kiefergelenkveränderungen und freie Gelenkkörper als Ursache für objektiv knirschende Ohrgeräusche bei Kieferbewegungen in Frage. In diesen Fällen ist eine kieferorthopädische Diagnostik und eine *stomato-gnathologische Behandlung* sinnvoll (Rubinstein 1987). Dadurch lassen sich die Bewegungsstörungen bessern und die Verspannungen der Kaumuskulatur lockern. Inwieweit dadurch auch eine Linderung des Tinnitus erreichbar ist, hängt vom Einzelfall ab und kann nicht vorhergesagt werden.

Manualtherapie

Das Ziel der Manualtherapie besteht in der Beseitigung von *funktionellen Blockierungen* einzelner Segmente der HWS durch gezielt ausgeführte Bewegungsführungen aus Extremstellungen nach vorheriger Analyse der Funktionsbehinderung durch *Manualdiagnostik*. Dabei werden die endgradig möglichen Bewegungen sowie die Bewegungsabläufe der HWS analysiert (Wolff 1985). In der Hand des Geübten können bei Deblockierungen plötzliche Besserungen des Tinnitus auftreten, die jedoch häufig nur von kurzer Dauer sind, da die Blockierung oft rezidiviert. Im Gegensatz zur Krankengymnastik wird nicht durch einen aktiven Übungsprozeß eine Korrektur der Fehlstellung versucht, sondern passiv durch von außen zugeführte Energie. Die zur Prävention einer erneuten Blockierung erforderlichen aktiven muskulären Kräfte stehen daher nicht zur Verfügung.

Kritisch anzumerken ist die Möglichkeit schwerwiegender Komplikationen durch Perfusionsstörungen im Vertebralis-Basilaris-Stromgebiet, bedingt durch Intimaverletzungen mit konsekutiver Thrombosierung. Dies ist vor allem bei morphologischen Abnormitäten der HWS zu befürchten.

Neuraltherapie

Ziel der Neuraltherapie ist die *Unterbrechung pathologischer Reflexmechanismen* durch Infiltration von Lokalanästhetika in sog. *Triggerzonen*. Diese für jedes Organ definierten Zonen stellen Punkte dar, an denen der für einen Reflexbogen zuständige Nerv passager blockiert wird. Dabei wird sowohl retroaurikulär als auch im Gehörgang gequaddelt. Die als Verstärkungsfaktoren angeschuldigten Verspannungen der paravertebralen Muskelketten werden durch retromolare Injektionen in die dort vermuteten Triggerzonen behandelt (Sauer 1990). Bei diesen z. T. einfach durchführbaren und wiederholbaren Methoden spielt sicherlich die passagere Ausschaltung von begleitenden Schmerzsensationen eine Rolle für die subjektiv angegebene Linderung auch der Tinnitusbeschwerden. Anhaltende Besserungen lassen sich dadurch in aller Regel jedoch nicht erzielen.

Literatur

Biesinger, E.: Funktionelle Störungen der Halswirbelsäule in ihrer Bedeutung für die Hals-Nasen-Ohrenheilkunde. In: Ganz, H., W. Schätzle (Hrsg.): HNO Praxis Heute, Bd. 9, Springer, Berlin, Heidelberg, New York 1989

Pilgramm, M., H. Lamm, K. Schumann: Zur hyperbaren Sauerstofftherapie beim Hörsturz Laryng Rhinol Otol 64 (1985) 353−354

Pilgramm, M., K. Schumann: Hyperbaric oxygen therapy for acute acoustic trauma. Arch ORL 241 (1985) 247–257

Rubinstein, B.: Effects of stomatognathic treatment – a retrospective study. In: Feldmann, H. (Hrsg.) Proc III Int. Tinnitus Seminar. Harch, Karlsruhe 1987, 385–388

Sauer, H.: Adjuvante alternative Therapieverfahren bei idiopathischem Tinnitus aurium (und bei Hörsturz). Laryngo-Rhino-Otol 69 (1990) 114–116

Wolff: Die Sonderstellung der Kopfgelenke. Springer, Berlin, Heidelberg, New York

11.2 Psychotherapeutische Verfahren

Wie bei vielen Krankheitsbildern gilt auch für den Tinnitus, daß psychologische Probleme erzeugt oder verstärkt werden können. Ziel der psychotherapeutischen Verfahren ist es, die psychischen *Belastungsfaktoren* zu reduzieren, um den Tinnitus zu kompensieren. Hierdurch lassen sich die häufig mit Tinnitus verbundenen Streßfaktoren, Konzentrations- und Schlafstörungen, Angstzustände und der erhebliche Leidensdruck des Patienten abbauen. Wood u. a. (1983) stellen fest, daß allein die Therapie der psychischen Folgeschäden von Tinnitus mit einer Besserung der Tinnitusbelastung einhergeht. Die Patienten lernen, durch derartige Behandlungsverfahren, mit dem Tinnitus zu leben. *Entspannungsverfahren und Biofeedback* als psychophysiologische Behandlungsmethoden, die Hypnose als psychologisches Behandlungsverfahren, die *Verhaltenstherapie*, ergänzt durch die kognitive Therapie, sowie die *Musiktherapie* sind einige wichtige psychotherapeutische Verfahren, die in Einzel- oder Gruppentherapie Verwendung finden. Die in den letzten Jahren publizierten Ergebnisse der verschiedenen Studien zeigen eine ermutigende Tendenz. Auch wenn diese Untersuchungen fast durchweg bestätigen, daß die Lautheit des Tinnitus im wesentlichen unbeeinflußt bleibt, wird doch offensichtlich, daß der Leidensdruck erheblich reduziert werden kann. Die häufig langanhaltenden Therapieerfolge könnten durch eine sinnvolle Ergänzung und Integration der verschiedenen Methoden zu einem multimodalen Behandlungskonzept sicherlich noch optimiert werden (Goebel 1989; Goebel u. a. 1990).

Unfangreichere Informationen zum Themenkomplex der psychotherapeutischen Verfahren sind den Ausführungen von Hallam (1987, 1989) zu entnehmen.

Entspannungsverfahren und Biofeedback

Entspannungsverfahren und Biofeedback können durch allgemeine Entspannung oder durch spezielle Muskelentspannung über Streßabbau, Verspannungslösung und Angstreduzierung helfen, den Leidensdruck, den Tinnitus verursacht, besser zu bewältigen. Hierbei sollen auch Methoden wie Yoga etc. hilfreich sein (Slater u. Terry 1987). In den letzten 10 Jahren wurden zur Wirkung von Entspannungsverfahren und von Biofeedback mehrere Studien publiziert, die verdeutlichen, daß diese Verfahren akzeptierter Behandlungsbestandteil psychologischer Behandlungsmethoden sind (Wilson u. a. 1987; Lindberg u. a. 1987, a, b; Hallam u. Jakes 1985, 1987; Borton u. Clark 1987, 1988; Scott u. a., 1985; Jakes u. a. 1986; Jakes u. Hallam 1987; Ince u. a. 1984; Duckro u. a. 1984; Ireland u. a. 1985; Walsh u. Gerley 1985; White u. a. 1986; Kitajima 1988; Haralambos u. a. 1987; von Wedel u. a. 1989; Kirsch u. a. 1987; Goebel 1989; Goebel u. a. 1990; Hallam 1987).

Entspannungsverfahren

Tinnitus kann in seinen Auswirkungen auf die Psyche mit Schmerz- oder Angstphänomenen verglichen werden. Viele Tinnituspatienten berichten über eine Zunahme des Tinnitus, wenn sie nervös, gestreßt oder müde sind. Psychologische Behandlungskonzepte, wie Entspannungsverfahren, haben zum Ziel, Situationen, in denen sonst der Tinnitus zunahm, durch Entspannungsübungen zu meistern.

Lindberg u. a. (1984) berichten in einer Einzelfallstudie, daß durch Entspannungsübungen der Leidensdruck und auch die Intensität des Tinnitus um bis zu 70% abnahm. Systematisch wurde dieses Behandlungskonzept an 24 Patienten mit einem länger als einem Jahr persistierenden Tinnitus, der vorher mit keiner anderen Therapiemaßnahme erfolgreich behandelt werden konnte, eingesetzt (Scott u. a. 1985). Als Vergleichsgruppe wurde eine Wartegruppe untersucht. Die Ergebnisse zeigen nach 10 einstündigen Sitzungen in der behandelten Gruppe eine signifikante Abnahme der subjektiven Angaben zur Tinnituslautheit, die durch die psychoakustischen Untersuchungen (Vergleichsmethode) nicht bestätigt werden können. Der Grad der Belästigung und der Depressionen, durch den Tinnitus bedingt, ist noch deutlicher herabgesetzt. Die später ebenfalls therapierte Wartegruppe zeigte nach abgeschlossener Behandlung gleiche Ergebnisse. In einer Kontrollstudie nach 9 Monaten (Lindberg u. a. 1987a, b) ist nur noch der Grad der Belästigung signifikant reduziert. Tinnituslautheit und Depression haben wieder ihr Ausgangsniveau wie vor Beginn der Therapie erreicht.

Ireland u. a. (1985) können beim Vergleich einer Kontrollgruppe bei alleiniger Anwendung der progressiven Muskelentspannung nach Jacobson keine signifikanten Unterschiede hinsichtlich Lautheit und Belästigung feststellen. Dies gilt ebenfalls für den Grad der Depressionen sowie für berichtete Schlafstörungen. Die psychoakustisch ermittelten Tinnitusparameter sind ebenfalls unverändert.

Hallam und Jakes (1986) berichten in einer Einzelfallstudie über ihre Ergebnisse während und bis zu einem Jahr nach einer Entspannungstherapie. Die Lautstärke/Lautheit des Tinnitus, über Vergleichsverfahren und individuelle Skalierung ermittelt, ist während der einmonatigen Therapie und nach einem Jahr nur gering verändert. Deutlich reduziert dagegen sind Angst- und Depressionszustände auch noch nach einem Jahr als Zeichen einer signifikanten Abnahme des Belästigungsgrades durch den Tinnitus.

Jakes u. a. (1986) verwenden die progressive Muskelentspannungstherapie nach Jacobsen, ergänzt durch ein spezielles Aufmerksamkeitstraining, mit direkt und verzögert beginnender Therapie. Zusätzlich werden die Ergebnisse zweier Therapeuten verglichen. Die Patienten führten vor, während und nach der Therapie ein Tagebuch, um über Selbstbeobachtungen Lautheit, Belastungs- und Streßfaktoren sowie den Belästigungsgrad durch den Tinnitus zu protokollieren.

Unabhängig vom Ablaufschema und vom Therapeuten wird nur für den Grad der Belästigung eine während der Therapie signifikante und in den Kontrollen bleibende Reduzierung festgestellt. Die subjektive Einschätzung der Lautstärke ist nur gering verändert, die psychoakustisch ermittelte Lautstärke bleibt unverändert. Bei 24 Patienten, die eine fünfwöchige progressive Muskelentspannungstherapie auch durch eigene über Kassetten gesteuerte Sitzungen zu Hause ergänzen, stellen Hallam und Jakes (1987) bei 58% in einer Kontrolle nach 4 Monaten eine „veränderte Haltung" zu ihrem Tinnitus fest. Zum Teil wird der Tinnitus weniger stark wahrgenommen und wirkt in der Regel weniger belästigend.

Hallam und Jakes (1987) betonen, daß eine alleinige Entspannungstherapie ohne begleitende Vorinformationen und Patientengespräche zu den Ursachen und Auswirkungen des Tinnitus nicht effektiv sein kann. Erst die individuelle auf die spezifischen Probleme des Patienten zugeschnittene Therapie im Sinne einer kognitiven Therapie (s. unten) soll dem Patienten helfen, Entspannungsverfahren richtig einzusetzen und den Tinnitus zu bewältigen.

Verhaltenstherapie und kognitive Therapie

Depressionen, Angst und *psychosomatische Beschwerden* sind häufig Begleitsymptome von Tinnitus. Der psychische Leidensdruck führt dazu,

daß der Lebensalltag nicht bewältigt werden kann, berufliche und private Probleme auftreten und der Suizidversuch nicht selten als letzte Konsequenz angesehen wird.

Bei bereits bestehender psychischer Labilität kann estmals auftretender Tinnitus ein weiterer von mehreren Stressoren sein, der die bereits bestehende Lebensbelastung erheblich verstärkt. Um den Tinnituspatienten zu helfen, seine multiplen durch Tinnitus verursachten oder verstärkten Lebensprobleme zu bewältigen, kann eine Verhaltenstherapie angewandt werden. Entspannungstherapien, kombiniert mit Bewältigungsstrategietechniken, sollen die Verhaltenstherapie ergänzen (Goebel 1989). Durch eine kognitiv ausgerichtete Verhaltenstherapie kann es zu einer weitgehenden Wiederherstellung der Lebensfähigkeit und -qualität kommen, die häufig auch mit einer Abnahme der Tinnitusbeeinträchtigung verbunden ist (Hallam u. a. 1988; Sweetow 1986; Lindberg u. a. 1987b; Duckro u. a. 1984; Coles u. Hallam 1987). Eine gruppentherapeutische Vorgehensweise soll nach Coles und Hallam 1987 häufig effektiver sein, da zusätzlich die Möglichkeit des interindividuellen Austauschs von Erfahrungen besteht.

Lindberg u. a. (1987b) führten über eine 2—3wöchige Periode 10 einstündige Sitzungen durch und konnten nach 3 Monaten eine signifikante Verbesserung der durch Tinnitus bedingten Lebenslage bei 75% ihrer Patienten feststellen. Auch andere psychosomatische Beschwerden, wie Kopfschmerzen, Benommenheitsgefühl, Muskelverspannungen und Schlafprobleme waren bei 60%—80% der Patienten reduziert.

Auch im Rahmen der Verhaltens- und kognitiven Therapie wird zur Verlaufsbeobachtung des Tinnitus das Führen eines Tinnitustagebuchs empfohlen (Duckro u. a. 1984; Goebel 1989; Jakes u. a. 1986; Hallam u. a. 1985, 1988; Hallam 1987). Neben dem therapeutischen Effekt der Selbstbeobachtung kann der Therapeut Veränderungen der Lautheit, der Belästigung durch Tinnitus, der Streßfaktoren, der Emotionslage etc. im Vergleich zu den psychoakustisch ermittelten Daten des Tinnitus bewerten. Häufig zeigt sich ein subjektiv als gering eingeschätzter und wesentlich weniger belastender Tinnitus in den psychoakustischen Untersuchungen unverändert (Scott u. a. 1985; Borton u. a. 1981).

Fast alle Autoren weisen auf die Bedeutung einer gründlichen Tinnitusinformation hin. Neben Informationen über die Erkrankung selbst, über verschiedene Einflußfaktoren, über die Möglichkeiten und Grenzen verschiedener Therapiemaßnahmen und deren Zielsetzung sollten auch psychosomatische Aspekte berücksichtigt werden. Häufig reichen bei nicht zu stark belastendem Tinnitus gut angelegte Informations- und Orientierungsstrategien aus, um eine Kompensation des Tinnitus ohne weitere Therapiemaßnahmen zu bewirken (Hazell u. a. 1987; Jakes u. a. 1986; Goebel 1989). Die Möglichkeiten der medikamentösen und operativen Therapiemaßnahmen müssen natürlich vorab abgeklärt worden sein.

Im Rahmen der psychotherapeutischen Verfahren werden vermehrt multimodale Behandlungskonzepte eingesetzt und diskutiert, wenn komplexer Tinnitus therapiert werden soll. Unter komplexem Tinnitus verstehen Duckro u. a. (1984), sowie Goebel (1989) Tinnitus in Verbindung mit psychischer Problematik, die eine Vorgehensweise wie bei Behandlungskonzepten von chronischem Schmerz erfordern. EMG-Biofeedback, kognitive Therapieverfahren, Gesprächstherapie, Familientherapie, verbunden mit Entspannungsübungen, Kommunikationstraining etc. werden kombiniert und als individuelles multimodales Behandlungskonzept eingesetzt.

Goebel (1989) berichtet über eine wirksame verhaltenstherapeutische Behandlung bei 50% von Patienten mit schwerem chronischem Tinnitus: Sein multimodales Behandlungskonzept (Goebel u. a. im Druck) sei abschließend vorgestellt:

Nach einer eingehenden Information des Betroffenen, die ihm Zugang zu einem psychophysiologischen Tinnitusmodell ermöglichen soll, werden Muskelentspannungsverfahren nach Jacobson in Verbindung mit einem unterstützenden EMG-Biofeedback vorgenommen. Operante und kognitive Therapieverfahren mit integrierter emotionaler Therapie (Gestaltungstherapie, Atemtherapie, Bewegungstherapie etc.) werden ergänzt. Individuell werden zusätzlich medikamentöse und physikalische Therapien sowie im Einzelfall auch eine Familien- und Sozialtherapie integriert.

Die von Goebel (1989) und von anderen in den letzten Jahren publizierten Ergebnisse der psychotherapeutischen Verfahren zeigen eine ermutigende Tendenz. Ein multimodales Behandlungskonzept scheint bei sinnvoller Ergänzung und Integration der verschiedenen Einzelmethoden die effektivste Vorgehensweise zur langfristigen Stabilisierung des vom Tinnitus Betroffenen zu sein.

Biofeedback

Das „Biofeedback" ist durch Verfahren und Techniken gekennzeichnet, mit denen Körperfunktionen „rückgemeldet" und verändert werden können, die normalerweise kaum wahrnehmbar und der willkürlichen Kontrolle entzogen sind. Diese Rückmeldung erfolgt über die normalen sensorischen Kanäle (visuell, auditorisch, taktil). Die Anwendung der *Elektromyographie (EMG)* und peripherer *Hautwiderstandsmessungen* sind die wesentlichsten Modifikationen, die heute in der klinischen Praxis zur Anwendung kommen. Bluthochdruck, Migräne, Schlafstörungen, Verspannungen, Angstzustände etc. sollen sich mittels Biofeedback im Rahmen einer Entspannungstherapie erfolgreich behandeln lassen.

In den letzten 13 Jahren wurden mehrfach Studien zum Einfluß des Biofeedbacks im Rahmen

psychophysiologischer Behandlungsmethoden von Tinnitus veröffentlicht. Die Anwendungen gehen von der Erfahrung aus, daß Tinnitus häufig durch Streß, Anspannung oder Angst verstärkt oder in einigen Fällen auch induziert wird. Da diese Faktoren nicht unerheblich mit Muskelan- oder -verspannung einhergehen, soll eine *Muskelrelaxation* Tinnitus positiv beeinflussen. Streßbewältigung und Angstabbau sollen außerdem die emotionale Einstellung des Tinnituspatienten zu seinem Leiden verändern und ihm helfen, seinen Tinnitus weitgehend zu kompensieren.

Grossan (1976, 1977) führte bei 51 Patienten das EMG-Biofeedback (Musculus frontalis) durch. Der Grad der Relaxation wurde durch Entspannungsübungen und durch Vorstellungsübungen bestimmt. Nach einer Behandlung über 6 Wochen (2mal wöchentlich 20 min) konnte bei 4 Patienten durch die Tinnitusanalyse (Lautheitsvergleich zwischen beiden Ohren) eine Tinnitusreduzierung ermittelt werden. 40 Patienten gaben subjektiv eine Verbesserung an. Dies galt vor allem für Patienten mit Presbyakusis oder mit einem akustischen Trauma, weniger für Patienten mit einem kranialen oder zervikalen Trauma, obwohl über die Hälfte dieser Patiengruppe eine Besserung ihrer Nackenverspannung angaben.

House (1978, 1981 a, b, 1984), House u. a. (1977) erzielten bei 80% ihrer Patienten durch ein EMG-Biofeedbacktraining (M. frontalis) eine Tinnitusreduzierung. 10% gaben sogar eine komplette Tinnitusunterdrückung an. Nach den 10 − 12 einstündigen Sitzungen wurden auch Reduzierungen von Schlafstörungen und von Medikamentenverbrauch berichtet. Diese positiven Effekte sollen teilweise bis zu einem Zeitraum von 6 − 12 Monaten nach Therapieende fortbestanden haben und als Basis für eine nachfolgende erfolgreiche Psychotherapie zur Kompensation des Tinnitus gedient haben. Carmen und Suihovec (1984) bestätigten ebenfalls nach EMG-Biofeedback (M. frontalis) für 60% ihrer Patienten eine merkliche Reduzierung des Tinnitus.

Derartige Erfolgsquoten konnten von Borton u. a. (1981) nicht ermittelt werden, die nur eine geringe Effektivität durch das Biofeedback angaben, auch wenn deutliche Reduzierungen im Pegelverlauf der EMG-Aktivitäten festgestellt wurden.

Elfner u. a. (1981) vermuten, daß durch Biofeedback (EMG, Hautwiderstandsmessung) eher kompensatorische Lerneffekte als Muskelentspannungseffekte zu einer bleibenden Ablenkung vom Tinnitus führen können. Sie konnten diese These in einer Einzelfallstudie bestätigen. Durch Biofeedbacktherapie (Hautwiderstandsmessung) in Verbindung mit Entspannungsübungen konnten Walsh u. a. (1985) im Vergleich zu einer Wartegruppe als Kontrolle eine signifikante Abnahme der Tinnitusbelästigung (67%) feststellen. Wurden Patienten mit erheblichen psychischen Störungen nicht berücksichtigt, lag die Erfolgsquote bei 80%.

Auch White u. a. (1986) konnten durch EMG-Bio-feedback (M. frontalis) über einen längeren Zeitraum eine deutliche Besserung der Tinnitussymptomatik bei 60% ihrer Patienten im Vergleich zu einer Wartegruppe (5%) ermitteln. Ähnliche Ergebnisse wurden von Kitajima (1988) vorgestellt, der die größte Effektivität für Patienten mit lärmbedingtem Hörverlust plus Tinnitus und anderen sensorineuralen Hörstörungen unklarer Genese erzielte. Beim Morbus Menière war die Erfolgsquote mit 30% deutlich geringer.

Wenig effektiv soll das EMG-Biofeedback nach Haralambos u. a. (1987) sein, die ihre Untersuchungen ebenfalls im Vergleich zu einer Kontrollgruppe vornahmen. Borton und Clark (1987, 1988) ermittelten zwar eine deutliche Reduzierung der Muskelaktivität im Bereich des M. frontalis, konnten diese Zeichen einer Entspannung jedoch nicht subjektiv oder audiometrisch mit einer Tinnitusreduzierung bestätigen. Von Wedel u. a. (1989) ermittelten ebenfalls eine geringe Erfolgsquote.

Nach 6maligem EMG Biofeedback (M. frontalis) mit einer Sitzungsdauer von 30 min, in denen die Patienten angewiesen wurden nach entsprechender Einübung ihre Entspannungsübungen selbständig vorzunehmen, ergaben sich für 5% eine deutliche und für 9% eine leichte Änderung des Tinnitus. Eine Kontrolle ohne erneutes Biofeedback zeigte gering reduzierte Positivangaben (von Wedel u. a. 1989).

Über eine spezielle Form des Biofeedbacks berichteten Ince u. a. (1984). Nach Ermittlung von Lautstärke, Frequenz und Qualität des Tinnitus wird dem nicht betroffenen Ohr dieser simulierte Tinnitus über Kopfhörer angeboten und über verschiedene Sitzungen langsam in der Lautstärke reduziert. Die Patienten wurden angewiesen, ihren Tinnitus an den simulierten Tinnitus anzupassen. Nach mehreren Sitzungen konnte durch dieses Biofeedbackverfahren eine deutliche Reduzierung des Tinnitus bei den 2 untersuchten Patienten erreicht werden.

Faßt man die bisher gesammelten Erfahrungen zum Biofeedback zusammen, lassen sich nach Borton und Clark (1987) 4 Gesichtspunkte berücksichtigen:

1. Nach Biofeedback kann es auch zu einer Verschlechterung des Allgemeinzustandes des Tinnituspatienten kommen, der seinen Tinnitus nach der Behandlung als unangenehmer empfindet (Borton u. a. 1981).

2. Einige Tinnituspatienten haben massive Persönlichkeitsprobleme und leiden unter starkem emotionalem Streß. Für diese Gruppe soll ein Biofeedbackprogramm kontraindiziert sein (House u. a. 1977; House, 1981 b).

3. Mögliche lebensbedrohende Erkrankungen können die Ursache von Tinnitus sein. Ohne eine eingehende medizinische Diagnostik, verbunden mit einer intensiven audiologisch/HNO-spezifischen Untersuchung, kann eine Biofeedbacktherapie nicht verantwortet werden. Dies gilt letztlich für alle Therapiemaßnahmen bei Patienten mit Tinnitus.

4. Wissenschaftlich begründete Studien zum Wirkungsmechanismus des Biofeedbacks, zur Effektivität und zu deren Kontrolle stehen noch aus.

Biofeedbackmethoden können im Rahmen einer Verhaltenstherapie als Entspannungsverfahren sicherlich erfolgreich die *Streßbewältigung*, die Reduzierung von Angst und Anspannungszuständen etc. unterstützen. In einigen Fällen scheinen die psychotherapeutischen Verfahren, begleitet durch Biofeedback, auch bei Tinnituspatienten erfolgreich im Sinne einer *Kompensation des Tinnitus* zu sein (McFadden 1982; Carmen u. Svihovec 1984; Goebel 1989; Kirsch u. a. 1987; Wilson u. a. 1987).

Hypnose

Die Hypnose soll im Sinne einer Dekonditionierung und Defokussierung zur Tinnitustherapie sinnvoll eingesetzt werden können (Eriksson u. Rossi 1967; Goebel 1989). 1973 berichtete Marlow über 2 erfolgreich behandelte Fälle. Bei beiden Patienten lag eine lärmbedingte Hörstörung mit hochfrequentem bilateralem Tinnitus vor, der vor allem zu erheblichen Schlafstörungen führte. Bei einem Patienten wurde unter Hypnose erreicht, daß eine intensive Konzentration auf den Tinnitus später zur Tinnitusabnahme und zur Entspannung führte. Dem zweiten Patienten wurde unter Hypnose klargemacht, bei stark störendem Tinnitus immer an ein angenehmes Musikstück zu denken, welches sozusagen als interner Masker seinen Tinnitus maskiert. Von Marks u. a. (1985) wird über 5 von 14 Patienten mit starkem Tinnitus berichtet, die nach Hypnose eine allgemeine Entspannung sowie eine *Angstreduzierung*, beides infolge ihres Tinnitus, empfanden. Über *Selbsthypnose* versucht Brattberg (1983) mit Bandmaterial, welches in der ersten Sitzung mit dem Therapeuten angefertigt wurde, seine Patienten durch tägliches Abhören dieses Tonbandes in einen hypnotischen Trance-Zustand zu versetzen. 22 seiner 32 Patienten, alle nicht oder nur kaum depressiv veranlagt, lernten innerhalb eines Monats, ihren Tinnitus zu überhören. Seine Methode der bandunterstützten Hypnose zur Relaxation sieht er als wesentlich effektiver als häufige Therapien beim Spezialisten an. In einer Einzelfallbeschreibung verweist Bentzen (1986) auf einen durch seinen Tinnitus arbeitsunfähigen Patienten, der nach einer 6maligen Hypnose wieder seiner beruflichen

Tätigkeit nachgehen konnte. Wie bei vielen in diesem Kapitel aufgeführten Therapiemaßnahmen existieren auch für die Hypnosetherapie keine wissenschaftlichen Studien oder Untersuchungen an einem größeren Patientenkollektiv. Diese Therapiemaßnahme wird z. B. von McFadden (1982) vor Beginn eines psychotherapeutischen Programms vorgeschlagen, um den Patienten ein Gefühl über mögliche Kontrollmechanismen über seinen Tinnitus zu vermitteln.

11.3 Akupunktur

Die Akupunkturbehandlung von Tinnitus wird ebenso wie die von Hörstörungen in der Literatur recht unterschiedlich beurteilt. Fairbanks u. a. (1974) konnten die weltweit, vor allem im chinesischen Sprachraum, berichteten Erfolgsquoten bis hin zur Normalisierung des Hörvermögens bei Untersuchungen an 63 Patienten nicht bestätigen. Sie verwendeten in ihren Therapieversuchen *Nadelelektroden*, die um die Aurikula appliziert wurden. Auch mit einer *Elektroakupunktur* mit geringen Stromstärken ist keine Verbesserung zu erzielen.

Auch Marcus und Goldberg (1974) berichten in einer Einzelfallbetrachtung bei einem Patienten mit mittelgradiger cochleärer Hörstörung und Tinnitus über keine Hörveränderung sowie keine Beeinflussung des Tinnitus. Über die Art der Akupunktur ist in diesen Ausführungen nichts ausgesagt.

In einer Doppelblindstudie mit zusätzlichem Kreuzvergleich wurden von Hansen u. a. (1982) 20 Patienten mit unilateralem Tinnitus in den ersten 3 Wochen entweder mit der klassischen chinesischen Akupunktur oder mittels Placeboakupunktur behandelt. Nach einer Pause von 3 Wochen erfolgte dann die Therapie mit der Placeboakupunktur bzw. mit der klassischen chinesischen Akupunktur. Daran schloß sich eine weitere Pause von 3 Wochen an. Während dieser Zeit erfolgte eine Tinnitusbeobachtung zum einen über die subjektive Beurteilung durch die Patienten sowie über die audiometrische Bestimmung von Tinnitusfrequenz und -intensität über Vergleichsmessungen auf dem nicht betroffenen Ohr.

Die Auswahl der Akupunkturpunkte wurde nach den Unterscheidungskriterien Tinnitus vom Shi-Typ oder vom Xu-Typ vorgenommen. Tinnitus vom Shi-Typ, als hyperfunktionaler Tinnitus bezeichnet, ist durch ständiges Klingeln gekennzeichnet und wird einer Störung der Leberfunktion zugeordnet. Aus diesem Grunde wird der Akupunkturpunkt Xingjian gewählt. Tinnitus vom Xu-Typ, als hypofunktionaler Tinnitus bezeichnet, ist durch unterbrochenes Klingeln charakterisiert

und soll auf eine Störung der Nierenfunktion zurückzuführen sein. Zur Akupunktur wird der Punkt Taixi verwendet.

Zusätzlich werden als typische dem Ohr zugeordnete Akupunkturpunkte der Yifeng (Sanjiao 17) der Ermen (Sanjiao 21), der Tinghui und der Zhongzhu (Sanjiao 3) ebenfalls mit Nadelelektroden versehen.

Im Falle der Placeboakupunktur werden keine Akupunkturpunkte verwendet, was durch die nicht auftretenden typischen Sensationen beim Einführen der Nadeln überprüft wird. Die Ergebnisse können nachweisen, daß durch die klassische chinesische Akupunktur keine andauernden Veränderungen des Tinnitus zu erzielen sind. Ähnliche Resultate wurden bereits in früheren unkontrollierten Studien durch Mann (1974) und Hansen (1975) erhalten, und werden durch neuere Studien von Thomas u. a. (1988) sowie Marks u. a. (1984) bestätigt.

In jüngster Zeit (Altrock 1987, 1989) wurden sehr optimistische Erfahrungen zur Behandlung von Tinnituspatienten mit Akupunktur, ergänzt durch Homöopathie, mitgeteilt. Bei über 100 Patienten mit Tinnitus konnte dieser entweder aufgrund einer eingehenden Aurikulodiagnostik z. B. durch Entfernung von Amalgamfüllungen oder durch Akupunktur für HWS-Störungen, toxische Schädigungen etc. bei etwa 26% der Patienten völlig beseitigt werden. Bei weiteren 33% wurde eine deutliche Reduzierung des Tinnitus angegeben. Schlafstörungen, Migräne, Schwindel, Nackenschmerzen etc. waren häufig reduziert. In einigen Fällen soll sogar das Hörvermögen nach mehrmaliger Akupunktur gebessert gewesen sein. Altrock betont, daß man mit der Ohrakupunktur ursächlich und ganzheitlich behandeln kann. Die Kombination von Akupunktur und Homöopathie führe häufig zur Besserung oder Heilung von Begleitkrankheiten, die möglicherweise den Tinnitus mitverursachen. Durch Beseitigung derartiger Störfaktoren komme es häufig zu einer Tinnitusunterdrückung oder -reduzierung.

Neuere wissenschaftlich begründete Tinnitusstudien (z. B. Doppelblindstudien) zum Einfluß der Akupunktur auf Tinnitus stehen noch aus, wodurch der Wert dieser Therapiemaßnahmen noch nicht ausreichend beurteilt werden kann.

11.4 Musiktherapie

Die Musiktherapie oder *Klangtherapie* ist eng mit dem Namen des HNO-Arztes A. Tomatis verbunden, der vor etwa 35 Jahren den Zusammenhang zwischen Gehör, Hörschädigung und Psyche bei Lern- und Lesestörungen von Kindern (Legasthenie), bei Kreativitäts- und Konzentrationsstörungen, bei Hörstörungen und bei Tinnitus ermittelte. Demnach soll es durch akustische Stimulation mit sehr hochfrequenten Signalen (oberhalb 4000 – 8000 Hz) zu einer Anregung im zentralen Nervensy-tem kommen, welche bisher unbekannte Phänomene auslöst, die z. B. zur *Leistungssteigerung*, zur Verbesserung des Sprechvermögens oder auch zur *Tinnitusbeeinflussung* führen können. Empfohlen wird die Wiedergabe von klassischer Musik, vorzugsweise Mozartwerke, die so verfremdet wird, daß durch extreme Filterung aller Frequenzen unterhalb 4000 – 8000 Hz unter gleichzeitiger Anhebung der Frequenzen bis zu 15000 – 20000 Hz nur hochfrequente Anteile der Musikstücke das Gehör stimulieren. Die Eckfrequenz des Filters muß individuell optimiert werden können. Von Tomatis wird empfohlen, diese Musiktherapie einige Stunden pro Tag über mehrere Wochen vorzunehmen. Insgesamt sollte diese Therapiemaßnahme wenigstens 200 Stunden durchgeführt werden, bevor ein positiver langanhaltender Effekt zu erwarten ist.

Bisher auf dem Markt verfügbare Klangtherapiekassetten waren schlechter Qualität, so daß eine Wiedergabe auch mit breitbandigen Kassettenrecordern oder Tonbandgeräten nicht effektiv sein konnte. Inzwischen vorgenommene Neuaufnahmen und Ergänzungen durch Hochtonfilter zur Optimierung der Filter-Eckfrequenz mit einer Steilheit von 24 dB/Oktave sollen es ermöglichen, die Klangtherapie mit beliebigem Musikmaterial vorzunehmen. Empfohlen wird auch eine Überspielung auf Kassetten, um z. B. das Abhören mit einem Walkman zu ermöglichen, der eine Bandbreite bis wenigstens 15 kHz aufweisen sollte.

Die durch Tomatis und auch von Joudry beschriebenen Fälle einer Tinnitusreduzierung sowie Beispiele von Hörverbesserungen durch die Klangtherapie waren Anlaß, die Wirkung einer Klangtherapie an einer größeren Anzahl von Tinnituspatienten zu erproben (Hesse 1988, Menke 1989). In einer randomisierten placebo-kontrollierten Studie, die durch den Vergleich zweier Kollektive mit und ohne bandbegrenzter Musik unterhalb 4000 Hz realisiert wurde, wurde bei 4 von 29 Patienten eine deutliche Linderung des Tinnitus festgestellt, die bei keinem Patienten der Placebogruppe auftrat. Ein Patient verspürte nach dreiwöchiger Therapie eine Tinnituszunahme. 20 Patienten berichteten über eine komplette Maskierung ihres Tinnitus während der Therapie. Ergebnisse zum Einfluß der Eckfrequenz des Filters (4000 – 8000 Hz) auf die Effektivität dieser Therapiemaßnahme liegen noch nicht vor.

11.5 Naturheilkundlich-diätetische Verfahren

Nach Slater und Terry (1987) kann bei 10% der Tinnituspatienten die Ursache in der *Ernährung* vermutet werden. Es ist vorstellbar, daß *aller-*

gische Reaktionen direkt oder indirekt das Außenohr, Mittel- und Innenohr und möglicherweise auch das zentrale Hörorgan beeinflussen und damit Tinnitus auslösen können. So verweist Goodey (1981) auf den möglichen Einfluß von Kaffee, Tee, Rotwein, Käse, Schokolade und bestimmter Spirituosen hin.

Die vielfältigen Untersuchungen zu allergischen Reaktionen haben bisher nur beim Morbus Menière (Shaver 1975) zu partiellen Erfolgen geführt. Möglicherweise könnte bei dieser Patientengruppe mit Tinnitus eine allergenfreie Kost hilfreich sein (Goodhill 1979).

Goodey (1981) empfiehlt beim Verdacht auf allergische Einflüsse durch die Ernährung die Einhaltung einer Diät, die als Screeningverfahren nach und nach die möglichen Einflußfaktoren eingrenzt.

Bei Übergewicht kann eine fettarme Kost nicht nur den Cholesterinspiegel senken und das Gewicht reduzieren, sondern soll in einigen Fällen auch Tinnitus reduzieren (Pulec u. a. 1978).

Über die Auswirkungen von Koffein, Alkohol, Nikotin und Chinin liegen widersprüchliche Ergebnisse vor (Schleuning (1981), McFadden (1982), Slater u. Terry (1987), Stephens (1984), Spitzer (1981), Goodey (1981), Ronis (1984)). Trotzdem zeigt die Erfahrung, daß ein Übermaß dieser Wirkstoffe in der Regel eher zu einer Tinnituszunahme als zu einer Reduzierung führt und diese in wenigen Fällen auch Hauptursache des Tinnitus sind. Dies gilt auch für Allergien gegen Zahnfüllungen aus Amalgam oder Gold (Altrock 1989).

11.6 Gruppentherapie (Selbsthilfegruppen)

Nach Gründung der British Tinnitus Association 1979 und der American Tinnitus Association 1981 wurde 1986 die Deutsche Tinnitus-Liga gegründet. Als Selbsthilforganisation aller Tinnituspatienten besteht die Zielsetzung in der Wahrung der gesundheitlichen Interessen seiner Mitglieder.

Die Deutsche Tinnitus-Liga e. V. bezweckt im besonderen (Auszug aus der Satzung vom 15. 9. 1986 § 2)

— freundschaftliche Beziehungen und den Erfahrungsaustausch unter seinen Mitgliedern zu vermitteln,
— zur Verbesserung der körperlichen und seelischen Gesundheit, der Lebenstüchtigkeit sowie der Arbeits- und Erwerbsfähigkeit seiner Mitglieder beizutragen,

– Informationen über medizinische, sozial-, steuer-
und versicherungsrechtliche Fragen zu vermitteln
sowie in Problemfällen die individuelle Beratung
und gebenenfalls auch Vertretung seiner Mitglieder
durchzuführen,
– die Zusammenarbeit mit Ärzten, Heilpraktikern,
Vereinigungen ähnlicher Art sowie mit Orga-
nisationen des Sozial- und Gesundheitswesens zu
pflegen und
– die Erforschung der Diagnose- und Therapiemöglichkeiten des Tinnitus zu fördern.

Darüber hinaus hat sich die Deutsche Tinnitus-
Liga e. V. folgende Aufgabenbereiche gesetzt:

– Förderung und Unterstützung örtlicher und
regionaler Zusammenkünfte und Zusammenschlüs-
se z. B. in Gesprächskreisen und Selbsthilfegruppen,
– Information ihrer Mitglieder über die Zeitschrift
„Tinnitus-Forum", die auch als Basis zur Diskussion und besseren Artikulation aller Tinnitus-
Problembereiche innerhalb der Selbsthilfegruppen
dient.
– Durch engen Kontakt zu Ärzten und Wissenschaft-
lern sollen Information und Verständnis über
Tinnitusbetroffene gefördert und vertieft werden
sowie Denkanstöße zur Aus- und Weiterbildung
von Ärzten im Tinnitusbereich gegeben werden.
– Die Öffentlichkeit wird durch intensiven Medien-
einsatz auf die Probleme des Tinnitusbetroffenen
aufmerksam gemacht, um so das Problembewußt-
sein zu verbessern.

Neben überregionalen Aktivitäten, die sich auch
in engen Beziehungen zu anderen Schwe-
sternorganisationen im Ausland dokumentieren,
sollte es dem Tinnitusbetroffenen im Rahmen
der Selbsthilfegruppe ermöglicht weren, folgende
Maßnahmen und Prozesse zu erleben bzw. zu
erlernen (Reich 1989):

– Die Mitglieder der Selbsthilfegruppe teilen sich
gegenseitig mit und helfen sich untereinander, ihre
Probleme und Gefühle zu verstehen.
– Durch Erläuterungen zum Tinnitus von Mitglied
zu Mitglied wird eine verbesserte Einstellung zum
Tinnitus erreicht.
– Die Mitglieder der Selbsthilfegruppe teilen ihre
Erfahrungen, Gedanken und Gefühle zum Tinnitus
mit.
– In der Gruppe werden eher wünschenswerte
Verhaltensstrategien und Kompensationsmecha-
nismen erkannt und erarbeitet als außerhalb der
Selbsthilfegruppe.
– Durch Gruppenmitglieder können Hoffnungen auf
eine Linderung des Tinnitus aus eigenen Erfahrun-
gen vermittelt werden.
– Die Mitglieder der Selbsthilfegruppe können sich
untereinander als wertvolle und trotz des Tinnitus
lebensfähige Menschen aufbauen.

– Untereinander können unnötige und voraussicht-
lich erfolglose Aktionen zur Reduzierung des
Leidensdruckes durch Tinnitus erkannt und mitge-
teilt werden.
– In der Konfrontation mit Tinnitus können
Gruppenmitglieder sich gegenseitig motivieren, ihre
Probleme aufzuzeigen und ihre Haltung zum
Tinnitus offenzulegen.

Die Mitgliedschaft in einer regionalen Tinnitus-
Selbsthilfegruppe ist nicht für jeden Tinnitusbetroffenen hilfreich. Viele ziehen eher die
anonyme Mitgliedschaft in der Deutschen
Tinnitus-Liga als überregionaler Selbsthilfe-
organisation vor und versuchen, aus deren
Informationsschriften (Tinnitus-Forum etc.) ihre individuellen Hilfen zur Kompensation des
Tinnitus zu erhalten.

Adresse: Deutsche Tinnitus-Liga e. V,
W-5600 Wuppertal 21
Erbschlöerstr. 22

Literatur

Altrock, T.: Meine Erfahrungen bei der Behandlung
von 100 Tinnituspatienten mit Akupunktur und
Homöopathie. Naturheilpraxis, 2, 121–128, 1989
Altrock, T.: Zur Therapie von Tinnitus mittels der
Akupunktur – Persönliche Mitteilung erster
Ergebnisse bei 60 Patienten, 1987
Bentzen, O.: Treatment of tinnitus with alternative
therapy. Acta Othorhinolaryngol Belg, 40 (3)
487–491, 1986
Borton, T. E., Clark, S. R.: Electromyographic
biofeedback for treatment of tinnitus. Am J Otol,
9 (1) 23–30, 1988
Borton, T. E., Moore, W. H. Jr., Clark, S. R.:
Electromyographic feedback treatment for tinnitus
aurium. J Speech Hear Disord, 46 (1) 39–45, 1981
Borton, Th. E., Clark, S. R.: Managing tinnitus with
EMG-biofeedback. Proc. III International Tinnitus
Seminar Münster. Harsch-Verlag Karlsruhe, 366
bis 369, 1987
Brattberg, G.: An alternative method of treating tinni-
tus: relaxation-hypnotherapy primarily through the
home use of a recorded audio cassette. Int J Clin
Exp Hypn, 31 (2) 90–97, 1983
Carmen, R., Svihovec, D.: Relaxation-biofeedback in
the treatment of tinnitus. Am J Otol, 5 (5) 376–381,
1984
Coles, R. R. A., Hallam, R. S.: Tinnitus and its manage-
ment. Br Med Bull, 43, 4, 983–998, 1987
Duckro, P. N., Pollard, C. A., Bray, H. D., Scheiter, L.:
Comprehensive behavioural management of com-
plex tinnitus: a case illustration. Biofeedback Self
Regul, 9 (4) 459–69, 1984

Elfner, L. F., May, J. G., Moore, J. D., Mendelson, J. M.: Effects of EMG and thermal feedback training on tinnitus: a case study. Biofeedback Self Regul, 6 (4) 517 – 21, 1981

Erickson, M. H., Rossi, E. L.: Eine gesprächsweise Veränderung sensorisch-perzeptiver Funktionen; Phantomschmerzen und Ohrensausen. In: Erickson, Mh., Rossi, E. L. (ed): Hypnotherapie – Aufbau, Beispiele, Forschung. Grune & Stratton, Orlando, 139ff., 1967

Fairbanks, D. N. F., Wallenberg, E. A., Webb, B. M.: Acupuncture for hearing loss. Arch Otolaryng, 99, 395 – 401, 1974

Goebel, H.: Tinnitus. In: I. Hand u. H.-U. Wittchen (eds): Sonderdruck aus Verhaltenstherapie in der Medizin, Springer-Verlag, 207 – 228, 1989

Goebel, G., Abeken, M., Schneidzik, H., Rief, W., Fichter, M. A.: Integratives verhaltenstherapeutisches Behandlungskonzept des komplexen chronischen Tinnitus. (In Vorbereitung.)

Goodey, R. J.: Drugs in the treatment of Tinnitus. In: Ciba Foundation Symposium 85, Tinnitus, Pitman, London, 263 – 278, 1981

Goodhill, V.: Ear: Diseases, deafness and dizziness. Hagerstown: Harper and Row, 1979

Grossan, M.: Biofeedback treatment of tinnitus Hearing Instr, 28, 47, 1977

Grossan, M.: Treatment of subjective tinnitus with biofeedback. Ear Nose Throat J, 55, 22 – 26, 1976

Hallam, R. S.: Psychological approaches to the evaluation and management of Tinnitus distress. In: Tinnitus, Churchill Livingstone, 156 – 175, 1987

Hallam, R. S., Jakes, S. C.: Case histories and shorter communications. Tinnitus: differential effects of therapy in a single case. Behav Res Ther, 23, 6, 691 – 694, 1985

Hallam, R. S., Jakes, S. C., Chambers, C., Hincliffe, R.: A comparison of different methods of assessing the "intensity" of tinnitus. Acta Otolaryngol, 99, 501 – 508, 1985

Hallam, R. S., Jakes, S. C., Hincliffe, R.: Cognitive variables in tinnitus annoyance. Br J Clin Psychol, 27, 112 – 118, 1988

Hallam, R. S.: Tinnitus: Coming to terms with the noises in your head. Thorsons Publishing Group Ltd. 1989

Hallam, R. S., Jakes, S. C.: An evaluation of relaxation training in chronic tinnitus suffers In: H. Feldmann (ed): III International Tinnitus Seminar, Harsch Verlag, 363 – 365, 1987

Hansen, P. E.: Acupuncture in otolaryngology. Am J Clin Med, 3, 281 – 284, 1975

Hansen, P. E., Hansen, J. H., Bentzen, O.: Acupuncture treatment of chronic unilateral tinnitus – a double-blind cross-over trial. Clin Otolaryngol, 7 (5) 325 – 329, 1982

Haralambos, G., Wilson, P. H., Platt-Hepworth, S., Tonkin, J. P., Hensley, V. R., Kavanagh, D.: EMG biofeedback in the treatment of tinnitus: an experimental evaluation. Behav Res Ther, 25 (1) 49 – 55, 1987

Hazell, J. W. P., Sheldrake, J. B., Meerton, L. J.: Tinnitus Masking – is it better than counselling alone? Proc. III International Tinnitus Seminar Münster. Harsch-Verlag Karlsruhe, 239 – 250, 1987

Hesse, G.: In: Informationsschrift zum Vortrag auf dem Hörgeräte-Akustiker-Kongreß 1988 in Hamburg von A. Warnke

House, J. W.: Management of the tinnitus patient. Ann Otol Rhinol Laryngol, 90 (6), 597 – 601, 1981

House, J. W.: Panel discussion: Tinnitus and biofeedback. Tinnitus Proceedings of the 1st International Tinnitus Seminar 1979 J Laryng Otol, Suppl 4, 178 – 184, 1981

House, J. W.: Tinnitus: evaluation and treatment. Am J Otol, 5 (6) 472 – 475, 1984

House, J. W.: Treatment of severe tinnitus with biofeedback training. Laryngoscope, 88, 406 – 412, 1978

House, J. W., Miller, L., House, P. F.: Severe tinnitus: treatment with biofeedback training (results in 41 cases). Trans Am Acad Ophthalmol Otolaryngol, 84, 697 – 703, 1977

Ince, L. P., Greene, R. Y., Alba, A., Zaretsky, H. H.: A matching-to-sample feedback technique for training self-control of tinnitus. Health Psychol, 6 (2) 173 – 182, 1987

Ince, L. P., Greene, R. Y., Alba, A., Zaretsky, H. H.: Learned self-control of tinnitus through a matching-to-sample feedback technique: a clinical investigation. J Behav Med, 7 (4) 355 – 365, 1984

Ireland, C. E., Wilson, P. H., Tonkin, J. P., Platt-Hepworth, S.: An evaluation of relaxation training in the treatment of tinnitus. Behav Res Ther, 23 (4) 423 – 430, 1985

Jakes, S. C., Hallam, R. S.: Cognitive therapy for tinnitus sufferers (Poster) In: H. Feldmann (ed): III International Tinnitus Seminar; Harsch Verlag, 375, 1987

Jakes, S. C., Hallam, R. S., Rachman, S., Hinchcliffe, R.: The effects of reassurance, relaxation training and distraction on chronic tinnitus sufferers. Behav Res Ther, 24 (5) 497 – 507, 1986

Kirsch, C. A., Blanchard, E. B., Parnes, S. M.: A multiple-baseline evaluation of the treatment of subjective tinnitus with relaxtion training and biofeedback. Biofeedback and Self-Regulation, 12, 4, 295 – 312, 1987

Kitajima, K.: Biofeedback training for tinnitus relief In: M. Kitahara (ed): Tinnitus, Pathyphysiology and Management, IGAKU-SHON, 74 – 79, 1988

Lindberg, P., Lyttkens, L., Melin, L., Scott, B.: The use of coping-technique in the treatment of tinnitus. Scand J Behaviour Therapy, 13, 117 – 121, 1984

Lindberg, P., Scott, B., Lyttkens, L., Melin, L.: The effects of behavioural treatment on tinnitus in an experimental group study and as an approach in clinical management of tinnitus In: H. Feldmann (ed): III International Tinnitus Seminar, Harsch Verlag, 357 – 362, 1987

Lindberg, P., Scott, B., Melin, L., Lyttkens, L.: Long-term effects of psychological treatment of tinnitus. Scand Audiol, 16 (3) 167 – 172, 1987

Mann, F.: Acupuncture in auditory and related disorders. Br J Audiol, 8, 23 – 25, 1974

Marcus, R. E., Goldenberg, R. A.: Cochleoneural hearing loss treated with acupuncture. Arch. Otolaryngol, 99, 451 – 453, 1974

Marks, N. J., Emery, P., Onisiphorou, C.: A controlled trial of acupuncture in tinnitus. J Laryngol Otol, 98 (11) 1103 – 1109, 1984

Marks, N. J., Karl, H., Onisiphorou, C.: A controlled trial of hypnotherapy in tinnitus. Clin Otolaryngol, 10 (1) 43 – 46, 1985

Marlow, F. I.: Effective Treatment of Tinnitus through Hypnotherapie. Am J Clin Hypn, 15, 162 – 165, 1973

McFadden, D.: Tinnitus, Facts, Theories and Treatments, National Academy Press, Washington, 89 – 116, 1982

Menke, C.: Hochton-Trainingsgerät-Gerät HTG 7000, ELV Journal, 1, 1989

Pulec, J. L., Hodell, S. F., Anthony, P. F.: Tinnitus: diagnosis and treatment. Ann Otol Rhinol Laryngol, 87, 821 – 33, 1978

Reich, G. E.: Evaluating Tinnitus Self-Help Groups. In: H. Feldmann (ed.): III International Tinnitus Seminar, Harsch-Verlag, Karlsruhe, 370 – 374, 1987

Ronis, M. L.: Alcohol and Dietary Influences on Tinnitus. Proceedings of the First International Tinnitus Seminar. Journal of Laryngology and Otology, Supplement, 9, 242 – 246, 1983

Schleuning, A.: Neurotologic evaluation of subjective idiopathic tinnitus. In: A. Shulman, Tinnitus, Proceedings of the first International Tinnitus Seminar. J Laryng Otol, Suppl 4, 99 – 101, 1981

Scott, B., Lindberg, P., Lyttkens, L., Melin, L.: Psychological treatment of tinnitus. An experimental group study. Scand Audiol, 14 (4) 223 – 30, 1985

Shaver, E. F. Jr.: Allergic management of Menière's Disease. Arch Otolaryng, 101, 96 – 99, 1975

Slater, R., Terry, M.: Tinnitus: A guide for sufferers and professionals. Croom Helm, London, 1987

Spitzer, J. B.: Auditory Effects of Chronic Alcoholism. Drug and Alcohol Dependence, 8, 4, 317 – 335, 1981

Stephens, S. D. G.: The Treatment of Tinnitus – A Historical Perspective. Journal of Laryngology and Otology, 98, 963 – 972, 1984

Sweetow, R.: Cognitive aspects of tinnitus patient management. Ear Hear, 7, 6, 390 – 396, 1986

Thomas, M., Laurell, G., Lundeberg, T.: Acupuncture for the alleviation of tinnitus. Laryngoscope, 98, 664 – 667, 1988

von Wedel, H., Strahlmann, U., Zorowka, P.: Effektivität verschiedener nicht medikamentöser Therapiemaßnahmen bei Tinnitus. Laryngo-Rhino-Otol., 68, 259 – 266, 1989

Walsh, W. M., Gerley, P. P., Tampa, F. L.: Thermal biofeedback and the treatment of tinnitus. Laryngoscope, 95 (8) 987 – 989, 1985

White, T. P., Hoffmann, S. R., Gale, E. N.: Psychophysiological therapy for tinnitus. Ear Hear, 7 (6) 397 – 399, 1986

Wilson, H., Haralambos, G., Ireland, C., Platt-Hepworth, S., Tonkin, J.: Psychological management of tinnitus: Effects of relaxation training biofeedback. In: H. Feldmann (ed): III International Tinnitus Seminar, Harsch Verlag, 353 – 356, 1987

Wood, K. A., Webb, H. L. jr., Orchik, D. J., Shea, J. J.: Intractable tinnitus: Psychiatric aspects of treatment. Psychosomatics, 24, 6, 559 – 565, 1983

12. Tinnitus in der Begutachtung

H. Feldmann

Tinnitus kann unter verschiedenen versicherungsrechtlichen Rahmenbedingungen Gegenstand ärztlicher Begutachtung sein.

12.1 Tinnitus in Unfallversicherungen und Versorgungswesen

Tinnitus kann Folge einer *Unfallverletzung* oder einer *Berufskrankheit* (z. B. Lärmschwerhörigkeit) sein, für die im Rahmen der gesetzlichen Unfallversicherung, der privaten Unfallversicherung oder des Zivilrechts (z. B. Schmerzensgeld nach Verkehrsunfall) Anspruch auf Entschädigung besteht. Auch die nach dem Soldatenversorgungsgesetz versicherten Unfälle bei Ausübung des Wehrdienstes gehören hierher. Bezüglich der Rechtsgrundlagen und der allgemeinen gutachtlichen Gesichtspunkte s. Feldmann (1984).

Bei Unfallverletzungen gliedert sich die Beurteilung allgemein in drei Teilfragen:

1. *Nachweis:* Besteht überhaupt ein Tinnitus? Wenn ja, welche Charakteristika hat er?
2. *Kausalität:* Ist der Tinnitus Folge der angeschuldigten Einwirkung?
3. *Schadensbewertung:* Wie ist der Tinnitus als Körperschaden quantitativ zu bewerten?

1. Nachweis oder Plausibilität von Tinnitus

Seit Tinnitus in den letzten Jahren vermehrt in das Bewußtsein der Bevölkerung Eingang gefunden hat, ist damit zu rechnen, daß er auch zunehmend in dem Spektrum derjenigen Unfallfolgen auftauchen wird, für die Entschädigung verlangt wird. Da es sich nicht um ein Symptom handelt, das sich leicht „demonstrieren" läßt, wie eine Schwerhörigkeit oder Gleichgewichtsstörungen, und da Menschen, die nicht tatsächlich an Tinnitus leiden, kaum eine Vorstellung haben, wie sich Tinnitus konkret auswirkt, ist echte *Simulation*, d. h. das Vortäuschen eines Tinnitus, der überhaupt nicht vorhanden ist, ziemlich

selten. Häufiger ist dagegen mit einer *Aggravation* zu rechnen, d. h. der Situation, daß Unfallverletzte, die tatsächlich unter Tinnitus leiden, diesen überbewerten oder bewußt überbewertet darstellen.

Folgende Ratschläge und Hilfen können dem Gutachter zur Beurteilung der Frage, ob Tinnitus als Unfallfolge vorliegt, an die Hand gegeben werden:

a) Man lasse sich die *Vorgeschichte* und die gegenwärtigen Beschwerden von dem zu Begutachtenden vortragen, ohne Zwischenfragen oder suggestive Nachfragen zu stellen. Wird hierbei Tinnitus nicht erwähnt, ist er auch keine relevante Unfallfolge. Erst am Ende der Anamneseerhebung, wenn der zu Begutachtende alles vorgebracht hat, was ihm wichtig erscheint, sollte man, sofern bis dahin Tinnitus nicht zur Sprache gekommen ist, danach fragen aus Gründen der Vollständigkeit und um die positive Aussage protokollieren zu können, daß Tinnitus nicht besteht oder bestanden hat.

b) Wird Tinnitus als Unfallfolge spontan vorgetragen, sollte der Untersuchte aufgefordert werden, diesen *so exakt wie möglich zu schildern*: Klangcharakter, Lokalisation, Zeitverlauf, Auswirkungen auf die Lebensqualität. Auch dies sollte zunächst ohne helfende Formulierungen und suggestive Fragen geschehen, z. B. Auswirkungen auf das Einschlafen, die Nachtruhe usw. Derjenige, für den Tinnitus ein echtes Problem ist, findet hierbei zu einer glaubhaften Beschreibung; derjenige, der simulieren oder aggravieren will, sieht sich dagegen außerordentlichen Schwierigkeiten gegenüber, da er nicht weiß, was er schildern soll.

c) Die Äußerungen über das Auftreten, den Charakter und den Krankheitswert des Tinnitus müssen in *Übereinstimmung mit dem sonstigen Akteninhalt* stehen. Sind erste Klagen über Tinnitus schon in der Unfallmeldung aktenkundig? Wenn nicht dort, dann in Zusammenhang mit der primären Behandlung? Wann fanden erste Konsultationen bei einem Ohrenarzt wegen des Tinnitus statt? Wie waren die Befunde?

d) Die Schilderungen über die Art des Tinnitus müssen in *Einklang stehen mit den audiologischen Befunden*. Individuen, die einen nicht vorhandenen Tinnitus simulieren oder einen vorhandenen aggravieren wollen, haben keine Vorstellung, wie Tinnitus sich bei den audiologischen Messungen darstellen sollte. Sie sehen sich dann in einer ausweglosen Lage, relevante Befunde zu produzieren.

Selbstverständlich müssen alle audiologischen Möglichkeiten eingesetzt werden, den *Tinnitus zu „objektivieren"*: Tonschwellenaudiogramm für Luft- und Knochenleitung, Bestimmung der Tonhöhe und Lautheit des Tinnitus, Verdeckung des Tinnitus durch Breitbandgeräusch einseitig ipsilateral und kontralateral, beidseitig, Aufnahme einer vollständigen Verdeckungskurve mit Reintönen oder Schmalbandgeräuschen (s. Kap. 5).

Da Individuen, die sich durch übertriebene Klagen hinsichtlich ihres Tinnitus Vorteile bei der Entschädigung versprechen, praktisch auch immer beim *Ton- und Sprachaudiogramm aggravieren*, fallen sie allein schon dadurch auf und stellen alle ihre Angaben in Frage. Es gelingt ihnen so gut wie nie, eine glaubhafte Konstellation von Tonschwellenkurve und Verdeckungskurve des Tinnitus zu produzieren. In typischen Fällen liegen die Lautstärken, die als „Tinnitusverdeckend" signalisiert werden, bei geringeren Intensitäten als die zugegebenen, aggravierten Tongehörschwellen. So entsteht die paradoxe Situation, daß Töne als „Tinnitus-verdeckend" angegeben werden, die wenige Minuten vorher noch als „nicht wahrgenommen" ignoriert worden waren. Die Abb. 12.1 zeigt ein solches Beispiel.

Mit Hilfe dieser Mittel läßt sich die Frage, ob Tinnitus vorliegt und welche Charakteristika er hat, in den meisten Fällen befriedigend genau beantworten.

2. Die Frage der Kausalität

Tinnitus kann als Folge eines Traumas, sei es durch Knall, Lärm oder stumpfes Schädeltrauma, nur dann ausreichend wahrscheinlich ge-

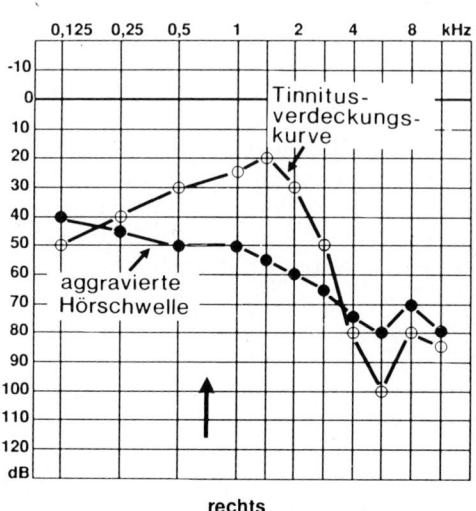

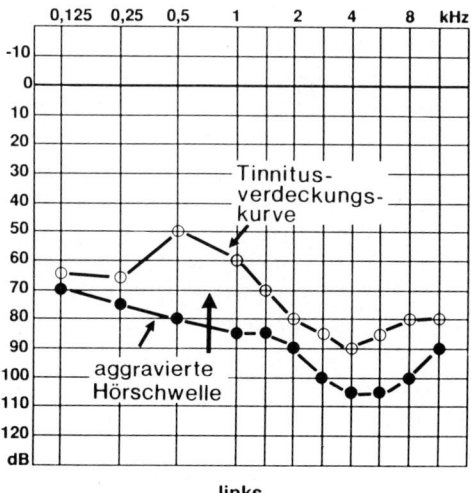

rechts   **links**

Abb. 12.1 Gutachten bei Verdacht auf Lärmschwerhörigkeit (59 J.). Die Tonschwellenkurven (volle Punkte) sind durch Aggravation stark verfälscht. Zum Vergleich: der Hörverlust für Sprache betrug bds. nur 28 dB. Der Tinnitus wird jederseits bei 750 Hz angegeben und hinsichtlich seiner Lautheit rechts mit einem Ton von 95 dB, d. h. 45 dB über der aggravierten Schwelle, und links mit einem Ton von 70 dB, d. h. 15 dB unterhalb der aggravierten Schwelle verglichen. Dieser wahrscheinlich simulierte Tinnitus wird als „verdeckt" signalisiert bei Einwirkung von Tönen (Kreise), die bis zu 35 dB unterhalb der aggravierten Hörschwelle liegen, also eigentlich gar nicht gehört werden könnten

macht werden, wenn gleichzeitig *andere objektivierbare pathologische Befunde* aufgetreten sind. Dies betrifft besonders eine meßbare Hörstörung, z. B. eine c^5-Senke, einen Hochtonabfall, auch eine völlige Ertaubung. Die Meßdaten des Tinnitus müssen dann natürlich in das allgemeine audiologische Bild passen.

Andere verwertbare Symptome könnnten auch objektivierbare Gleichgewichtsstörungen oder neurologische Ausfälle sein oder der Nachweis einer Schädelbasisfraktur. Tinnitus als alleiniges Symptom läßt sich in der Regel nicht mit ausreichender Wahrscheinlichkeit als Unfallfolge darstellen.

3. Die Schadensbewertung

Die Frage, wie hoch der Schaden zu bewerten ist, läßt sich nicht einfach aus den Meßwerten ablesen. Entscheidend ist die Einschätzung des *Leidensdruckes* und der *Beeinträchtigung der Lebensqualität* durch den Tinnitus. Folgende Gesichtspunkte können hier herangezogen werden:

a) Da praktisch immer eine *meßbare Hörstörung* vorliegt, ist es von großer Bedeutung, welche Beeinträchtigung der Untersuchte bei der Schilderung seiner Beschwerden in den Vordergrund stellt, die Hörstörung oder den Tinnitus. Da zur Einschätzung der MdE durch Hörstörungen Tabellen herangezogen werden können, ergibt sich hieraus ein relatives Maß auch für die Beeinträchtigung durch den gleichzeitig vorhandenen Tinnitus.

b) War der Leidensdruck durch den Tinnitus so groß, daß der Patient *eigens deswegen* einen oder mehrere Ärzte aufgesucht hat? Welche Behandlungsversuche hat er unternommen? Alles dies sollte selbstverständlich durch Aktenvermerke, Befundberichte u. dergleichen dokumentiert sein.

c) Bezüglich der berufsbedingten Lärmschwerhörigkeit heißt es im *„Königsteiner Merkblatt* (Ziff. 4): „Ohrgeräusche gehören nicht zu den beherrschenden Symptomen der Lärmschwerhörigkeit. In begründeten Fällen können Hochtongeräusche mit einem MdE-Zuschlag von 5% bewertet werden."

Im allgemeinen wird eine Minderung der Erwerbsfähigkeit (MdE) von mehr als 10% für Tinnitus zuzüglich zu der MdE wegen des Hörverlustes nur schwer zu begründen sein.

12.2 Bewertung von Tinnitus nach dem Schwerbehindertengesetz

Bei der Beurteilung des „Grades der Behinderung" (GdB) durch Körperschäden nach dem Schwerbehindertengesetz kommt es nicht auf die Ätiologie und die Zusammenhangsfrage an, sondern auf die *Beeinträchtigung der Lebensqualität*. Trotzdem sind die wichtigsten im vorigen Kapitel angeführten Kriterien auch bei dieser Fragestellung anzulegen:

1. Besteht überhaupt ein Tinnitus?

2. Welches sind seine Charakteristika?

3. Welche „stützenden Befunde" sind vorhanden, z. B. Schwerhörigkeit, für die ein GdB tabellenmäßig ermittelt werden kann, und in welcher Relation stehen diese zum Tinnitus hinsichtlich der Auswirkung auf die Lebensqualität?

Auf eine Anfrage durch die Deutsche Tinnitus-Liga wurde vom Bundesminister für Arbeit und Sozialordnung eine Stellungnahme (VIa 6-55462-5/9 vom 20. 9. 1988) gegeben, in der es u. a. heißt:

„Tinnitus kann nicht nur in Verbindung mit Hörstörungen, sondern auch bei verschiedenen Allgemeinkrankheiten oder isoliert vorkommen ... Anhaltender tinnitusbedingter Streß kann psychisch destabilisieren und den Belästigungsgrad durch die Geräusche vergrößern; die Folgen können sich z. B. in Form von Muskelverspannungen, Ein- und Durchschlafstörungen oder Konzentrationseinbußen äußern, sie können aber auch sehr gravierend sein und in besonderen Fällen sogar zum Suizid führen ... Entscheidend für die gutachterliche Beurteilung blieben immer die aktuellen Auswirkungen des Tinnitus, insbesondere im psychischen Bereich. Wenn solche Störungen nachgewiesen seien, komme isoliert oder in Verbindung mit der Nummer 26.5 auf Seite 55 der „Anhaltspunkte" eine Beurteilung analog der Nummer 26.3 auf Seite 48 der „Anhaltspunkte" (Neurosen) in Betracht. Daraus ergebe sich, daß auch ein Tinnitus ohne Grundleiden u. U. zur Anerkennung einer Schwerbehinderung führen könne."

Der HNO-Arzt, der eine solche Bewertung eines Tinnitus für angezeigt hält, tut gut daran, einen Psychiater oder Psychologen in die Begutachtung einzubeziehen. Die zitierte Nummer der „Anhaltspunkte" über Neurosen lautet (Nr. 26.3):

Neurosen und abnorme Persönlichkeitsentwicklungen

MdE/GdB

Leichtere neurotische Störungen
oft mit vegetativer Symptomatik
verbunden, sog. „psychovegetative
Syndrome" . . . .   0 – 10 v. H.

Stärker behindernde Störungen
mit wesentlichen Einschränkungen
der Erlebnis- und Gestaltungsfähig-
keit (z. B. manische Phobien, patho-
logische Entwicklungen) . . . . 20 – 40 v. H.

Schwere Neurosen
mit erheblichen sozialen Anpas-
sungsschwierigkeiten (z. B. schwere
Zwangsneurose) . . . . 50 – 100 v. H.

12.3 Tinnitus in der Beurteilung der Dienst- und Arbeitsfähigkeit

Tinnitus wird gelegentlich von Lehrern oder Lehrerinnen, seltener in anderen geistigen Berufen als Hauptbeschwerde vorgetragen, mit der *Dienstunfähigkeit*, oder etwa eine Reduzierung der Pflichtstundenzahl begründet werden soll. Meistens liegt auch eine relevante Schwerhörigkeit vor. Es ist glaubhaft, daß starker Tinnitus bei geistiger Arbeit eine erhebliche Belastung darstellt und die Konzentrationsfähigkeit bis an den Rand der Erschöpfung beeinträchtigt. Das trifft in manchen Berufen allein auch schon für eine erhebliche Schwerhörigkeit zu. Oft fällt der Zeitpunkt der beruflichen Dekompensation in einen Lebensabschnitt, in dem *viele Faktoren* zusammenkommen: altersbedingt nachlassende Spannkraft, Streß, Konflikte in Familie und Beruf, andere organische Krankheiten. Alle diese Umstände wirken sich z. B. in der Schulklasse in Disziplinschwierigkeiten aus und führen zu entsprechenden Versagenssituationen. Diese erhöhen wiederum den Streß, der verstärkt den Tinnitus usw. Der Tinnitus ist dann oft nur ein Symptom im gesamten Komplex der Lebenskrise.

Selbstverständlich muß auch hier der Gutachter alle oben geschilderten Möglichkeiten einer „Objektivierung" und „Quantifizierung" des Tinnitus einsetzen. Die Entscheidung über Dienstfähigkeit, Reduzierung der Pflichtstundenzahl u. dergleichen wird aber in der Regel nur in Abstimmung mit anderen Fachdisziplinen durch den Amtsarzt zu treffen sein.

12.4 Tinnitus und Kurbehandlung

Gelegentlich wird der HNO-Arzt von einer Krankenkasse oder gar einem Gericht aufgefordert, in einem „wissenschaftlich zu begründenden Gutachten" Stellung zu nehmen, ob eine *Kurbehandlung oder ein Heilverfahren* wegen eines schweren Tinnitus indiziert ist und die Kosten dementsprechend von einer Krankenkasse übernommen werden müssen. Da es um viele Tausende von DM geht, die gegebenenfalls von der Gemeinschaft der Versicherten aufgebracht werden müssen, ist die Frage nicht leicht zu beantworten.

Bemerkenswert ist immerhin, daß bisher keine andere Kulturnation, von denen einige (USA, England, Schweden) doch eine Vorreiterrolle in der Tinnitusbehandlung spielen, eine „Kur" als Therapiekonzept bei Tinnitus entwickelt hat. Der Begriff der „Kur" ist so spezifisch deutsch, daß es dafür in anderen Nationen weder sprachlich noch sachlich eine Entsprechung gibt.

Über *Erfolge einer Kurbehandlung* des Tinnitus liegen bisher keine verläßlichen Mitteilungen vor. Der Gutachter bewegt sich daher auf einem nicht erforschten Boden und ist überfordert, eine „wissenschaftlich begründete" Stellungnahme abzugeben. Er sollte für seine Entscheidung immer fordern, daß der zu behandelnde Tinnitus nach den oben genannte Kriterien „objektiviert" ist und daß alle bisher erfolglos durchgeführten Behandlungsversuche aufgelistet werden. Diese sind dann mit dem Behandlungsspektrum zu vergleichen, welches in der „Kur" angeboten werden soll. Der Arzt muß dann entscheiden, ob hierin ein neuer Ansatz liegt, der bei dem Tinnitus des individuellen Antragstellers, bei dessen Persönlichkeitsstruktur und begleitenden anderen Krankheiten Aussicht auf Besserung oder gar Heilung verspricht und den Kostenaufwand rechtfertigt.

Literatur

Anhaltspunkte für die ärztliche Gutachtertätigkeit im sozialen Entschädigungsrecht und nach dem Schwerbehindertengesetz. Hrsg. vom Bundesministerium für Arbeit und Sozialordnung. November 1983. Köllen Druck und Verlag GmbH, Alfter-Oedekoven 1983

Feldmann, H.: Das Gutachten des Hals-Nasen-Ohren-Arztes. Georg Thieme Verlag, Stuttgart, New York, 2. Aufl. 1984

13. Leitlinien
zum diagnostisch-therapeutischen Vorgehen

H. Feldmann, T. Lenarz, H. von Wedel

Ein einheitliches Vorgehen zur Diagnose und Therapie von Tinnitus unter Verwendung vorhandener otologischer und audiologischer Verfahren wäre wünschenswert. Verschiedene Autoren haben hierzu unterschiedliche Konzepte vorgeschlagen, die auch als Ausgangspunkt der hier erarbeiteten Leitlinien gedient haben (Verschuure u. a. 1987, McFadden 1982, Hazell 1987).

I. Tinnitusanamnese mit speziellem Patientenfragebogen zur

- Familienanamnese
  (Hörstörungen, Tinnitus, allg. Erkrankungen)
- Eigenanamnese
  (Kinder- bzw. Infektionskrankheiten, Schädeltraumen, Durchblutungsstörungen, HWS-Erkrankungen, Stoffwechselerkrankungen, kardio-vaskuläre Insuffizienzen, Allergien, otogene Erkrankungen, Lärmeinwirkungen, ototoxische Medikamente, Koffein, Nikotin, Alkohol, Streß etc.)
- Fragen zum Tinnitus
  (Zeitdauer, mögliche Ursachen, Häufigkeit, Lokalisation, Qualität, Quantität, Verstärkungsfaktoren, Linderungsfaktoren, Einschlafprobleme, Kompensationsgrad, Belästigungsgrad etc.)
- Bisherige Therapiemaßnahmen
  (medikamentös, apparativ-akustisch, physiotherapeutisch, psychotherapeutisch, operativ, elektrische Stimulation, sonstiges wie Akupunktur, Ultraschall, Sauerstofftherapie etc.)

II. Otologische, audiologische und andere medizinische Untersuchungen

- otoskopische und rhinoskopische Untersuchungen
- Tonaudiogramm, Impedanzaudiometrie, überschwellige Tonaudiometrie, Sprach-audiometrie, ERA, Vestibularisprüfungen, Tinnitusanalyse (Lautstärke, Tonhöhe, Maskierung, bleibende Hemmung), stethoskopischer Befund der Kopf-/Halsgefäße
- neurologische Untersuchungen (Erkrankungen des Kopfes und seiner Gefäße etc.)
- internistische Untersuchungen (Herz-, Kreislauf-, Nierenerkrankungen, Bluthochdruck etc.)
- röntgenologische Untersuchungen im Kopf-, Halsbereich (wenn notwendig: CT, Angiographie)
- Manualdiagnostik der Halswirbelsäule (Blockaden)
- orthopädische Untersuchungen (vertebragene Erkrankungen)
- Zahn- und kieferärztliche Untersuchungen (Zähne, Amalgam, Kiefergelenk etc.)

Aus I. und II.
Hinweise zu den möglichen Tinnitusursachen

Manche ätiologisch einheitlichen Schwerhörigkeiten können mit und ohne Tinnitus auftreten, z. B. Hörsturz oder Akustikusneurinom. Umgekehrt können ätiologisch einheitliche Tinnitusformen mit und ohne meßbaren Hörverlust auftreten, z. B. akutes Lärmtrauma. Darum erscheinen manche Tinnitusursachen unter beiden nachfolgenden Rubriken:

mit relevantem Hörverlust:

Hörsturz
Morbus Menière
chronisches Schalltrauma: Lärm
akutes Schalltrauma: Knall, Explosion, Disco,
stumpfes Schädelhirntrauma mit und ohne Fraktur
Presbyakusis
Akustikusneurinom
hereditäre Innenohrschwerhörigkeiten
ototoxische Einflüsse, Medikamente
Innenohrschwerhörigkeiten unklarer Genese
Otosklerose

Tubenkatarrh
Otitis media, akut oder chronisch

ohne relevanten Hörverlust:

akutes Schalltrauma
chronisches Schalltrauma
stumpfes Schädeltrauma
Erkältungskrankheiten
schwere Allgemeinerkrankungen
Herz- und Kreislauferkrankungen
Nierenkrankheiten
rheumatische Krankheiten
Allergie
neurologische Krankheiten
Streß, Erschöpfung
psychosomatische Krankheitsbilder, vegetative
Störungen
Medikamente (Abusus)
HWS-Syndrom, Nackenverspannungen
Kiefergelenk, Malokklusion, Zähne
Gefäßkrankheiten im Ohrbereich, Kopf oder
Hals
Muskelkontraktionen im Bereich der Tube und
der Mittelohrmuskeln
offene Tube

III. Patientengespräch mit Information über Tinnitusursachen und einfache Therapiemöglichkeiten

- Tinnitus als Begleitsymptom einer Hörstörung
- in der Regel keine Zeichen einer schwerwiegenden Krankheit
- kein Vorzeichen einer beginnenden Taubheit
- Rat zur Entspannung (Gymnastik, Sport, autogenes Training, Yoga etc.)
- Vermeiden von übermäßigem Streß, Nikotin, Lärm, Alkohol etc.
- Abbau von Angstzuständen
- Einsatz von Umgebungsgeräuschen zur akustischen Maskierung
- Radiogeräusche, Ventilatoren etc. als Einschlafhilfe
- keine Behandlungsnotwendigkeit bei: nur sporadisch kurz auftretendem Tinnitus, sehr schwachem Tinnitus ohne Belästigungsgrad

IV. Therapeutische Methoden bei Tinnitus

1. Medikamentös
2. Operativ

3. Palliative Maßnahmen (apparativ-akustisch)
   - bei Schwerhörigkeit Hörgeräteanpassung
   - wenn keine Schwerhörigkeit oder keine effektive Hörgeräteanpassung möglich: Anpassung eines Tinnitusmaskers oder eines „Tinnitus-Instruments"
   - Versuch der externen apparativ-akustischen Maskierung (Radio, Walkman etc.)

4. Elektrostimulation
   - externe Elektrostimulation (Iontophorese, Hochfrequenzstimulation etc.)
   - interne Elektrostimulation (Promontorium, rundes Fenster, Cochlea-Implantat)

5. Psychotherapie
   - Entspannungstherapie (autogenes Training, Biofeedback)
   - Verhaltenstherapie mit kognitiver Therapie
   - Selbsthilfegruppe
   - Multimodale Therapie in einer Spezialklinik

Wenn ein Tinnitus von echtem Krankheitswert medikamentös, operativ oder auf eine andere Weise nicht ausgeschaltet werden kann, muß es das Ziel der Therapie sein, dem Patienten Mittel und Wege anzubieten, die ihn in die Lage versetzen, seinen Tinnitus zu kompensieren und den durch den Tinnitus bewirkten Leidensdruck zu reduzieren. Wird dies mit einem der Behandlungsschritte erreicht, kann der Patient als zufriedenstellend therapiert angesehen werden. Weitere Behandlungsschritte mit neuem Ansatz und anderer Zielrichtung, etwa den Tinnitus völlig zu beseitigen, sind dann eher schädlich, weil sie das erreichte Ergebnis relativieren und Hoffnungen erwecken, die meist nicht zu verwirklichen sind.

Literatur

Hazell, J. E.: Guidelines for the management of Tinnitus. In: Churchill Livingstone, 1987

McFadden, D.: Tinnitus, Facts, Theories and Treatments. National Academy Press, Washington, 89-116, 1982

Verschuure, J., Knegt, P. P. M. Stournaras, E. F., Pauw, K. H., Jacobs, J. B., Feenstra, J.: Procedural tinnitus treatment in the University Hospital Rotterdam (Poster). In: H. Feldmann (ed.): III International Tinnitus Seminar, Harsch Verlag, 376 bis 377, 1987

14. Ein Nachwort zum Nach-Denken

Tinnitus: Wirklichkeit oder Phantom?

H. Feldmann

14.1 Einleitung

Alle medizinischen und pathophysiologischen Deutungen können nicht befriedigend erklären, warum Tinnitus in der Wahrnehmungswelt vieler Patienten eine solch beherrschende und störende Rolle spielt, die oft an den Kern der Persönlichkeit zu rühren scheint. Dies fordert dazu heraus, sich dem Phänomen noch von anderen gedanklichen Ansätzen her zu nähern, auch wenn diese nicht zum herkömmlichen Repertoire der Medizin gehören. Darum soll hier versucht werden, aus *philosophisch-erkenntnistheoretischer* und *psychologischer Sicht* einige Aspekte zum Problem des Tinnitus darzulegen — als Anregung zum Mit-Denken und Weiter-Denken.

14.2 Philosophisch-historischer Hintergrund

Eine der grundlegenden Fragen in der Philosophie ist, ob die Welt in zwei getrennte Bereiche, *Geist* und *Materie*, unterteilt ist, und falls dies so ist, wie beide miteinander zusammenhängen. Eine andere, eng damit verknüpfte Frage betrifft ganz allgemein unser *Wissen*, seine Beziehungen zur Realität und seine Zuverlässigkeit.

Die Beziehung solcher Fragen zum Tinnitus ist leicht einzusehen. Der große französische Anatom und Physiologe Guichard Joseph Duverney hatte 1683 als erster die Unterscheidung zwischen *„wahrem oder echtem"* Tinnitus einerseits und *„falschem"* Tinnitus andererseits getroffen. Unterscheidungsmerkmal war, ob der Tinnitus von einem externen Beobachter wahrgenommen werden konnte oder nur in der Wahrnehmung des Patienten existierte. Später wurden hierfür auch die Synonyma „objektiver" und „subjektiver" Tinnitus eingeführt.

---

[1] Dieser Beitrag ist die überarbeitete Version eines Vortrages mit dem Titel „Tinnitus — Reality or Phantom?", den der Verfasser auf dem 4. Internationalen Tinnitus Seminar in Bordeaux im August 1991 gehalten hat.

Wahr und echt oder unwahr und falsch, objektiv oder subjektiv, wirklich oder unwirklich, alles das sind Fragen, auf die in der Philosophie, besonders der *Erkenntnistheorie* und der *Ontologie* prinzipielle Antworten gesucht werden.

Die *vorsokratischen griechischen Philosophen* im 5. und 4. Jahrhundert vor Christus waren die ersten, die sich fragten: Wie viel von dem, was wir über die Natur zu wissen glauben, ist wirklich ein objektiver Teil der Natur, und wieviel wird vom menschlichen Geist hinzugefügt? *Protagoras (480—410 v. Chr.)* gab die einfachste Antwort. Er glaubte, daß alles wirklich so ist, wie es dem Menschen erscheint. Dies ist der Kern seines bekannten Ausspruches: „Der Mensch ist das Maß aller Dinge." Wenig später traf *Demokrit (460—370 v. Ch.)* die Unterscheidung zwischen Eigenschaften, die nach seiner Auffassung wirklich zu den Objekten gehören, nämlich Größe, Gestalt und Materie, und solchen, die nur eine Funktion des Geistes sind, z. B. Farbe, Klang und Geschmack. Dies wurde später vielfach aufgegriffen und als Unterscheidung zwischen *primären und sekundären Qualitäten* definiert.

Aristoteles (384—322 v. Chr.) legte dar, daß jedes Sinnesorgan sein eigenes Sinnesobjekt habe. Für das Auge sei es die Farbe, für das Ohr der Klang und so weiter. Zu diesen speziellen Sinnen käme jedoch noch ein allgemeiner Sinn, für den es kein besonderes Organ gäbe. Er zeige sich in der Fähigkeit verschiedener Sinnesorgane, dieselben Qualitäten der Objekte wahrnehmen zu können; z. B. seien Größe und Gestalt sowohl durch Sehen als auch durch Tasten erkennbar, und so hätten beide diese Fähigkeit gemeinsam.

Achtzehn Jahrhunderte später stellte der große Mathematiker und Philosoph *René Descartes (1596—1650)* in Frankreich seine berühmte Formel auf: „Cogito ergo sum" („Ich denke, also bin ich."). Aber er war sich keineswegs ebenso sicher, ob außerhalb seiner selbst noch eine *materielle Welt* existiere. Die Vorstellungen, die wir von der Welt der materiellen Dinge haben, könnten ja auch reine Erfindungen der Einbildung sein, vielleicht beeinflußt von Dingen außerhalb unserer selbst, vielleicht auch nur durch den Geist produziert; oder sie könnten auch angeboren, a priori, da sein. Wie Demokrit kommt er zu dem Schluß, daß wir nur von den primären Qualitäten, wie Gestalt und Größe, die Gewißheit haben können, daß die Objekte auch wirklich diese Eigenschaften haben, nicht aber für die sekundären Qualitäten, wie Farbe, Klang und Geschmack.

Die Philosophie des 17. Jahrhunderts, der *Rationalismus*, deren wichtigste Vertreter *Descartes*, *Spinoza (1632—1677)* und *Leibniz (1646 bis 1716)* waren, hob die Rolle des Intellektes gegenüber derjenigen der Sinne hervor. Dem Rationalismus folgte ein Trend, der die Rolle der Sinne betonte: der *Phänomenalismus*. Seine bedeutendsten Verfechter waren die Britischen Philosophen *John Locke (1632—1704)*, *George Berkely (1685 bis 1753)* und *David Hume (1711—1776)*.

Berkeley behauptete, daß die Existenz materieller Objekte nur darin bestehe, daß sie wahrgenommen werden: esse est percipi. Das, was wir gemeinhin für reelle Dinge halten, sei nichts anderes als ein *geordnetes Bündel von Empfindungen* oder Ideen und daher abhängig vom Geist. Nach Berkeley ist Wahrnehmen ein völlig passiver Vorgang, da er keinerlei Willensakte einbeziehe.

Karl R. Popper drückt es sehr klar aus: Phänomenalismus in seiner einfachsten Form sagt: Die Welt ist nur mein Traum. Obwohl wir wissen, daß diese Theorie falsch ist, so Popper, kann sie dennoch nicht widerlegt werden. Was auch immer geschieht, oder was auch immer wir tun, wir können sagen, daß wir alles das nur träumen.

Popper erzählt eine reizende kleine Geschichte, die *Marie von Ebner-Eschenbach (1830—1916)*, die österreichische Schriftstellerin, in ihren Memoiren berichtet. Als Kind argwöhnte sie, daß die vermeintliche Realität der Welt am Ende ein Irrtum sein könnte. „Vielleicht sind die Dinge gar nicht da, wenn wir nicht hingucken." So versuchte sie immer wieder, die Welt bei ihrem Verschwinde-Trick zu ertappen, indem sie sich plötzlich herumdrehte, in der Erwartung zu sehen, wie die Dinge sich schnell aus dem Nichts wieder zusammenfinden, und sie war jedesmal enttäuscht und zugleich erleichtert, wenn ihr das nicht gelang. Das ist Phänomenalismus in der Naivität eines Kindes.

Hume dehnte den Phänomenalismus auch auf das *Selbst* aus. *Berkeley* hatte noch eingeräumt, daß wir ein Vorstellung unseres Selbst haben. *Hume* verwarf dies kategorisch. Er sagte: „Ich für meinen Teil, wenn ich eintauche in das, was ich mein Selbst nenne, so stolpere ich über die eine oder andere Wahrnehmung von Wärme oder Kälte, Licht oder Schatten, Liebe oder Haß, Schmerz oder Vergnügen. Ich kann mich niemals ohne eine Wahrnehmung erwischen und kann nie etwas anderes beobachten als die Wahrnehmung.". Der Glaube an das Selbst, so schloß er, sei darum eine Parallele zum Glauben an eine externe Welt.

Immanuel Kant (1724—1804), gewissermaßen das Bindeglied zwischen dem Rationalismus des 17. Jahrhunderts und dem Britischen Empirizismus, betonte in seiner „Kritik der Reinen Vernunft", daß unsere *Begriffe von Raum und Zeit* nicht aus der Erfahrung abgeleitet sein könnten. Wir hätten vielmehr *a priori* ein intuitives Wissen von ihnen. Raum und Zeit bildeten den Rahmen für alle Erfahrungen, während Empfindungen und Wahrnehmungen die Inhalte beitrügen. Der räumlich-zeitliche Rahmen gelte allerdings nur für die Dinge, so wie sie uns erschienen, also nur für die Phänomene, nicht aber für die *„Dinge an sich"*, die hinter unsren Erfahrungen lägen.

Gottlieb Fichte (1762—1814), ein Vertreter des deutschen nachkantischen Idealismus, verwarf den Begriff des „Dinges an sich". Er vertrat die Ansicht, daß wir ganz auf Erfahrungen und Phänomene angewiesen seien, und aus diesen müßte auch die Realität bestehen. Ein allgemeines Problem, das Fichte einführte, war, wie wir zwischen dem Ich und dem Nicht-Ich, wie er es nannte, unterscheiden können. Dies ist eine sehr wichtige Frage, die noch zu diskutieren sein wird. Die Lösung, die Fichte anbot, ist jedoch sehr spekulativ und für unser Problem nicht hilfreich.

John Stuart Mill (1806—1873) in England ging von Berkeleys Phänomenalismus aus. Er versuchte zu erklären, wie wir zu der Überzeugung kämen, eine beständige Welt der Dinge wahrzunehmen. Seine Erklärung war, daß wir durch *Assoziationen*, die in der Erfahrung aufgebaut worden sind, Erwartungen mitbringen, die uns über die unmittelbaren Sinneseindrücke hinaustragen. Dies war ein *psychologischer Lösungsansatz* des Problems.

Henri Bergson (1859—1941) in Frankreich betonte die Rolle des Lebens gegenüber derjenigen des Geistes und vertrat damit einen *biologischen Lösungsansatz*. Nach Bergson ist Sinnesempfindung eine einfache Antwort auf einen Reiz. Im Gegensatz dazu umfaßt Wahrnehmung das Bewußtsein, daß unser Körper sich gegenüber einem Objekt bewegen kann. Wir nehmen Dinge nur insoweit wahr, als unsere biologischen Bedürfnisse es erfordern. Ähnlich sei es mit dem Gedächtnis. Unser Körper wirke wie ein Sieb, das nur dasjenige auswählt, was biologisch für uns nützlich ist.

Um die Jahrhundertwende gab es einen Umschwung weg von Idealismus und Rationalismus hin zu einem neuen Trend, dem *Realismus*. *Bertrand Russel (1872–1970)* unterschied zwischen den „Sinnesdaten", die tatsächlich wahrgenommen werden, und den „Sensibilia", der Gesamtheit aller möglichen oder potentiellen Sinnesdaten. Jede Person lebe, was ihre Sinnesdaten angehe, in einer privaten Welt mit ihrem eigenen Raum oder vielmehr ihren eigenen Räumen. Nur die Erfahrung könne uns lehren, den Raum der Sehdinge mit dem Raum der Tastdinge und mit den Räumen der verschiedenen anderen Sinnesorgane zu korrelieren.

Er verweist darauf, daß alle Begriffe, wie „Wirklichkeit" und „Unwirklichkeit", die in *Paaren* auftreten, von dem fundamentalen Paar „wahr" und „falsch" abgeleitet sind. Diese seien jedoch nur auf Behauptungen oder Beschreibungen anwendbar. Sie hätten keinerlei Berechtigung in Bezug auf Sinnesdaten, sondern nur in Bezug auf Entitäten oder Non-Entitäten, die in Ausdrücken von Sinnesdaten beschrieben würden. Es sei bedeutungslos zu fragen, ob die Inhalte von Illusionen, Halluzinationen und Träumen „existierten" oder „real" seien. „Sie sind da, und damit ist die Angelegenheit erledigt." („There they are, and that ends the matter".) Wir könnten wohl berechtigterweise nach der Existenz oder Realität der „Dinge" fragen, die von den Inhalten der Illusionen, Halluzinationen oder Träume abgeleitet werden. Die Tatsache, daß diese „Dinge" oft unwirklich seien, habe dazu geführt, die Inhalte der Träume selbst für unwirklich zu halten.

Karl R. Popper (1902–) spricht von der Erkenntnistheorie des gesunden Menschenverstandes als der *Eimer-Theorie (bucket theory)* des Geistes. Diese Theorie behauptet, daß unser Geist ursprünglich leer sei, in der alten philosophischen Terminologie bekannt als Tabula rasa, die leere Schiefertafel. In diesen Eimer würde nun durch die Sinneskanäle Material eingefüllt, oder – im Bild der Schiefertafel – es würden Botschaften in sie eingegraben. Diese Theorie sei aber absolut falsch. Als Kinder lernten wir, die

chaotischen Botschaften, die von der Umgebung auf uns einströmen, zu dekodieren und zu sieben, die Mehrzahl von ihnen zu ignorieren und nur diejenigen herauszufiltern, die für uns von biologischer Bedeutung sind. Hier folgt er Henri Bergson. Das Dekodieren würden wir durch Versuch und Irrtum lernen; es gäbe aber auch eine *angeborene Struktur*, ein *Programm des Organismus*, das in die Entscheidungen einbezogen sei, was aufgenommen und was ignoriert werden soll.

Popper unterscheidet zwischen subjektivem und objektivem Wissen und spricht folgerichtig von *drei Welten*:
Welt 1 ist die physische Welt;
Welt 2 ist die Welt unserer bewußten Erfahrungen und unseres subjektiven Wissens;
Welt 3 ist die Welt der logischen Inhalte, wie sie in Büchern, Computern, poetischem Gedankengut, Kunstwerken usw. gespeichert sind. Es ist die Welt des objektiven Wissens.

Eine noch ausgefeiltere Gliederung des Seins ist von *Nicolai Hartmann (1882–1950)* entwickelt worden. Sein Grundgedanke ist die Schichtung der realen Welt in eine anorganische, organische, seelische und geistige Schicht; aber neben dieser Sphäre des Realen stehe, ihr nicht übergeordnet, die Sphäre des idealen Seins, nämlich das mathematische Sein und die idealen Werte, die ebenso objektiv erkannt werden könnten wie das Reale.

14.3 Versuch einer Synthese

Die Geschichte der Erkenntnistheorie scheint Russels Feststellung zu bestätigen: in der Philosophie kommt es mehr auf die *Fragen* an, die gestellt, als auf die *Antworten*, die gegeben werden. Dennoch soll hier versucht werden, eine theoretische Grundlage zu entwickeln, die uns zu einem besseren Verständnis der Situation verhilft, in der sich Tinnituspatienten befinden. Dies soll sich auf zwei Hauptprobleme beschränken:

1. Wie können wir etwas über das Ich und Nicht-Ich erfahren.
2. Wie können wir zwischen beiden unterscheiden?

Der Leser sei eingeladen, einem *Gedankenexperiment* zu folgen. Bei einem neugeborenen Kind seien das Nervensystem und alle Sinnesorgane normal entwickelt. Aber durch irgend einen Enzymdefekt seien alle reflektorischen und willkürlichen Muskelbewegungen ausgeschaltet, wie bei einer kompletten Relaxation durch Curare.

Atmung und Kreislauf werden durch technische Hilfsmittel aufrechterhalten, so daß der Organismus lebt und sich entwickeln kann. In den folgenden Wochen und Jahren wird er allen zufälligen Reizen einer normalen Umgebung ausgesetzt.

Dieser Organismus verhält sich wie einer *leerer, rein passiver Eimer*, wie ihn Popper beschrieben hat, bei dem alle Sinneskanäle offen sind. Aber dieser Organismus wird nicht in der Lage sein, die Begriffe vom Ich und Nicht-Ich, und, damit verbunden, einen Begriff des Raumes zu entwickeln. Er hat keine Möglichkeit, die fundamentale Orientierung kennenzulernen, was oben und unten, rechts und links, vorn und hinten ist, denn die drei Dimensionen des Raumes können nur durch aktive Bewegungen erfahren werden.

Das normale Kind lernt, sobald es sich zu bewegen beginnt, die *Schwerkraft* als universelle Orientierung für die Begriffe oben und unten kennen. Denn jede Bewegung wird von *propriozeptiven Empfindungen* begleitet, die registrieren, wieviel Anstrengung erforderlich ist, um sie im Feld der Schwerkraft auszuführen, welches die resultierende Stellung des Kopfes oder Gliedes ist und wieviel Anstrengung benötigt wird, diese Position beizubehalten.

Wenn das Kind seine Hände zunächst ziellos in der Luft bewegt, erscheinen sie plötzlich in seinem *Gesichtsfeld* und rufen optische Sinneseindrücke hervor. Wenn sich beide Hände berühren, entstehen *taktile Empfindungen* in beiden, und diese werden assoziiert mit den Bewegungen, die dieser Situation vorausgingen. Die Hände werden wahrgenommen als sich bewegend vor einem stillstehenden Hintergrund. Aber wenn die Augen bewegt oder der Kopf gedreht werden, ändert sich das ganze Gesichtsfeld dramatisch einschließlich der Hände. Wenn die Augen geschlossen oder zugehalten werden, sind plötzlich alle optischen Eindrücke verschwunden. Dann beginnen die Hände, verschiedene *andere Teile des Körpers* zu explorieren, und jedes Mal werden in beiden, den tastenden Händen und dem berührten Körperteil taktile Sensationen ausgelöst.

Alle diese *aktiven Bewegungen* sind assoziiert mit einem Bündel von Sinnesempfindungen propriozeptiver, visueller, taktiler, akustischer, gustatorischer und anderer Qualitäten, die sich zu bestimmten Mustern zusammensetzen. Dann lernt das Kind, diese Muster von Sinnesempfindungen gezielt herbeizuführen, und das ist der entscheidende Schritt hin zur *willkürlichen Bewegung*. So „begreift" das Kind, daß es einen Körper hat, entwickelt sein Körperschema, einen Begriff seines Ichs.

Der *unbewegliche Organismus* in unserem Gedankenexperiment kann keine solchen Erkenntnisse erwerben, er kann nicht einmal erfahren, daß es so etwas wie einen Körper gibt. Er mag mit Sinneseindrücken aller Qualitäten überflutet werden, aber diese können nicht mit einem Körperschema, d. h. mit dem Ich in Beziehung gesetzt werden, und darum kann dieser Organismus trotz seiner kompletten Ausstattung mit Sinnesorganen *kein Bewußtsein seines Ich* erwerben.

Berkeley glaubte, daß Wahrnehmen ein rein passiver Vorgang sei. Wir sehen nun, daß er damit sicher unrecht hatte. Bergson und Popper betonten die biologische Notwendigkeit, den sensorischen Eingang zu filtern. Das ist zweifellos ein wichtiger Aspekt, aber nicht alles.

Sinnesempfindungen, die zunächst passive Antworten auf externe Reize sind, können nur auf die Ebene von *bewußten Wahrnehmungen* gehoben werden, wenn sie durch aktive Bewegungen der Sinnesorgane, z. B. Bewegungen des Kopfes, der Augen oder des ganzen Körpers moduliert werden, wobei diese aktiven Bewegungen ihrerseits propriozeptive Sinnesempfindungen zu dem Verarbeitungsprozeß beisteuern. Um einen Begriff des Ich zu formen und sich selbst zu identifizieren, sind also *kontrollierte Aktionen* erforderlich, die den Eingang in die Sinnessysteme *in voraussehbarer und reproduzierbarer Weise* modulieren.

Ein einfaches Beispiel mag das beleuchten. Man sieht z. B. in einem Warenhaus einen Bildschirm, der zu Überwachungszwecken mit einer verborgenen Videokamera verbunden ist. Er zeigt aus einem ungewohnten Blickwinkel einen Ausschnitt der Warenhausabteilung mit zahlreichen sich bewegenden Menschen. Wenn man herausfinden will, ob man selbst auf dem Schirm ist und welche der Gestalten einem selbst zuzuordnen wäre, so macht man am besten eine auffällige Bewegung, hebt z. B. die Hand über den Kopf, und beobachtet, welche der abgebildeten Gestalten dasselbe tut. So bestätigt man die Entsprechung von Abbild und Ich, indem man den sensorischen Eingang in voraussehbarer Weise moduliert.

Die Entwicklung des Körperschemas und des Ich- oder Selbst-Begriffes geht einher mit der Entwicklung des Gegenstückes, der Vorstellung vom Nicht-Ich.

Das normale Kind macht bald die Erfahrung, daß es auch andere Dinge in seinem Sehraum ergreifen kann, wobei zwar die greifende Hand mit einer taktilen Empfindung und Qualitäten, wie warm oder kalt, weich oder hart usw. antwortet, das ergriffene Objekt sich aber nicht auf einem Sinneskanal innerhalb des Ich „meldet". Dies ist das Kriterium, daß es sich um ein *Nicht-Ich* handelt. Immerhin, es kann berührt werden: Es ist ein Nicht-Ich innerhalb der Reichweite.

Ein Patient mit einem komplett gelähmten Arm oder Bein hat das eigentümliche Gefühl, daß sich das Glied vom Körper getrennt habe, daß es nicht mehr ein Teil seines Selbst sei. Oliver Sacks, Neurologe am Albert Einstein College of Medicine in New York hat das aus eigener Erfahrung eindrucksvoll in seinem Buch „Der Tag, an dem mein Bein fortging" beschrieben.

Die nächste Erfahrung des Kindes betrifft Objekte, die weiter entfernt sind. Es versucht vergebens, sie zu ergreifen. Dieses Mal bleiben auch die taktilen Empfindungen in der greifenden Hand aus. Diese Objekte des Nicht-Ichs sind außerhalb der primären Reichweite, die aber eventuell in einem weiteren Schritt durch Kriechen oder Laufen sekundär erreichbar werden. So bildet sich der Begriff der Entfernung.

Durch Erfahrung wird auf diese Weise ein *System räumlicher Kategorien* aufgebaut:

1. der Raum des Ichs, der vom Schema des eigenen Körpers eingenommen wird;
2. Der Raum der Nicht-Ichs mit Objekten innerhalb und außerhalb der Reichweite.

In dieser Vorstellung ist kein Platz für einen a priori, intuitiv oder gar angeboren vorhandenen *Raumbegriff*. Dieser wird vielmehr durch die aktive motorische Modulation des sensorischen Einganges entwickelt.

Auch für den *Zeitbegriff* besteht keine Notwendigkeit, einen a priori vorhandenen Rahmen zu postulieren. Er kann vielmehr einfach als eine Funktion des Gedächtnisses gedeutet werden.

Bei experimentellen Studien (Feldmann 1954) stellte sich heraus, daß völlig taube Personen rhythmische Muster, d. h. *Zeitmuster*, die ihnen durch optische und taktile Reize vorgegeben wurden, ebenso gut aufzunehmen und zu reproduzieren in der Lage waren wie Normalhörende, denen dieselben Zeitmuster akustisch angeboten wurden. Die Wahrnehmung der Zeitintervalle war offensichtlich etwas, das den verschiedenen Sinnen gemeinsam oder aber Funktion eines übergeordneten höheren Sinnes war. Dies entspricht in gewisser Weise den oben erwähnten Ansichten Aristoteles'.

Die Befunde legten die Deutung nahe, daß die Wahrnehmung des Zeitverlaufes gebunden ist an das *Schwinden der Sinneseindrücke*, die durch die gegebenen Reize gesetzt worden waren. Wenn die Zeitintervalle länger als etwa 1,5 s gemacht wurden, tendierten die Versuchspersonen dazu, sie zu unterteilen, indem sie für sich selbst neue Reize dazwischen setzten; sie füllten die Intervalle durch Zählen oder langsame rhythmische Bewegungen aus, gerade wie es Musiker tun, wenn sie für mehrere Takte Pause haben. Der Zeitbegriff wird offensichtlich geformt durch das Erlebnis, daß *frische Sinneseindrücke im Kurzzeitgedächtnis* rasch verblassen. Wenn die Engramme in eines der *Langzeitgedächtnisse* übernommen worden sind, wird ihre zeitliche Ordnung wahrscheinlich auf andere Weise kodiert, vielleicht durch logische Bezüge zwischen den Inhalten.

Die alten Philosophen hatten zwischen primären und sekundären Qualitäten unterschieden, weil einige Phänomene realitätsnäher zu sein scheinen als andere. Bertrand Russel hatte nicht den geringsten Zweifel, daß auch die Inhalte von Träumen und Halluzinationen real seien. Aber Nicolai Hartmann und Karl R. Popper fühlten doch die Notwendigkeit, verschiedene Schichten der Realität und des Wissens über sie zu unterscheiden. Offensichtlich gibt es da Unterschiede.

Es sei hier eine *Klassifikation der Realität* vorgeschlagen, die auf die Verfügbarkeit und Verifizierbarkeit der „Sensibilia" durch die Sinnesorgane und technische Hilfsmittel gegründet ist. Sie hat einen deutlich *historischen Aspekt* und kann immer nur für die Situation einer bestimmten Epoche gelten.

Die *1. Kategorie* umfaßt Objekte und ihre Eigenschaften, die normalerweise durch mehr als einen Sinneskanal verifiziert werden können. Dies entspricht den primären Qualitäten, wie sie von Demokrit und Descartes definiert worden sind.

Beispiele sind Objekte, die man sehen und tasten kann. Hier werden aber schon die technischen und historischen Aspekte deutlich. Sehr kleine Objekte, die früher unsichtbar waren, können heute durch ein Mikroskop gesehen und mit einem Mikromanipulator berührt werden. Tausende von Jahren hindurch hat die Menschheit den Mond immer nur sehen können; jetzt konnten einige Astronauten ihn berühren.

Die *2. Kategorie* umfaßt Objekte und ihre Eigenschaften, die normalerweise nur durch einen Sinneskanal wahrgenommen werden können. Sie

entsprechen den sekundären Qualitäten von Demokrit und Descartes.

Beispiele sind Klang, Geschmack und Geruch. Auch
hier ist wieder die historische Entwicklung offensichtlich. Durch technische Hilfsmittel kann man heute sehr
wohl Klänge auch für das Auge verifizierbar machen.

In diesen beiden Kategorien können die Sinneseindrücke, die die Objekte repräsentieren, durch
den Beobachter, oder beliebig viele Beobachter,
willkürlich in voraussehbarer und reproduzierbarer Weise moduliert werden, z. B. durch Schließen der Augen, Abwenden des Kopfes, Variieren
des technischen Apparates. Dadurch werden diese Sinnesempfindungen auf die Ebene bewußter,
„objektiver" Wahrnehmungen gehoben.

Die *3. Kategorie* umfaßt Objekte und ihre Eigenschaften, die durch die menschlichen Sinne nicht
direkt erfaßt, die aber durch technische Transformation den Sinnen zugänglich gemacht werden können.

Historische Beispiele sind das magnetische Feld der
Erde, das durch eine Kompaßnadel angezeigt wird.
Moderne Beispiele sind die elektromagnetischen Wellen
von Radio und Fernsehen, die magnetische Spur auf
einem Tonband, das latente Bild auf einem photo-
graphischen Film, das erst durch einen chemischen
Prozeß sichtbar gemacht wird. Durch technische Hilfsmittel werden diese Objekte von ihrer ursprünglichen
Kategorie 3 zu Sinnesdaten der Kategorie 1 oder 2 und
können als solche aktiv moduliert und dadurch in die
Ebene bewußter, „objektiver" Wahrnehmungen angehoben werden.

In die *Kategorie 4* müßten Objekte oder Wesenheiten und ihre Eigenschaften eingeordnet werden, die für die menschlichen Sinnesorgane nicht
zugänglich sind und die bis heute auch nicht mit
technischen Mitteln demonstriert werden können. Trotzdem sind sie von unbestrittener Realität. Als Eimer oder Tabula rasa, entsprechend
Poppers Beschreibung, stehen sie jedem Individuum zur Verfügung. Der Inhalt dieser Gefäße
ist aber für jedes Individuum einmalig, spezifisch
und zugleich wesentlicher Teil seiner Persönlichkeit.

Beispiele sind das Gedächtnis und seine Inhalte mit
persönlichen Erlebnissen und Erfahrungen, Plänen und
Absichten, Kenntnissen von Wörtern und Sprachen,
Erinnerung an Bilder, Musik usw. Es sind geistige
Objekte, subjektiver Besitz, zu dem auch nur das
Individuum Zugriff hat. Die menschliche Gesellschaft
verläßt sich darauf, daß ihre Mitglieder die Fähigkeit
haben, solche Inhalte zu erwerben, zu verarbeiten und
zu bewahren. So werden sie weithin benötigt und
akzeptiert als offensichtlicher Bestandteil der Realität

im täglichen Leben, in der Politik, in Schulen, Gerichten
usw.

Im Gegensatz zu den Objekten der ersten 3
Kategorien kann das Individuum seine geistigen
Objekte der Kategorie 4 nicht durch physische
Bewegung modulieren, sondern hierzu bedarf es
geistiger Aktivität, wie Konzentration der Aufmerksamkeit, Lernen, Memorieren und Vergessen.

In der *5. Kategorie* schließlich wären Objekte
oder Wesenheiten und ihre Eigenschaften einzuordnen, die nur von dem Individuum selbst
wahrgenommen werden, und die auch nach ihrer
Art nicht zum allgemeinen Erfahrungsgut gehören. Sie können durch technische Mittel nicht
verifiziert werden, und das Individuum kann die
Wahrnehmung dieser Objekte auch kaum oder
gar nicht durch physische oder psychische Hilfsmittel modulieren. Beispiele sind Halluzinationen und subjektiver Tinnitus.

14.4 Tinnitus in erkenntnis-
theoretischer Sicht

Es dürfte deutlich geworden sein, daß *Tinnitus*,
philosophisch und psychologisch gesehen, eine
Realität ist. Dem wird auch jeder Tinnituspatient
lebhaft zustimmen. Das Phänomen Tinnitus muß
nur der *richtigen Kategorie* der Realität zugeordnet werden. Für subjektiven Tinnitus, den
„falschen" Tinnitus nach Duverney, wäre dies
die 5. Kategorie der oben dargelegten Klassifizierung. Für objektiven oder „wahren" Tinnitus
wäre es Kategorie 2 oder 3. Wenn es in Zukunft
gelingen sollte, subjektiven Tinnitus durch technische Hilfsmittel verifizierbar zu machen, z. B.
durch otoakustische Emissionen oder bioma-
gnetische Felder, so wäre er ebenfalls in Kategorie 3 einzuordnen. Hier zeigt sich wieder der
historische und vorläufige Aspekt einer Klassifizierung von Phänomenen als „real" und „objektiv" oder „unwirklich" und „subjektiv".

Im vorigen Kapitel wurde analysiert, wie wir den
Begriff des *Ich* bilden und gegenüber der Menge
der *Nicht-Ichs* abgrenzen. Als das wichtigste
Hilfsmittel wurde die *aktive Modulation der Sin-
neseingänge* durch willkürliche Bewegung erkannt. Gerade in dieser Hinsicht fällt Tinnitus
nun aus dem Rahmen der allgemeinen Erfahrung.

Wenn eine Person von einem *akuten Tinnitus* befallen wird, ist ihre erste Deutung, daß es sich um Schall handelt, der von einem äußeren Objekt kommt, denn nach der alltäglichen Erfahrung werden Höreindrücke von äußeren Objekten verursacht. So setzt die Person sofort die oben beschriebene Strategie ein, um herauszufinden, welches Objekt es ist und wo es sich befindet. Sie versucht, den Höreindruck aktiv durch Bewegungen, deren Auswirkungen auf äußere Schallreize bekannt und voraussehbar sind, zu modulieren: Sie dreht und neigt den Kopf, verstopft sich die Ohren, hält den Atem an usw. Alle diese Handlungen ändern jedoch den Höreindruck nicht, und das bedeutet: Er kann nicht dem Raum der Nicht-Ichs zugeordnet werden. Die sonst so erfolgreiche Strategie, Ich und Nicht-Ich zu trennen, versagt beim Tinnitus, und das mag der Hauptgrund sein, warum es den meisten Patienten so schwer fällt, den Tinnitus in ihr Körperschema aufzunehmen. Es ist gewissermaßen ein *Nicht-Ich im Raum des Ich*.

Dasselbe gilt für *Halluzinationen*. Ein Schizophrener hat den Eindruck, daß jemand Fremdes in sein Sinnessystem, seine privateste Sphäre, sein Ich oder sein Selbst, eingedrungen ist und die dort ablaufenden Prozesse manipuliert, ähnlich einem Hacker, der sich Zugang zu einem fremden Computer verschafft hat.

Es gibt noch einen anderen Aspekt. Nach den Darlegungen im vorigen Kapitel ist der *Zeitbegriff* an die Wahrnehmung geknüpft, daß Sinneseindrücke rasch verblassen. Auch hierin folgt der Tinnitus nicht der Regel und der allgemeinen Erfahrung: Er verblaßt nicht. Damit überspielt er die innere Uhr, die durch ständig neu auftretende und rasch verblassende Sinneseindrücke anzeigt, wie die Zeit fließt. Tinnitus hält den Lauf der Zeit gewissermaßen an und erzwingt eine *permanente Gegenwart*.

Man sieht, daß Tinnitus sich *nicht in den Rahmen von Raum und Zeit einfügt*, in den alle unsere Vorstellungen der Realität eingebettet sind. Diese Besonderheiten machen den Tinnitus für den Patienten so aufdringlich.

Bergson und Popper hatten hervorgehoben, daß es biologisch notwendig sei, die Eingänge in die Sinneskanäle zu sieben, um die wichtigen Botschaften auszuwählen und *Überflüssiges zurückzuweisen*. Tinnitus ist biologisch gesehen sicher überflüssig. Warum kann er nicht einfach zurückgewiesen werden wie andere unwichtige Sinnesreize? Welche Mechanismen stehen zur Verfügung, um unerwünschte Reize zurückzuweisen, und warum funktionieren sie beim Tinnitus nicht?

Im Prozeß der Optimierung des Informationseinganges durch Selektion und Reduktion sind verschiedene Mechanismen beteiligt. Es sollen hier nur drei herausgestellt werden: 1. Adaptation, 2. das Zusammenspiel von Bahnung und Hemmung und 3. Habituation.

Adaptation ist ein Prozeß, der hauptsächlich an die peripheren Sinnesrezeptoren gebunden ist. Er steuert den *Zeitgang der Reaktion*. Wenn ein Sinnesorgan einem länger anhaltenden Reiz ausgesetzt wird, reagiert es zunächst mit einer starken Antwort, dem *On-Effekt*. Aber bald danach wird die Reaktion reduziert und erreicht schließlich einen gleichbleibenden Zustand auf einem geringeren Erregungsniveau. Biologisch und teleologisch ist das sehr zweckmäßig. Es betont den Beginn eines Reizes, der ja eine wichtige Botschaft beinhalten könnte. Dadurch alarmiert es den Organismus und bietet ihm die Möglichkeit, rasch und in angemessener Weise zu reagieren. Nach dem Anstoß wird die Reaktion abgeschwächt, damit andere Aktivitäten wieder in den Vordergrund treten können.

Auch in dieser Hinsicht verhält *Tinnitus* sich abnorm: Er folgt nicht dem Zeitgang der Adaptation, sondern behält den weckenden und alarmierenden Charakter eines *permanenten On-Effektes*. Nach dem Beginn eines Reizes kann der Organismus die weitere Verarbeitung der Sinnesempfindung *bahnen oder hemmen*. Im visuellen Bereich werden die Augen auf einen bestimmten Punkt fokussiert. Im auditorischen Bereich haben wir die Fähigkeit, gezielt in eine bestimmte Richtung zu lauschen. Dies geschieht dadurch, daß alle Schallsignale, die bestimmte Richtungsparameter gemeinsam haben, gebahnt, also bevorzugt verarbeitet, alle anderen aber zu einem strukturlosen Hintergrund reduziert werden.

v. Békésy fand, daß wir fähig sind, Höreindrücke innerhalb eines Raumwinkels von ca. 30 Grad zu integrieren und auf externe Objekte zu beziehen. Er nennt das „*externe Projektion*" oder „*Externalisation*". Diese Fähigkeit ist ein wesentlicher Teil des komplexen Prozesses, der auch die Unterscheidung zwischen **Ich** und *Nicht-Ich* ermöglicht. v. Békésy nimmt an, daß die Projektion der Sinneseindrücke auf externe Objekte beim Sehen und Hören früh im Leben erlernt wird, aber er konnte zeigen, daß sich diese Fähigkeit auch für *Vibrationsreize* trainieren läßt.

In einem seiner Experimente setzte er Vibratoren an Zeigefinger und Mittelfinger einer Hand oder auch an beide Knie. Wenn die Vibratoren mit kohärenten Reizen aktiviert wurden, erzeugten sie bei der Versuchsperson Sinneseindrücke, die als Gestalt in den freien Raum zwischen den beiden Fingern, bzw. zwischen beiden Knien projiziert wurden. Diese Gestalten oder *Phantome* konnten sogar im Raum hin und her bewegt werden, wenn die Vibratoren mit einer Zeitverzögerung von Bruchteilen einer Millisekunde zwischen beiden Kanälen betrieben wurden, gerade wie beim Richtungshören.

Eine zweckmäßige neurale Steuerung durch Bahnung und Hemmung bei akustischen Reizen ist offensichtlich an die Tatsache geknüpft, daß die Sinneserregung alle Informationen trägt, die für eine *Projektion nach außen*, d. h. für eine Identifizierung als Nicht-Ich, erforderlich sind. *Tinnitus* trägt diese Informationen nicht in sich, und darum fügt er sich nicht in diesen Ordnungsprozeß von Bahnungen und Hemmungen, sondern bleibt als ein lästiges Störsignal ohne plausible Zuordnung zum dreidimensionalen äußeren Hörraum.

Habituation ist eine weitere Art, den sensorischen Eingang zu regeln. Sie reduziert und verwandelt die Information, die in einem bestimmten Sinneskanal verarbeitet wird und modelliert einen neuen Hintergrund. Es gibt auf allen Ebenen des Hörsystems eine große Menge von Spontanaktivität. Manche, wie die otoakustischen Emissionen, können sogar akustisch registriert werden. Aber all diese Spontanaktivität wird nicht wahrgenommen. Sie ist durch Habituation oder eine besondere Art von Hemmung in die *Wahrnehmung der Stille* inkorporiert. Habituation bedeutet, den Hintergrund in einem Sinneskanal zu modellieren. Sie ist wahrscheinlich das mächtigste und intelligenteste Hilfsmittel, das einem Patienten zu Gebote steht, um mit seinem Tinnitus fertig zu werden.

Ein kleiner *literarischer Exkurs* mag diese Auffassung illustrieren. Aldous Huxley, der Autor der „Brave New World", war ein einfühlsamer Schriftsteller, der die hier diskutierten Vorgänge mit der Einsicht eines Dichters beschrieb: Habituation, Modellierung eines neuen Hintergrundes, Finden neuer Identitäten für das Ich und die Nicht-Ichs. Die Passagen sind einer Erzählung mit dem Titel „Hubert und Minnie" entnommen:

„Hubert hatte es so eingerichtet, daß sie in der Mühle bleiben sollten. Einer seiner Freunde war einmal mit einer Lesegruppe dort gewesen, und er hatte den Platz bequem, abgeschieden und bewundernswert ruhig gefunden. Ruhig, das will sagen, von der besonderen Ruhe, die Mühlen eigen ist. Denn die Stille war nicht die Stille der Nacht auf einem Berg; es war die Stille, die aus fortgesetztem Donner gemacht ist. Um neun Uhr morgens begann das Mühlenrad sich zu drehen, und sein Getöse hörte den ganzen Tag über nicht auf. In den ersten Augenblicken war der Lärm entsetzlich, war fast unerträglich. Dann nach einer kleinen Weile gewöhnte man sich daran. Der Donner wurde gerade durch seine bloße Unaufhörlichkeit zu einer vollkommenen Stille, wundervoll reich und tief ... Das Wasser floß unter ihren Augen dahin wie die Zeit, wie das Schicksal, sanft einem neuen und gewaltsamen Ereignis entgegen. Der ungeheure Lärm, der in diesem Garten Stille war, umfing sie. Ihr Geist, daran gewöhnt, bewegte sich in ihm wie in seinem natürlichen Element."

Nur selten werden Patienten den unaufhörlichen Lärm ihres Tinnitus in ähnlicher Weise sublimieren können, nur wenige werden auch selbst philosophische Gedanken über ihren Tinnitus anstellen, wie es hier versucht wurde. Aber vielleicht können solche Überlegungen doch hilfreich sein. Denn der Arzt ist aufgerufen, Vordenker zu sein, gerade in der Beratung von Patienten, deren Leiden in erster Linie mit geistigen Kräften überwunden werden muß. Dazu möchten diese Ausführungen eine Anregung sein.

Literatur

Aristoteles: s. D. W. Hamlyn
Békésy, G. von: Sensory Inhibition. Princeton University Press, New Jersey 1967.
Bergson, H.: Essais sur les données immediates de la conscience. 1888.
Bergson, H.: Matière et memoire. 1896
Berkeley, G.: New theory of vision. 1709
Berkeley, G.: Principles of human knowledge. 1710
Berkeley, G.: Hylas and Philonous. 1713
Demokrit: s. D. W. Hamlyn
Descartes, R.: Discours de la méthode. 1637
Descartes, R.: Meditationes de prima philosophia. 1641
Duverney, G. J.: Traité de l'organe de l'ouie, contenant la structure, les usages et les maladies de toutes les parties de l'oreille. Michallet, Paris 1683
Ebner-Eschenbach, Marie von: s. K. R. Popper 1972

Feldmann, H.: Das Wesen des Rhythmus im Experiment an Gehörlosen und Normalsinnigen. Arch. Psych. u. Z. Neurol. 194, 36−61 (1955)

Fichte, G.: Grundlage der gesamten Wissenschaftslehre. 1794

Hamlyn, D. W.: Epistemology, History of. In: The Encyclopedia of Philosophy. Ed. P. Edwards, The McMillan Company & The Free Press, New York, Collier-MacMillan ltd. London, Vol. III, 8−38, 1967

Hartmann, N.: Grundzüge einer Metaphysik der Erkenntnis. W. de Gruyter Berlin 1949

Hartmann, N. Der Aufbau der realen Welt. W. de Gruyter, Berlin 1964

Hume, D.: Inquiry Concerning Human Understanding. 1748

Huxley, A.: Collected Short Stories. Chatt & Windus Ltd., London 1957

Kant, I.: Kritik der reinen Vernunft. 1781

Mill, J. St.: System of Logic, Ratiocinative and Inductive. 1843

Popper, K. R.: Objective Knowledge. An Evolutionary Approach. At the Clarendon Press, Oxford 1972

Russel, B.: Our Knowledge of the External World. 1914

Russel, B.: A History of Western Philosophy. 1946

Russel, B.: Human Knowledge. 1948

Russel, B.: Wisdom of the West. A Historical Survey of Western Philosophy in Its Social and Political Setting. McDonald, London

Russel, B.: The Philosophy of Logical Atomism and Other Essays 1914−19. Georg Allen & Unwin, London, Boston, Sydney

Sacks, O.: Der Tag, an dem mein Bein fortging. Rowohlt, Hamburg 1989. Original: A leg to stand on. Gerald Duckworth & Co. Ltd., London 1984

Namenverzeichnis

Es sind hier nur Personen von allgemeiner oder historischer Bedeutung aufgeführt. Wegen der Autoren spezieller wissenschaftlicher Veröffentlichungen sei auf die Literaturverzeichnisse am Ende jedes Kapittels verwiesen.

Sachverzeichnis